现代肝胆外科
常见疾病诊治要点

XIANDAI GANDAN WAIKE CHANGJIAN JIBING ZHENZHI YAODIAN

主编 张小青 等

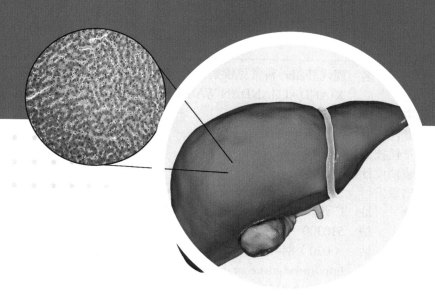

中国出版集团有限公司

世界图书出版公司

广州 · 上海 · 西安 · 北京

图书在版编目（CIP）数据

现代肝胆外科常见疾病诊治要点 / 张小青等主编. —
广州：世界图书出版广东有限公司，2023.8
ISBN 978-7-5232-0834-2

Ⅰ. ①现… Ⅱ. ①张… Ⅲ. ①肝疾病—外科学—常见
病—诊疗②胆道疾病—外科学—常见病—诊疗 Ⅳ.
①R657.3②R657.4

中国国家版本馆CIP数据核字(2023)第185693号

书　　名	现代肝胆外科常见疾病诊治要点	
	XIANDAI GANDAN WAIKE CHANGJIAN JIBING ZHENZHI YAODIAN	
主　　编	张小青　等	
责任编辑	刘　旭	
责任技编	刘上锦	
装帧设计	品雅传媒	
出版发行	世界图书出版有限公司　世界图书出版广东有限公司	
地　　址	广州市海珠区新港西路大江冲25号	
邮　　编	510300	
电　　话	（020）84460408	
网　　址	http://www.gdst.com.cn/	
邮　　箱	wpc_gdst@163.com	
经　　销	新华书店	
印　　刷	广州小明数码印刷有限公司	
开　　本	889 mm × 1 194 mm　1/16	
印　　张	15.375	
字　　数	431千字	
版　　次	2023年8月第1版　2023年8月第1次印刷	
国际书号	ISBN 978-7-5232-0834-2	
定　　价	148.00元	

编 委 会

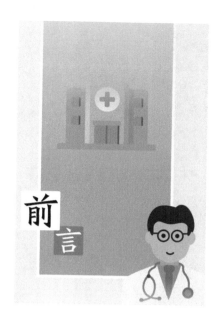

前言

肝胆疾病是临床常见病、多发病。近年来，随着以腹腔镜、消化内镜等为代表的新技术飞速发展，肝胆疾病的诊断与治疗有了更丰富的内涵。随着医学的发展，越来越多的诊治手段应用于临床，使得临床诊治更加精准、迅速、方便，这就要求专科医生不断学习新技术、新理论，既要掌握全面的理论知识，熟悉常见病、多发病的诊治，又要不断积累经验、拓宽视野、更新知识，提高诊断准确率，避免医疗差错，使患者获得最佳治疗方案。

本书围绕肝胆外科的临床工作，对肝胆外科疾病的病因、病理、临床特征、诊断、手术适应证、手术方法和综合治疗方法进行了阐述，对肝胆外科疾病的微创手术也作了详细的介绍。全书突出临床诊疗的科学性、先进性、实用性和指导性。

全体编者在本书编写过程中力求精益求精，但由于都有繁重的临床工作，精力有限，书中若有疏漏和不当之处，请广大读者和同行专家惠予指正，以利再版时完善。

编　者

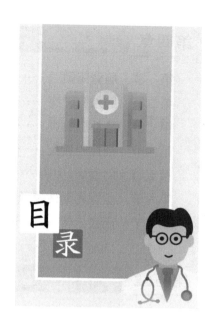

目录

第四章 胆管疾病

第五章 门静脉高压症

第六章 射频消融

第七章 放射性粒子植入治疗技术

第八章 肝动脉化疗栓塞

第九章 肝脏外科微创

第十章 胆管外科微创

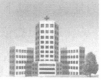

第一章

肝胆外科常见症状

第一节　黄疸

　　黄疸是由于血液中胆红素浓度增高致使皮肤、巩膜、黏膜及某些体液发黄。正常血液总胆红素浓度为 $2 \sim 17\ \mu mol/L$（$0.1 \sim 1.0\ mg/dL$），当超过 $51\ \mu mol/L$（$3\ mg/dL$）时，临床上出现黄疸。如血液中胆红素已增高，而临床上未出现黄疸，此种情况称为隐性黄疸。在大多数情况下，黄疸考虑为胆汁淤滞。胆汁淤滞可能为肝脏排泄功能受损或胆管阻塞性疾病。本节就胆红素代谢、黄疸发生的机制和类型，以及鉴别诊断等问题加以阐述。

一、胆红素代谢

（一）血红蛋白的破坏与分解

　　红细胞的寿命为 120 天。超寿命的红细胞破坏分解后释出的血红蛋白在组织蛋白酶的作用下除去珠蛋白，形成亚铁血红素，然后在微粒体酶的作用下，其 α 甲烯桥的碳原子被氧化。卟啉环裂开，产生一个分子的一氧化碳，释出一个分子铁，形成一个分子的胆绿素。胆绿素受胆绿素还原酶的作用而形成胆红素。这种游离胆红素又称为非结合胆红素，为白蛋白所吸附，循环于血液中。此种胆红素不溶于水，不能从肾小球滤过，故尿中不能检查出，可溶于有机溶剂及脂类，能透过血脑屏障，过量时可引起核黄疸，又称间接胆红素。

（二）游离胆红素在肝内"加工"

　　1. 摄取　血窦侧的肝细胞膜有许多微凸。胆红素究竟如何通过此膜，其说法不一。目前多数人认为是被动扩散。胆红素一旦接近肝细胞膜，就迅速被摄取。推测肝细胞膜对胆红素有高度亲和力。当胆红素接近肝细胞膜时，白蛋白即与胆红素脱离，造成肝细胞外胆红素的高浓度状态，有利于为肝细胞摄取。细胞内外胆红素的平衡，主要取决于细胞膜两侧的结合力及其浓度。摄取速度与胆红素生成的多少和肝细胞排泌的快慢也有密切关系。

　　2. 结合　游离胆红素进入肝细胞后与两种可溶性特异性蛋白（暂名 Y、Z）结合，并被带到滑面内质网，在尿嘧啶核苷二磷酸葡萄糖醛酸和葡萄糖醛酰转移酶的作用下，与葡萄糖醛酸结合，形成胆红素葡萄糖醛酸酯，结合一个者称为胆红素单葡萄糖醛酸酯。绝大多数结合两个葡萄糖醛酸，称胆红素双葡萄糖醛酸酯。尚有 15% 可与活性硫酸及甘氨酸结合。结合胆红素不但分子大而且离子化，可溶于水，不能透过肝细胞的血浆侧膜，而可透过毛细胆管膜，凡登白试验为直接反应，可从肾小球滤过，但大部分通过近端肾小管再吸收，有一小部分从尿中排出。血中浓度超过 25.7 μmol/L（1.5 mg/dL）时，尿中即可出现胆红素。

3. 排泌　胆红素在肝内与葡萄糖醛酸结合后，再经肝细胞器的排泌机构排到毛细胆管。其机制更为复杂，有以下几种方式：

（1）胆盐依赖性排泌：因胆汁中胆盐含量较血中高 100～1 000 倍，血中胆盐被肝细胞摄取再排泌至胆汁，为逆浓度梯度排泌，需消耗能量，此为主动排泌过程。胆红素、药物、色素、激素等均依赖胆盐排泌而排至毛细胆管。

（2）胆盐非依赖性排泌：需要细胞膜上的 $Na^+ - K^+ - ATP$ 酶、环磷酸腺苷酶以及其他酶的作用，属主动排泌，需要消耗能量。由于 Na^+ 浓度梯度改变而传递至其他阴离子。

（3）被动扩散：在胆盐和钠泵排泄的同时，水及电解质等随离子浓度的改变可被动扩散至毛细胆管。

（4）胆管分泌。

上述排泌机制与各种肝细胞器和毛细胆管关系十分密切，如线粒体、溶酶体、高尔基复合体、内质网等的功能状态，细胞膜的流动性，细胞间的连接，毛细胆管周围的微丝情况，以及毛细胆管的微绒毛形态等。

（三）胆红素的肠肝循环

胆红素随胆汁排至胆管进入胆囊，根据消化的需要进入肠管，在小肠内保持结合胆红素形式，待到达回肠末端及结肠后，受细菌及 β - 葡萄糖醛酸的作用，与结合葡萄糖分离，还原为尿胆原及粪胆原，大部分由粪便排出 68～473 μmol/d（40～280 mg/d），小部分（10%～15%）被肠黏膜重吸收经门脉进入肝内，重吸收尿胆原基本上以原形转变为胆红素排入肠道。少量未被结合的尿胆原自尿中排出。

二、黄疸发生的机制及类型

（一）肝前性黄疸

1. 原料过剩　常见的是溶血引起的黄疸。特点是血清胆红素为间接胆红素，一般不超过 85.5 μmol/L（5 mg/dL），凡登白试验呈间接性反应，尿胆原和粪胆原增加，血清铁和网织红细胞也增加，骨髓增生旺盛，各种肝功正常。

2. 旁路性黄疸　是由于未成熟的红细胞破坏，或红细胞生成过程中的"副产品"而产生黄疸。血中为间接胆红素，凡登白试验为间接性反应。尿中胆红素阴性，尿胆原阳性，网织红细胞轻度升高，骨髓轻度反应，但血清铁不高，红细胞寿命正常，无贫血，各种溶血试验均阴性，肝功能正常。

溶血性疾病可分先天性和后天性。先天性溶血性疾病包括：①红细胞膜缺陷。如遗传性球形红细胞增多症，遗传性椭圆形细胞增多症。②戊糖磷酸酶缺乏。如丙酮酸激活酶或葡萄糖 - 6 - 磷酸脱氢酶缺乏。③球蛋白结构或合成缺陷。如镰形细胞病及地中海贫血。成人遗传性球形红细胞增多症有轻度高胆红素血症，50% 患者在婴儿时有明显黄疸病史。溶血患者在稳定情况下血胆红素浓度不超过 85.5 μmol/L（5 mg/dL）。然而在急性溶血或伴有肝、肾疾病情况下，血清胆红素浓度可以很高。例如，镰形细胞病在大量急性溶血同时伴有肝病及肾功能障碍，可以有明显高胆红素血症，特别重要的是在长期溶血性疾患患者中应考虑到胆石症可能，因为在这种情况下胆色素结石发生率高。后天性溶血性疾病包括：①血型不配导致的溶血性贫血，与药物有关自身免疫抗体及恶性疾病。②弥漫性血管内凝血（DIC）及溶血性尿毒症。③在血透中，由于化学、物理及毒物创伤。④阵发性睡眠性血红蛋白尿。⑤代谢紊乱，如血磷过低。

无效红细胞生成也可导致轻度黄疸。疾病包括恶性贫血、严重缺铁性贫血等。

（二）肝性黄疸

肝性黄疸是各种原因引起的肝细胞功能障碍所致。

1. 摄取障碍 可能因胆红素不易与白蛋白分离，肝细胞膜不易透过或胞质内 Y、Z 蛋白接受功能差，以致胆红素不能被肝细胞摄取，滞留血中形成黄疸。特点是血中间接胆红素升高，尿胆红素阴性，尿胆原不增多，无溶血反应，一般肝功能正常，用 ^{131}I 标记的胆影葡胺试验可证明肝细胞摄取功能差。新生儿黄疸可能因 Y、Z 蛋白不足，轻型的吉尔伯特综合征（Gilbert 综合征）及肝炎后胆红素增多症亦属此型。

2. 结合障碍 肝细胞摄取胆红素后，在滑面内质网由葡萄糖醛酰转移酶催化，与葡萄糖醛酸结合。如果此酶缺乏或活力不足，均能影响结合反应的进行，使胆红素的摄取和排泌发生障碍而形成黄疸。其代表疾病如下：

（1）新生儿黄疸：既可因 Y、Z 蛋白不成熟，也可因葡萄糖醛酰转移酶的活力不足。

（2）哺乳黄疸：推测在乳汁中可能有抑酶物质。

（3）家族性、一时性黄疸（Lucey – Driscoll 综合征）：婴儿出生后即发生黄疸，血中胆红素达 342～684 μmol/L（20～40 mg/dL），如不及时进行换血治疗常致死亡。推测其血中可能有大量葡萄糖醛酰转移酶的抑制物。

（4）先天性非溶血性黄疸（Crigler – Najjar 综合征）：分为Ⅰ型及Ⅱ型。Crigler – Najjar Ⅰ型原因是葡萄糖醛酰转移酶缺乏，婴儿生后第 2 天出现黄疸，严重者血清胆红素可达 427.5～769.5 μmol/L（25～45 mg/dL）。常发生核黄疸，为家族遗传性疾病，患儿预后不良。Crigler – Najjar Ⅱ型是葡萄糖醛酰转移酶活力低下，甚至部分缺乏，血清胆红素＜342 μmol/L（20 mg/dL），不发生核黄疸，这些患者预后尚可。

（5）慢性家族性非溶血性黄疸（Gilbert 综合征）：系遗传性或获得性葡萄糖醛酰转移酶活力不足所致。遗传性患者的家族中有 1/4～1/2 成员发生黄疸，长期不愈，血清中胆红素波动在 17.1～102.6 μmol/L（1～6 mg/dL）。

（6）某些药物引起的黄疸：如新霉素、利福平可抑制酶的活性，均可引起间接胆红素升高。

以上几种黄疸的共同特点：血中间接胆红素升高，尿胆红素阴性，尿胆原不增加，无贫血，肝功能正常。还可用下列试验作为诊断参考：①胆红素排泌试验：给患者注射直接胆红素，可以排泌到胆管，但注射间接胆红素则不能排泌。②薄荷试验：正常人服薄荷后，尿中可检出薄荷葡萄糖醛酸酯，患者则无。③鲁米那：是酶的诱导剂，如在 8 天之内服完 1 g，多数患者可使胆红素明显下降，甚至正常。如果因缺乏酶引起的黄疸（Crigler – Najjar 综合征Ⅰ型）则无效。

3. 排泌障碍 由于肝细胞胆汁"排泌器"的病变，使结合胆红素不能排到毛细胆管。肝内胆管的病变（炎症、肿瘤），也能使胆红素反流至血窦引起黄疸。这类疾病可分为肝内胆汁淤滞及肝外胆汁淤滞二种。肝内胆汁淤滞见于药物性黄疸、妊娠黄疸、病毒性肝炎、酒精性肝炎和肝硬化等。这些疾病常可使肝细胞器发生变化。毛细胆管微绒毛变平或消失，管腔扩张，胆汁淤滞，毛细胆管周围微丝网变形、变性，失去支架及促进胆汁流动的作用；因代谢障碍，肝细胞膜内沉着的胆固醇高于正常 7 倍，使其流通性和通透性减低，不利于胆汁排泌；肝细胞间的紧密连接及其他连接是防止毛细胆管内胆汁外溢的重要结构，一旦连接部"松弛"，胆汁即容易进入血窦，线粒体是合成胆盐的场所，如胆盐合成减低，胆盐依赖性胆汁排泌减少，也影响胆红素的排泌。常见的肝内胆汁淤滞性黄疸有以下几种。

（1）先天性（Dubin – Johnson 综合征及 Rotor 综合征）：Dubin – Johnson 综合征是由于有机物通过胆小管膜到胆小管腔的输送发生缺陷。其特点为血中胆红素升高以直接型为主 34.2～102.6 μmol/L（2～6 mg/dL），肝呈棕黑色，细胞内含有脂褐素，常在 20 岁以前发病，且呈良性过程。这种缺陷扩大到对核素扫描及造影剂排泌，使在口服胆囊造影及肝胆系统显像时胆管及胆囊不显影。Rotor 综合征也是血中胆红素升高，以直接型为主，可能是肝细胞对胆红素贮藏能力明显减少所致，肝组织学及造影剂排泌正常，口服胆囊造影可以显影。

（2）病毒性肝炎：与一般黄疸性肝炎略同，起病多有食欲缺乏、恶心、倦怠等症状。肝可触及，有压痛。谷丙转氨酶（ALT）明显升高。若系乙型肝炎，乙型肝炎表面病毒（HBsAg）可为阳性，碱性磷酸酶、胆固醇升高，尿色黄，大便色淡甚至灰白。3 周后自觉症状好转，逐渐恢复。

（3）药物性黄疸：有服药史，可有发热，嗜酸粒细胞增多，骨唾液酸蛋白（BSP）滞留，停药后可恢复，再用药可再发。

（4）妊娠黄疸：多发生在妊娠后半期，分娩后即好转，下次妊娠仍再发。血胆红素增加不超过 136.8 μmol/L（8 mg/dL），ALT 正常或略高，碱性磷酸酶及胆固醇均升高。

（5）酒精性肝炎：慢性酒精中毒偶可发生肝炎，表现为食欲缺乏、恶心、呕吐、上腹痛及肝大。有时可有发热，持续 2 周以上，肝组织有脂肪变性及 Mallory 透明小体。

肝外胆汁淤滞最常见的病因为胆石症，其次包括硬化性胆管炎、胆管癌及手术创伤所致良性胆管狭窄。在胆石症患者中，血清胆红素一般在 34.2～85.5 μmol/L（2～5 mg/dL），很少超过 205.2 μmol/L（12 mg/dL），常伴有发热及腹痛。黄疸是暂时性的，患者可有胆绞痛史，有时黄疸病史较长，而腹痛不明显。胆石症患者可伴有细菌性胆管炎，表现为黄疸、寒战、高热、右上腹痛，在严重情况下，可有低血压及中毒性休克。原发性硬化性胆管炎，50% 患者伴有炎症性肠病，主要为溃疡性结肠炎。原发性硬化性胆管炎包括多发性胆管狭窄及近端胆管扩张，可以发生在通过肝动脉给予化疗药物后。胆管癌发现时常已属晚期，因为患者黄疸发生前，胆总管必须几乎完全阻塞。当肿瘤位于总肝管的分叉处，即使一条胆管完全阻塞也可不发生黄疸，只有当左右肝胆管全阻塞时才发生黄疸。胆管阻塞其他不常见原因包括胆管出血、先天性肝内总管扩张（Caroli 综合征）、胆管腺瘤、转移癌、肝门或胆管淋巴瘤及胆管寄生虫感染。胆管及胰管蛔虫感染时可产生胆绞痛（黄疸很少见），在流行区如东南亚地区、印度及南美洲，应考虑蛔虫产生化脓性胆管炎及胰腺炎。肝吸虫病也可导致胆管阻塞及黄疸。肝吸虫比较重要之一是 Clonorchissinesis，在东南亚地区最常见，此病主要为食入生鱼所致，在严重感染情况下可以产生黄疸及胆管炎，反复发作。胰腺疾病所致胆管阻塞包括胰头癌、急性和慢性胰腺炎的并发症。胰头癌是胆总管阻塞常见的原因。这些患者可能有较长时间的黄疸，体重减轻，吸收不良症状，胆红素水平比胆石症患者更高，往往超过 256.5 μmol/L（15 mg/dL）。胆管炎在恶性狭窄中所致的发热，不如胆石症或手术后良性狭窄常见。急性胰腺炎胰头水肿可以产生胆总管部分狭窄但很少产生黄疸。当黄疸出现时必须立即确定是否结石嵌顿在胆总管远端，造成急性胰腺炎。慢性胰腺炎通过胰腺囊肿压迫可以产生部分或完全远端胆总管阻塞。

肝外胆汁淤滞少见原因，为十二指肠或腹膜后疾病产生胆总管阻塞，包括壶腹癌、十二指肠克罗恩病、十二指肠憩室、肝动脉瘤等。

三、诊断

黄疸的鉴别诊断与其他疾病一样，需要有详细的病史、体检及其他辅助检查材料供综合分析。

首先根据血清胆红素的性质将黄疸分为以间接胆红素为主、以直接胆红素为主两类。前一类属于溶血性黄疸及一部分肝性黄疸，根据家族史及相应的化验材料不难作出诊断。但成人中的非结合性胆红素增多症或肝炎后胆红素增多症比较常见，易误诊为溶血性黄疸。其特点是不贫血，尿中胆红素阴性，但尿胆原也呈阴性（与溶血不同）。后一类是由肝病及肝外疾病所引起，需根据详细病史、体检及相应辅助检查材料综合分析作出诊断。

肝病常见的有肝炎及肝癌。少见的有药物性黄疸、妊娠黄疸、酒精性肝病、手术后黄疸、原发性胆汁性肝硬化等。这类患者除肝炎、肝癌及胆汁性肝硬化外，都有较明确病史。肝炎在黄疸出现前先有食欲缺乏、恶心、乏力等。黄疸患者如有肝炎病史，最近肝明显增大，质硬，有结节，应考虑肝癌的可能性。毛细胆管性肝炎，肝大不明显，但胆汁性肝硬化则肝可明显肿大，后期可有脾大。原发性胆汁性肝硬化国内较少见，发病隐袭，病程长，黄疸可以波动，抗线粒体抗体可呈阳性。

至于肝外梗阻性黄疸，常见的有胆石、肿瘤、急性与慢性胰腺炎。胆石症的病史比较典型，诊断并不困难。胰头癌的黄疸为渐进性常不缓解，病后 1 ~ 2 个月胆红素可达 342 ~ 513 μmol/L（20 ~ 30 mg/dL），50% 的患者无症状，50% 有上腹痛或腰背痛，食欲减退，消瘦，无力。胆囊增大多见于肝外梗阻，特别是壶腹癌和胰头癌。

实验室检查：血液检查如全血细胞计数、红细胞计数、网织红细胞计数及周围血涂片检查可以提示溶血或无效红细胞生成。最重要的实验室检查是转氨酶，在肝细胞坏死时主要是转氨酶升高。而碱性磷酸酶，5′-核酸磷酸酶及亮氨酸氨基肽酶是胆小管酶，在胆汁淤滞时主要是这些酶升高。血清转氨酶升高大于正常值 5 倍，伴有轻度碱性磷酸酶升高是弥漫性肝细胞病的特点，例如病毒性肝炎。碱性磷酸酶明显升高（大于正常 3 ~ 5 倍）提示胆汁淤滞存在。然而，肝内或肝外胆管梗阻单靠实验室检查难以鉴别，需作 B 超、内镜下逆行胰胆管造影（endoscopic retrograde cholangiopancreatography，ERCP）、经皮肝胆管造影（PTC）、放射性核素扫描、选择性腹腔动脉造影、电子计算机断层扫描（CT）、腹腔镜及肝穿刺活检等进一步检查。

（一）B 超

简便易行，无痛无创伤，无禁忌证。除能直接显示扩张胆管、胰管外，还能发现肿块的部位，可反复检查，一般推为首选。但本法可出现假阴性，一般多系肥胖、肠腔积气过多、大量腹腔积液或病灶小而影响观察。北京协和医院收治各类梗阻性黄疸 903 例，其中恶性黄疸 383 例，占同期梗阻性黄疸 42.41%，B 超阳性率为 95.48%，诊断正确率为 85.02%。

（二）ERCP

能准确显示出胰、胆管全貌和梗阻部位，并能观察十二指肠乳头情况，对确诊壶腹癌以及胰头癌浸润壶腹部意义很大。其主要缺点是检查时较痛苦，极少数患者造影剂注入后难以引流，有发生化脓性胆管炎的可能。近年来开展胆管内、外引流，有利于减少这一并发症的发生。

（三）PTC

为有创伤性检查，并发症相对较高，加之近年来 ERCP 造影诊断和治疗技术提高，其应用受到一定限制，仅用于 ERCP 检查失败者。PTC 除能直接显示胆管系统外，还能引流胆汁。与 ERCP 合用，能确定肝外胆管癌的部位和梗阻范围。北京协和医院报道 PTC 对肝外胆管癌的诊断正确率高达 95.83%。

（四）CT

除能发现胰、胆管扩张外，还能清楚地显示肿块的部位、范围、浸润情况及有无周围组织、淋巴结的转移，有利于选择治疗方案，且无痛、无创伤性。往往用于 B 超或 ERCP 不能确诊时。临床上高度怀疑胰头癌或壶腹周围癌，CT 优于 B 超，应作为首选。CT 也可出现假阴性，一般发生于胆管不扩张，如硬化性胆管炎或肝硬化。

（五）其他

1. 肝胆系统显像术　具有非创伤性、安全、简单、快速、正确率较高等优点。它既可反映肝胆系统的动态功能，又可观察其形态变化，所以目前已用于临床。对于黄疸患者，肝胆显像有助于进行鉴别诊断。

2. 肝活组织检查　在黄疸患者检查中，肝活检不列为常规检查。因为：①在已证实梗阻性黄疸患者中，组织学发现无特殊诊断价值。②即使组织学改变提示存在胆管阻塞，但不能提供梗阻部位及性质有关资料。肝活检的主要作用是鉴别那些困难或混淆不清的肝内胆汁淤滞患者。

总之，黄疸仅是一种临床现象，必须寻找引起黄疸的原因。为了准确地找出引致黄疸的原因，必须掌握黄疸发生的各种机制，详细询问患者病史和体格检查，有选择地进行各项检查。对于诊断确有困难的病例，特别是"内科"黄疸与"外科"黄疸难以区别，又无肝内胆管扩张（Caroli 病）时，应做肝活组织检查。仍不能确诊时可采用皮质激素试验治疗，用泼尼松 10 mg，每日 3 次。一周后黄疸仍无消退倾向，观察 4~6 周仍不能确诊，而又高度怀疑肝外病变引起梗阻时，可考虑剖腹探查。

（段　宏）

第二节　腹部肿块

一、概述

凡腹部的脏器和组织，由于某种原因而发生肿大、增生、膨胀、粘连或移位，并形成腹部异常的包块而被触及，均称为腹部包块。

根据肿块所处部位的不同，通常将腹部分为腹壁、腹腔和腹膜质。引起腹部肿块较常见的疾病，在腹壁有脂肪瘤、腹壁脓肿、脐部囊疝等；在腹腔有肝癌、肝炎、肝硬化、肝母细胞瘤、细菌性或阿米巴性肝脓肿、肝血管瘤、肝囊肿、胆囊炎、胆囊癌、门脉高压性脾大、游走脾、胃癌、小肠恶性肿瘤、肠套叠、克罗恩病、结肠癌、回盲部结核、阑尾周围脓肿、阑尾类癌、肠系膜恶性淋巴瘤、肠系膜淋巴结核、术后肠粘连、膀胱肿瘤、尿潴留、卵巢癌、卵巢囊肿、子宫肌瘤、子宫癌、妊娠子宫等；在腹膜后有胰腺癌、胰腺囊肿、肾上腺嗜铬细胞瘤、肾上腺囊肿、肾癌、肾盂积水、肾结核、肾囊肿、肾下垂、腹主动脉瘤、畸胎瘤等。

造成腹部肿块的病理因素有：①炎症性。急、慢性炎症可引起肿块，前者如急性阑尾炎所致的阑尾周围脓肿、急性肝脓肿性肝大等；后者如肠系膜淋巴结核、克罗恩病等。②肿瘤性。各种腹部肿瘤（无论恶性还是良性），均可以腹部肿块的形式出现，即肿瘤是引起腹部肿块的重要原因之一。③先天性。有些腹部肿块疾病是胚胎发育异常所致，大多在婴幼儿期发病。这类疾病也有恶性、良性之分。恶性的有肝母细胞瘤、肾母细胞瘤、神经母细胞瘤等；良性的有原发性胆总管囊状扩张、游走肾等。④潴留性。系空腔器官出口受阻，致液体潴留形成"肿块"，如淤胆性胆囊肿大，是因壶腹周围癌阻塞壶腹口造成。⑤内脏下垂。多发生在身体瘦长或原来肥胖而后消瘦的人，如肾下垂、肝下移等，下垂的脏器触诊时酷似肿块。⑥损伤性。由外伤引起，如损伤性血、尿外渗形成包块、外伤性腹主动脉瘤等。

二、诊断

应采取综合诊断措施，包括以下几种。

（一）肿块的部位

肿块一般起源于所在部位的脏器，故何处脏器的肿块，应多考虑系该处脏器的疾病。如右上腹为肝、胆疾病，中上腹为胃、胰腺、肠系膜、网膜、小肠疾病，左上腹为脾和脾曲结肠疾病，左、右腰部为肾和腹膜后疾病，右下腹为阑尾、回盲部、右卵巢疾病，下腹为膀胱、子宫疾病，左下腹为直肠、乙状结肠、左卵巢疾病，广泛性与不定位为腹膜、肠管疾病等。

（二）肿块的形成过程

肿块生长缓慢，存在时间长，无明显症状，多为良性，如脂肪瘤、囊肿等；腹部受伤后很快出现肿块者多为内出血形成的血肿；缓慢出现肿块者应考虑胰腺或肠系膜囊肿。

（三）肿块的形态和特点

右上腹呈梨形肿块者多为胆囊疾病；两侧腰部见表面光滑、质硬有弹性、两端为半圆形肿块者提示为肾脏；呈腊肠形者多见于肠套叠、蛔虫性肠梗阻等；表面平滑触诊有囊性感者，多为囊性肿物或肾盂、胆囊积液；外形不规则或表面呈结节状而质地较硬者，常提示为恶性肿瘤；肿块随呼吸上下移动者，多起源于肝、脾、肾、胃、横结肠等。不随呼吸运动者，多起源于胰、腹膜后淋巴结、腹主动脉瘤等；有膨胀性搏动者，常为腹主动脉瘤和三尖瓣关闭不全所致的肝大；有明显压痛者多为炎性肿块。

（四）同时伴有症状和体征的肿块

有黄疸者，提示为肝、胆、胰疾病；有腹痛、呕吐等消化道症状者，病灶多在胃肠道；有腹腔积液者，多见于结核性腹膜炎、肝癌、腹膜转移癌和卵巢囊肿等；有黑便者，可见于胃或小肠肿瘤；有新鲜血便者，见于肠套叠以及结肠或直肠肿瘤；有尿急、尿频、尿痛、脓尿或尿潴留者，多为膀胱肿瘤、肾肿瘤、多囊肾等；有闭经或阴道出血者，应考虑卵巢和子宫肿瘤；有骤高骤低的血压波动、多汗，应想到嗜铬细胞瘤；有高热、寒战、腹痛与白细胞计数（WBC）增多者，可能是腹腔脓肿形成。

（五）实验室检查

对腹部肿块（肿瘤）诊断特异性较高的化验检查：甲胎蛋白（alpha fetal protein，AFP）对原发性肝细胞癌；癌胚抗原（CEA）对结肠癌；血清乳酸脱氢酶（LDH）对腹腔恶性肿瘤以及腹腔积液查癌细胞等。

（六）消化道钡剂造影检查

可确定肿块是否为胃肠道肿瘤及胃肠外邻近部位肿瘤（后者可见到胃肠受压、移位等间接征象）。

（七）B超、CT、磁共振检查（MRI）

检查对肿块是否存在，是实性或囊性，是良性还是恶性，以及根据肿块的影像特征可能是什么病，可做出一定程度的判断。

（八）细针穿刺检查

采用特制的专用细针，在肿块部穿刺取材，作出组织学诊断。

（九）剖腹探查

上述方法均不能明确又不能排除恶性肿瘤时，应在做好手术切除的思想和技术准备下，果断地行剖腹探查，作出病理诊断。

（杨　强）

第三节　腹痛

一、基本判断

（一）病因

1. 急性腹痛　常见有以下几种。

（1）急性腹膜炎：最常由胃、肠穿孔所引起，小部分为自发性腹膜炎。

（2）腹腔器官急性炎症：如急性胃炎、食管下段－贲门黏膜撕裂症、急性肠炎、急性胰腺炎、急性出血坏死性小肠炎、急性胆囊炎等。

（3）空腔脏器梗阻或扩张：如肠梗阻、胆管结石、胆管蛔虫病、泌尿道结石梗阻等，腹痛的特点常为阵发性、绞痛性，可甚剧烈，患者表现为辗转不安。

（4）脏器扭转或破裂：腹内有蒂器官（卵巢、胆囊、肠系膜、大网膜等）急性扭转或绞窄时可引起强烈的绞痛或持续性剧痛；急性内脏破裂如肝破裂、脾破裂、异位妊娠破裂等，疼痛急剧并有内出血征象。

（5）腹腔内血管梗阻：主要发生于心脏病、高血压动脉硬化的基础上，如肠系膜上动脉栓塞、夹层主动脉瘤等。临床上甚少见，但腹痛相当剧烈。

（6）腹壁疾病：如腹壁挫伤、脓肿、腹壁带状疱疹等，尤以带状疱疹疼痛较剧烈，且易误诊为内脏疾病。

（7）胸腔疾病所致的腹部牵涉性痛：如肺炎、肺梗死、心绞痛、心肌梗死、急性心包炎、胸膜炎、肺癌或食管裂孔疝等。疼痛可向腹部放射，类似急腹症。

（8）全身性疾病所致的腹痛：如腹型过敏性紫癜、尿毒症、铅中毒、血卟啉病等。

2. 慢性腹痛　常见有以下几种。

（1）腹腔器官的慢性炎症：反流性食管炎、慢性胃炎、消化性溃疡、慢性胆囊炎及胆管感染、慢性胰腺炎、结核性腹膜炎、溃疡性结肠炎、克罗恩病、慢性阑尾炎等。

（2）空腔脏器的张力变化：如胃肠痉挛或胃肠、胆管运动障碍等。

（3）腹腔脏器的扭转或梗阻：如慢性胃肠扭转。

（4）脏器包膜的牵张：因病变所致的实质性脏器肿胀，导致包膜张力增加而发生的腹痛，如肝脏瘀血、肝炎、肝脓肿、肝癌、肝囊肿、脂肪肝、脾大、胰腺假性囊肿等。

（5）中毒与代谢障碍：如铅中毒绞痛、急性血卟啉病、糖尿病酮症酸中毒等，常有下列特点：

①腹痛剧烈而无明确定位。②腹痛剧烈，但与轻微的腹部体征呈明显对比。③有原发病临床表现与实验室检查特点。

（6）其他：慢性腹膜炎、肝脾周围炎、肿瘤浸润腹膜或网膜的感觉神经、胃肠神经功能紊乱等。

（二）疼痛的机制

1. 内脏性疼痛（visceral pain）　腹腔各脏器都有感受器，能感受脏器受到的刺激，通过交感神经，小部分通过副交感神经传到中枢。内脏感觉神经数目较少，细纤维占多数，传导速度快，无髓鞘，传导途径分散，一个脏器的感觉神经纤维经过几个节段的脊神经传入中枢。

2. 躯体性疼痛（somatic pain）　腹部皮肤、肌肉、腹膜壁层、肠系膜根部，都有躯体神经纤维分布，当其传入纤维受到炎症及其产物刺激时，疼痛分布在相应的脊髓神经所属的皮肤区。

3. 感应性腹痛（referred pain）或牵涉痛　腹腔内的脏器发生病变时，不仅腹腔器官所在部位疼痛，而且远离该脏器的部位发生痛觉过敏或痛感，这种现象叫感应性腹痛。此种现象是内脏的痛觉神经纤维和被感应皮肤的感觉神经纤维进入同一脊髓阶段，内脏痛觉可激发脊髓躯体感觉神经元，或提高它的兴奋性所致。例如，急性阑尾炎的早期，患者感觉腹上区疼痛，这就是阑尾炎引起的感应性疼痛。当然内脏疼依然存在，但感应性疼痛较内脏痛剧烈。

4. 精神性腹痛　腹痛可因精神因素引起，系来自中枢兴奋灶导致疼痛，但腹部并无任何局部原因可查，也称为中枢性腹痛。这种腹痛往往伴随各种临床所见的精神异常，注意这些患者陈述腹痛的精神成分。

二、询问

（一）病史

采集病史是诊断的重要手段，应力求克服片面性和表面性，重点应在腹痛方面。

1. 年龄与性别　年龄小以肠道寄生虫、肠套叠、梗阻等较多；青壮年以阑尾炎、溃疡病急性穿孔、胆管蛔虫症、胰腺炎较为多见；中老年胆石症、胆囊炎、肿瘤及乙状结肠扭转等发病率高。

从性别来看，溃疡病急性穿孔、泌尿系结石男性多于女性，急性胰腺炎女性多于男性。女性还可见于卵巢囊肿、宫外孕破裂。

2. 过去病史　慢性病急性发作时尤需了解过去病史、手术史、月经史和生育史，为鉴别诊断提供重要线索。

3. 起病情况　先驱症状对鉴别疾病的性质有一定帮助。如先有发热、呕吐，后有腹痛者，常为内科疾患；先有腹痛，后有发热、呕吐者，常为外科急腹症。另外，起病的缓急对鉴别诊断有参考价值：起病急剧并且情况迅速恶化者，多见于实质性脏器破裂、空腔脏器穿孔或急性梗阻、出血性坏死性胰腺炎等；而开始腹痛较轻，以后才逐渐加重者，多为炎症性病变。

（二）临床表现

1. 疼痛的部位　一般腹痛的部位常为病变的所在。胃及十二指肠疾病、急性胰腺炎的疼痛位于中腹上区；肝胆疾患疼痛位于右腹上区；急性阑尾炎疼痛常位于麦克伯尼点；小肠绞痛位于脐周；结肠绞痛常位于左耻区；膀胱炎、盆腔炎、宫外孕破裂位于耻区；弥漫性或部位不定的疼痛见于急性弥漫性腹膜炎、机械性肠梗阻、急性出血坏死性肠炎、血卟啉病、铅中毒、腹型过敏性紫癜等。

2. 疼痛的性质　疼痛的性质与程度与病变性质密切相关。消化性溃疡穿孔常突然发生，呈剧烈的刀割样、烧灼样持续性中上腹痛；胆绞痛、肾绞痛、肠绞痛也相当剧烈，患者常呻吟不已，辗转不安；剑突下钻顶样疼痛是胆管蛔虫梗阻的特征；持续性广泛性剧烈腹痛见于急性弥漫性腹膜炎；脊髓痨胃肠危象表现为电击样剧烈绞痛。隐痛或钝痛多为内脏性痛，多由胃肠张力变化或轻度炎症引起；持续性胀痛，则可为麻痹性肠梗阻、急性胃扩张或实质性脏器肿胀包膜牵张所致；阵发性绞痛牵扯腰背，要考虑到小肠扭转的可能。

3. 诱发加剧或缓解疼痛的因素　急性腹膜炎腹痛在静卧时减轻，腹壁加压或改变体位时加重；铅绞痛时患者常喜按；胆绞痛可因脂肪餐而诱发；暴食是急性胃扩张的诱因；酗酒和暴饮暴食是急性胰腺炎的重要发病因素；暴力作用常是肝、脾破裂的原因；部分机械性肠梗阻多与腹盆腔手术有关；急性出血性坏死性肠炎多与饮食不洁有关。

4. 发作时间与体位的关系　胆胰疾病可能因进餐而加重；慢性、周期性、节律性疼痛常见于消化性溃疡；剧烈呕吐后的上腹剧痛可能是胃黏膜撕裂症；腹痛伴消化道出血与月经周期有关可能为子宫内膜异位症；左侧卧位可使上腹痛减轻提示胃黏膜脱垂；十二指肠壅滞症的特点是膝胸卧位疼痛和呕吐减轻；胰腺疾病时前倾位或俯卧位时减轻、仰卧位加重。

5. 腹痛的放射　胆囊疾病常放射到背部肩胛区；腹腔炎症、出血，可刺激左右膈肌，疼痛分别向左右肩部放射；炎症或出血刺激后腹壁，则疼痛向腰背放射；输尿管结石、子宫附件病变，常向下腹及会阴部及大腿内侧放射；直肠、膀胱及子宫病变，疼痛放射到骶部。

6. 伴随症状　急性腹痛伴随下列症状，有提示诊断的意义：①伴黄疸可见于急性肝及胆管疾病、胰腺疾病、急性溶血、大叶性肺炎等。②伴寒战、高热可见于急性化脓性胆管炎症、腹腔脏器脓肿、大叶性肺炎、化脓性心包炎等。③伴血尿常是泌尿系统疾病。④伴休克常见于急性腹腔内出血、急性梗阻性化脓性胆管炎症、绞窄性肠梗阻、消化性溃疡急性穿孔、急性胰腺炎、腹腔脏器急性扭转、急性心肌梗死、休克型肺炎等。⑤伴呕吐者常见于食管、胃肠病变，大量呕吐提示胃肠道梗阻。⑥伴反酸、嗳气者常见于十二指肠溃疡或胃炎。⑦伴腹泻者常提示消化吸收障碍或肠道炎症、溃疡或肿瘤。⑧腹痛伴随无排便或排气，提示胃肠扭转和梗阻。⑨便血急性者，可见于肠套叠或急性出血性坏死性肠炎。

7. 疼痛的程度　腹痛剧烈者，表明可能有肠扭转、卵巢囊肿蒂扭转、泌尿系结石病、急性胰腺炎、空腔脏器穿孔、胆管结石或胆管蛔虫等。腹痛较轻者，可能是阑尾炎或肠系膜淋巴结炎等，而隐痛者多为慢性疾病。腹痛的程度受个体对疼痛的敏感和耐受性的差异影响很大，应予注意。

三、查体

详细的腹部查体非常重要，但也不要忽略全身情况的观察。

（一）全身检查

除一般状况，如血压、脉搏、体温、呼吸外，患者的神态可反映病情程度，如面色苍白、四肢厥冷、出汗等提示有休克，病情较严重；被动屈膝卧位、不敢移动，多提示腹膜炎；蜷曲体位、双手压腹、辗转不安者，多提示腹绞痛（结石或蛔虫），等等。此外，还要注意有无皮肤出血点、斑疹、黄疸等，这对诊断具有重要的提示。

（二）局部检查

注意腹部的外形，是否对称或异常隆起，有无出血点（斑）、静脉曲张。手术的瘢痕可能提示腹腔粘连，甚至是肠梗阻的重要原因；脐周的出血提示内脏出血，左侧腹大片瘀斑可能是急性重症胰腺炎；

全腹的触诊对疾病部位的确定至关重要，椭圆形的包块提示肠管的可能，和脏器相连的包块既可以是肿大的脏器，也可能是该脏器肿瘤的形成；压痛、反跳痛和肌紧张腹膜刺激征的出现提示腹腔炎症或空腔脏器穿孔；胆囊压痛点阳性、麦克伯尼点压痛阳性分别提示急性胆囊炎和急性阑尾炎；局部叩诊阳性可能是自发性腹膜炎；鼓浊相间的叩诊音往往是结核性腹膜炎的特点；膀胱浊音界的出现和扩大可能是老年男性患者前列腺肥大或肿瘤所致；肠鸣音数量和性质的改变提示肠管正常、麻痹或梗阻（亢进）；血管杂音的出现可能是动脉瘤或肿瘤等。

症状与体征不符的疼痛，应注意胆管、泌尿道结石或卵巢囊肿扭转的可能。

四、小结

腹痛（abdominal pain）是临床各科极其常见的症状之一，也是促使患者就诊的重要原因。腹痛的发生原因很复杂，发生机制各不相同，可以是器质性的，也可以是功能性的；可以是腹腔内脏器本身的病变所致，也可以是腹腔外疾病及全身性疾病所引起，还可能是神经反射所致。腹痛的起病急缓也因不同的疾病而不同，有的来势凶猛而急骤，有的起病缓慢而轻微。因此，详细地询问病史、完整地体格检查、必要地辅助检查等综合归纳分析，才能作出准确的判断。

（一）内脏性疼痛的特点

1. 疼痛部位含混，接近腹中线。

2. 疼痛感觉模糊，多为痉挛、钝痛、灼痛。

3. 常伴恶心、呕吐、出汗等自主神经兴奋症状。如肝、胆、胰、胃、小肠近段引起的腹痛多在腹上区，小肠、结肠近段引起的腹痛多在脐周，结肠远段、尿路、膀胱引起的腹痛多在耻区。

（二）躯体性疼痛的特点

1. 定位准确，可在腹部一侧。

2. 疼痛的程度剧烈而持续。

3. 可有局部腹肌僵直。

4. 腹痛可因咳嗽、体位变化而加重，如患胃、肠穿孔和化脓性胆囊炎时，就产生躯体性疼痛。

（三）急性腹膜炎腹痛的特点

1. 疼痛定位明显，一般位于炎症所在部位，可有牵涉痛。

2. 呈持续性锐痛。

3. 腹痛常因加压、改变体位、咳嗽或喷嚏而加剧。

4. 病变部位压痛、反跳痛与肌紧张。

5. 肠鸣音减弱或消失。

（四）空腔脏器梗阻或扩张腹痛的特点

常为阵发性、绞痛性，可甚剧烈，患者表现为辗转不安。

（五）腹内有蒂器官急性扭转或绞窄时腹痛的特点

可引起强烈的绞痛或持续性剧痛；急性内脏破裂如肝破裂、脾破裂、异位妊娠破裂等，疼痛急剧并有内出血征象。

（六）中毒与代谢障碍腹痛的特点

1. 腹痛剧烈而无明确定位。

2. 腹痛剧烈，但与轻微的腹部体征呈明显对比。

3. 有原发病临床表现与实验室检查特点。

（张　桐）

第四节　蜘蛛痣

一、基本判断

蜘蛛痣是由一支中央小动脉及其许多向外辐射的细小血管扩张而成，形似蜘蛛，故称为蜘蛛痣。

二、询问

女性由于雌激素水平的变化，可以出现蜘蛛痣，常分布于手背及前臂，单个、较小，无生殖系统疾病和肝病病史。除此之外，蜘蛛痣的出现均要考虑疾病的可能，尤其是在男性、长期大量饮酒、有病毒性肝炎病史等，以期得到早期诊断和治疗。

三、查体

蜘蛛痣主要在面、颈、手背、上臂、前臂、前胸和肩部等上腔静脉分布的区域内。检查时，用铅笔或火柴头压迫蜘蛛痣的中心，其辐射状小血管网即褪色，去除压力后又再次出现。

四、小结

发现蜘蛛痣未必就是疾病，如上所述青春期女性也可出现，属于正常生理性的。在病理情况下，要注意蜘蛛痣出现的时间、强度变化、数目多少及变化等，判断有无肝脏损害、程度，以及门脉高压的有无、程度，甚至可以预测是否有近期出血的可能，及时进行预防和治疗。

蜘蛛痣常见于慢性肝炎或肝硬化。健康妇女在妊娠期间也可出现。现在认为蜘蛛痣的大小与肝脏功能有关，出现大的蜘蛛痣则表明肝功能不佳。也有人认为蜘蛛痣的多少和大小与食管静脉的压力有关，食管静脉压力越高，蜘蛛痣的数量增多、直径增大，消化道出血的危险性增加；蜘蛛痣的数量突然减少、直径缩小，可能提示发生了消化道出血。但没有蜘蛛痣并不等于没有门脉高压症。

（朱红岩）

第五节　腹腔积液

积聚于腹腔内的游离液体称为腹腔积液。腹腔积液达 500 mL 时可用叩诊法证实，少量腹腔积液可用超声检查确定。腹腔穿刺液的检查可把腹腔积液的性质区分为漏出液、渗出液。其外观可分为浆液性、脓性、血性、乳糜性等。

一、病因

产生腹腔积液的原因可分为全身性因素与局部因素。

（一）全身性因素

1. 低蛋白血症　清蛋白低于 25 g/L 时即可产生腹腔积液。

2. 水钠潴留　常见于心、肾功能不全，肝硬化伴继发性醛固酮增多症等。

3. 内分泌异常　如肝硬化时抗利尿激素与醛固酮的灭活功能减低，致引起水钠潴留。

（二）局部因素

1. 门脉高压症　是肝硬化腹腔积液形成的一个重要原因。

2. 肝静脉或下腔静脉阻塞　如肝静脉血栓形成、下腔静脉受肿瘤压迫。

3. 肝淋巴漏出增加　多为参与肝硬化、重症肝炎的腹腔积液形成。

4. 腹膜炎症　如结核性腹膜炎、系统性红斑狼疮等引起的腹腔积液。

5. 腹膜肿瘤或腹腔内脏器肿瘤　各种腹腔内脏器肿瘤或转移瘤累及腹膜、腹膜间皮瘤等，此类腹腔积液多为血性渗出液。

6. 胸导管或乳糜池阻塞　腹腔积液为乳糜，病因多为丝虫病，其次为肿瘤和结核。

引起腹腔积液的原因见表 1－1。

表 1－1　腹腔积液的原因

漏出性	门脉高压症：肝硬化、门静脉血栓形成、肝内浸润性变（癌、淋巴瘤）。低蛋白血症：肾病综合征、蛋白丢失性胃肠病、重度营养不良。体循环静脉淤血：右心功能不全、缩窄性心包炎等。肝静脉或下腔静脉阻塞：Budd－Chiari 综合征；下腔静脉阻塞综合征；Meigs 综合征
渗出性	腹膜炎：结核性、化脓性、红斑狼疮性、嗜酸粒细胞性、急性胰腺炎性、恶性肿瘤、腹膜转移癌、腹膜间皮瘤、恶性淋巴瘤等

二、诊断

综合病史、体格检查及实验室检查诊断腹腔积液的病因。一般来讲，肝硬化腹腔积液、结核性腹膜炎与癌性腹腔积液占腹腔积液病因的 95% 左右。临床上可先根据腹腔积液的性质（漏出性、渗出性），再结合其他临床表现与辅助检查，作出病因诊断。渗出液呈 Rivalta 反应阳性，比重 >1.018，蛋白定量 >25 g/L，白细胞计数 >500×10^6/L。而漏出液则 Rivalta 反应阴性，比重 <1.018，蛋白定量 <25 g/L，白细胞计数 <300×10^6/L。

（一）肝硬化

有病毒性肝炎、血吸虫病或长期酗酒史，体检发现黄疸、蜘蛛痣、肝掌、脾大，实验室检查有肝功能异常者支持肝硬化的诊断。当出现发热、腹痛、腹腔积液增加迅速、肝功能损害加重时应注意有无并发原发性腹膜炎。此时腹腔积液检查可介于漏出液与渗水液之间，但分叶核白细胞比例升高，细菌培养可阳性。

（二）结核性腹膜炎

青壮年多见，但不应忽略老年人。患者多有发热、盗汗、消瘦等结核中毒症状，腹部有压痛及柔韧感。腹腔积液量少至中等，为渗出性，呈黄色，偶为血性，白细胞计数超过 500×10^6/L，以淋巴细胞或单核细胞为主。腹腔积液浓缩直接涂片找抗酸杆菌阳性率不高，培养或肠鼠接种可提高阳性率，但耗

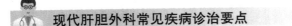

时久，临床价值不大。腹腔镜及腹膜活检有确诊价值。对高度怀疑本病而确诊有困难者，可行试验性抗结核治疗，有效者支持结核性腹膜炎的诊断。

（三）恶性肿瘤腹腔积液

如肝癌、胃癌、肠癌、胰腺癌、卵巢癌、子宫癌、恶性淋巴瘤及腹膜间皮瘤等。腹腔积液多为渗出性，常为血性，白细胞以淋巴或单核细胞为主。腹腔积液离心后部分患者可找到癌细胞。有研究认为腹腔积液中 LDH 活性较血清 LDH 活性高，腹腔积液 LDH／血清 LDH ＞1 有助于癌性腹腔积液的诊断。利用 X 线、内镜、超声、CT 扫描等手段寻找原发病灶，可提高病因的确诊率。

（四）其他

如腹腔积液伴有心悸、气短、颈静脉怒张、肝颈征阳性等症状体征应注意缩窄性心包炎的可能；腹腔积液伴肝大、压痛、肝功能损害（也可正常）应注意肝静脉阻塞；腹腔积液伴双下肢水肿及静脉曲张、下腹壁静脉血流方向自下而上，应注意下腔静脉阻塞，下腔静脉造影可显示阻塞部位。年青女性出现少量渗出性腹腔积液伴有发热、皮疹等系统损害，应注意系统性红斑狼疮。腹腔积液伴血嗜酸粒细胞明显升高，同时腹腔积液中也见大量嗜酸性粒细胞，应注意嗜酸粒细胞性腹膜炎。

（荆信彬）

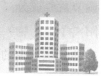

第二章 肝病患者的评估

第一节　肝病患者概况

　　通过详细地询问病史、体格检查以及必要的实验室检查，通常可以准确地诊断肝疾病。有时肝病的诊断还需借助影像学检查。作为评估肝疾病的标准方法，目前肝活检多用于判断疾病的分级和分期，而非单纯用于诊断。

一、肝的结构与功能

　　肝是人体最大的器官，重量为 1～1.5 kg，占瘦体重的 1.5%～2.5%。肝的大小和形态与体型有关——瘦长型或矮胖型。肝位于右季肋区，在胸廓的右下方，紧邻膈肌，并向左季肋区延伸。通过韧带与膈肌、腹膜、大血管以及上消化道器官相连。肝接受双重血供，20% 血流为来自肝动脉的富含氧分血流，80% 血流来自肝门静脉，富含营养物质，肝门静脉汇集了来自胃、小肠、胰腺及脾的血流。

　　肝的主要细胞是肝细胞，构成了 2/3 的肝实质。其他类型的细胞还包括 Kupffer 细胞（网状内皮系统）、星状细胞（Ito 细胞或贮脂细胞）、内皮细胞、血管和胆管上皮细胞以及支持结构。从光镜下看，肝由肝小叶构成，中央静脉位于小叶中心，汇管区位于外周。从功能的角度来看，肝由肝腺泡构成，肝动脉和肝门静脉的血流通过汇管区（1 区）进入肝腺泡，然后经过肝血窦汇入终末肝静脉（3 区），2 区则由两者之间的肝细胞构成。将肝腺泡作为肝的生理结构单位，有助于解释许多用肝小叶分布难以解释的血管和胆管疾病的形态模式和区域。

　　肝汇管区由小静脉、动脉、胆管和淋巴管组成，汇集于含有支撑基质和少量胶原的疏松结缔组织层内。汇管区的血流通过肝血窦，也就是从肝腺泡的 1 区流向 3 区，汇入终末肝静脉（"中央静脉"）。肝分泌的胆汁的引流方向则相反，从 3 区逆流至 1 区。肝血窦由特殊的内皮细胞排列而成，内皮细胞表面凸出大小不一的窗孔，允许血浆成分自由通过，但细胞成分无法通过。因此，血浆可以进入内皮细胞下的窦间隙（Disse 间隙）与肝细胞直接接触。

　　肝细胞有明显的极性，底侧面朝向 Disse 间隙排列并有丰富的微绒毛，通过胞吞和胞饮作用主动摄取养分、蛋白质和其他分子。肝细胞的顶极面构成胆小管膜，并由此排泌胆汁成分。肝细胞的胆小管形成网状，汇入汇管区的胆道系统。Kupffer 细胞通常位于肝血窦的血管间隙内，是体内固定巨噬细胞的最大群体。星形细胞位于 Disse 间隙内，通常不突出，除非被激活产生胶原和基质。血流通过肝小叶时，红细胞在肝血窦内，白细胞则通过内皮细胞移行进入 Disse 间隙，继而进入汇管区，通过淋巴管回流至循环系统。

　　肝细胞在维持稳态和机体健康中发挥多种重要作用。包括合成多种必需的血清蛋白（白蛋白、载体蛋白、凝血因子、多种激素和生长因子）、生成胆汁及其载体（胆汁酸、胆固醇、卵磷脂、磷脂）、调节营养成分（葡萄糖、糖原、脂类、胆固醇、氨基酸）、代谢并结合亲脂化合物（胆红素、阴离子、阳离子、药物）并通过胆汁或尿液排泄。检测肝细胞的这些活性以评估肝的多种多样的功能是非常复杂的。最常用的肝功能试验是检测血清胆红素、白蛋白和凝血酶原时间。血清胆红素水平反映肝的结合与分泌功能；白蛋白水平和凝血酶原时间则反应肝的合成功能。胆红素、白蛋白和凝血酶原时间的异常是典型的肝功能受损表现。肝衰竭时通常难以维系生命，由于肝功能过于复杂和多样，替代肝功能需要机械泵、透析膜、调节补充多种激素、蛋白和生长因子等共同推进。

二、肝疾病发生的机制

　　肝疾病的病因有很多（表2-1），临床表现一般包括以下几型：肝细胞性、胆汁淤积性（包括梗阻性）、混合性。肝细胞性疾病（如病毒性肝炎、酒精性肝病）多以肝损伤、炎症和坏死为突出特点。胆汁淤积性疾病（如胆石症、恶性梗阻、原发性胆汁性肝硬化、一些药物诱导的肝病）以胆汁排泄受阻为突出特点。混合性肝病则兼具肝细胞性和胆汁淤积性肝病的特点（如淤胆型病毒性肝炎和许多药物诱导的肝病等）。通过发病形式和症状特点通常可以迅速做出诊断，尤其需要考虑患者年龄、性别、暴露史或危险行为等主要危险因素。

表2-1　肝疾病病因

遗传性高胆红素血症	急性酒精性肝炎
Gilbert 综合征	Laënnec 肝硬化
Crigler - Najjar 综合征，Ⅰ型和Ⅱ型	非酒精性脂肪肝
Dubin - Johnson 综合征	脂肪变性
Rotor 综合征	脂肪性肝炎
病毒性肝炎	妊娠期急性脂肪肝
甲型肝炎	系统性疾病累及肝
乙型肝炎	结节病
丙型肝炎	淀粉样变
丁型肝炎	糖原贮积症
戊型肝炎	乳糜泻
其他（单核细胞增多症、疱疹、腺病毒性肝炎）	结核
隐源性肝炎	鸟胞内分枝杆菌感染
免疫和自身免疫性肝病	胆汁淤积综合征
原发性胆汁性肝硬化	良性术后胆汁淤积
自身免疫性肝炎	脓毒症性黄疸
硬化性胆管炎	全肠外营养（TPN）诱导性黄疸
重叠综合征	妊娠期胆汁淤积
移植物抗宿主病	胆管炎与胆囊炎
同种异体移植排斥	肝外胆道梗阻（结石、狭窄、肿瘤）
遗传性肝病	胆道闭锁
α_1 抗胰蛋白酶缺乏	Caroli 病

血色病	隐孢子虫病
Wilson 病	药物诱导性肝病
良性复发性肝内胆汁淤积（BRIC）	肝细胞型（异烟肼、对乙酰氨基酚）
进展性家族性肝内胆汁淤积（PFIC）Ⅰ～Ⅲ型	胆汁淤积型（甲基睾酮）
其他（半乳糖血症、酪氨酸血症、囊性纤维化、Newman -Pick 病、Gaucher 病）	混合型（磺胺类、苯妥英）
	小泡型和大泡型脂肪变性（甲氨蝶呤、非阿尿苷）
酒精性肝病	血管损伤
急性脂肪肝	占位性病变
肝细胞肝癌	肝转移瘤
胆管癌	肝脓肿
肝腺瘤	胆囊肿
肝局灶性结节状增生	肝血管瘤

肝疾病典型的表现包括黄疸、乏力、瘙痒、右上腹痛、恶心、食欲缺乏、腹胀和消化道出血。但实际上很多患者诊断肝疾病时没有明显的临床症状，而是在常规体检或在献血、入保险或入职体检筛查时发现肝功能生化检查异常的。肝功能检测的广泛应用使得明确存在肝损伤显得相对容易，同时也可排除怀疑肝病的患者。

肝病患者的评估应包括：①明确病因诊断。②评估病情的严重程度（分级）。③明确肝病的分期。诊断应明确疾病分型，如肝细胞性、胆汁淤积性或混合性损伤，还要做出特异性的病因诊断。分级是指评估病情的严重程度和活动性——活动或不活动，轻度、中度或重度。分期是指评估病情所处的自然病程的阶段，如急性或慢性、早期或晚期以及硬化前期、肝硬化期或终末期。

三、评估肝病患者的基本概念

（一）临床病史

临床病史应着重于肝病的症状（包括自然病程、起病形式和进展等）和肝病的潜在危险因素。肝病的症状包括全身症状，如疲劳、乏力、恶心、食欲缺乏、精神不振，以及更多的肝特异性症状，如黄疸、尿色加深、大便色浅、瘙痒、腹痛和腹胀。有些症状可能提示存在肝硬化、终末期肝病或肝硬化并发症如门脉高压。通常综合症状及其起病形式，而非特异性症状，更有助于判断病因。

易疲劳是肝病最常见和最有特征性的症状。其表现多样，如倦怠、乏力、萎靡、精神不振、睡眠增加、体力下降、精力变差等。典型的肝病性疲劳出现在活动或运动后，在充足休息后的早晨很少有症状或很少有严重症状，即下午疲劳而非早晨疲劳。肝病性疲劳通常是间歇性的，其严重程度在数小时或数天内变化不定。在有些患者，可能不清楚疲劳是源于肝病还是其他原因，如应激、焦虑、睡眠障碍或其他并存的疾病。

比较严重的肝病可出现恶心，可能与疲劳伴发，或由食物气味或高脂饮食诱发恶心。可出现呕吐，但很少持续存在或很突出。急性肝病时容易出现食欲下降和体重减轻，但慢性肝病时较少出现，除非存在进展性肝硬化。肝病时腹泻不常见，除非有严重的黄疸，小肠内缺乏胆汁酸而导致脂肪泻。

许多肝病患者会出现右上腹不适或疼痛（肝区疼痛），往往伴有肝区触痛。疼痛是由于肝周富含神经末梢的 Glisson 囊受伸拉或刺激。严重的疼痛更多见于典型的胆囊疾病、肝脓肿、严重的静脉闭塞性疾病，偶可见于急性肝炎。

急性肝病时可出现瘙痒，见于早期的梗阻性黄疸（胆道梗阻或药物诱导的胆汁淤积），或某些晚期的肝细胞疾病（病毒性肝炎）。慢性肝病也可出现瘙痒，特别是淤胆性肝病，如原发性胆汁性肝硬化、硬化性胆管炎，瘙痒经常在黄疸之前出现。因此，所有的肝病都可以出现瘙痒，特别是肝硬化。

黄疸是肝病的标志性症状，也是判断病情严重性的可靠指标。患者通常在注意到巩膜黄染之前发现尿色加深。胆红素水平 <43 μmol/L（2.5 mg/dL）时通常难以察觉黄疸。严重的胆汁淤积时可出现大便颜色变浅及脂肪泻。不伴有尿色加深的黄疸往往提示高间接（非结合）胆红素血症，见于溶血性贫血和遗传性胆红素结合障碍，如常见的良性经过的 Gilbert 综合征和少见的重症的 Crigler – Najjar 综合征。Gilbert 综合征的发病率高达 5%，禁食或压力较大时黄疸会比较明显。

收集临床病史应注意肝病的主要危险因素，包括详细的饮酒史、用药史（包括草药、避孕药、非处方药等）、个人习惯、性生活史、旅游史、与黄疸患者及其他高危人群的接触史、静脉吸毒史、近期手术史、输血或血液制品输注史、职业、血液意外暴露或针刺伤和肝病家族史。

乙型肝炎一个常见的传播途径即为性传播，而丙型肝炎则极少通过性途径传播。在评估病毒性肝炎风险时，需要详细地询问患者的性行为，包括日常性伴侣的数量及男性的同性性行为。肝炎、肝病以及肝癌的家族史也非常重要。乙型和丙型肝炎均可通过母婴途径传播，其中对新生儿进行被动和主动免疫可以避免乙型肝炎的母婴传播。丙型肝炎的垂直传播并不常见，但目前也没有可靠的预防方法。母亲同时感染 HIV 时比较容易出现垂直传播，尤其是出现产程延长或难产、胎膜早破、宫内胎儿监测时。静脉吸毒史，即便是在很久之前有过，在评估乙型或丙型肝炎风险时也至关重要。静脉吸毒目前是丙型肝炎唯一最常见的危险因素。输注血液或血液制品不再是急性病毒性肝炎的重要危险因素。然而，输注1992 年推广酶联免疫法筛查丙型肝炎病毒抗体（anti – HCV）之前的血液，仍是慢性丙型肝炎的重要危险因素。同样，输注 1986 年筛查乙型肝炎病毒的核心抗体（anti – HBc）之前的血液，也是乙型肝炎的危险因素。去不发达地区旅游，接触黄疸的人群以及接触日间护理中心的小孩是甲型肝炎的危险因素。在亚洲和非洲，戊型肝炎是导致黄疸的一个较常见原因。戊型肝炎在发达国家比较少见，轻中度病例多与食用生的或未熟的猪肉或猎物（鹿和野猪）有关。经常会提到文身和人体穿孔艺术（乙型和丙型肝炎）以及食用贝类（甲型肝炎），但实际上这种暴露很少罹患肝炎。

饮酒史对于评估肝病的病因非常重要，同时也关系到下一步的治疗和建议。在美国至少70% 的成年人都会不同程度地饮酒，但大量饮酒的并不常见。基于人群的调查发现，仅有 5% 的人每日饮酒 2 次以上，平均每次饮酒量为 11～15 g 乙醇。酒精性肝病相关的乙醇摄入量一般认为是女性每日 2 次以上（22～30 g）、男性每日 3 次以上（33～45 g）。很多酒精性肝硬化患者的每日饮酒量更多，且大量饮酒超过 10 年才会出现肝病。在评估饮酒情况时，应注意是否存在酗酒或酒精依赖。乙醇中毒一般靠行为方式和饮酒的后果来定义，而不靠饮酒量的多少。酗酒是指反复地饮酒，并对社会、家庭、职业和健康状况造成不良的影响。酒精依赖则是强调觅酒行为，而不论乙醇的不良后果。许多酗酒者既有酒精依赖又有酗酒行为，其中酒精依赖被认为是更加严重和高级的乙醇中毒。酗酒问题调查（CAGE 问卷）有助于临床上诊断酒精依赖和酗酒，推荐用于所有的临床病史采集。

家族史有助于评估肝疾病。家族因素导致的肝病包括肝豆状核变性（Wilson 病）、血色病、α₁ 抗胰蛋白酶缺乏症以及更为少见的遗传性儿童肝病，如家族性肝内胆汁淤积、良性复发性肝内胆汁淤积、Alagille 综合征。儿童期或青春期起病的严重肝病，有肝病家族史或神经精神障碍，应考虑 Wilson 病的可能。成年的肝病患者，有肝硬化家族史、糖尿病或内分泌障碍，应进一步筛查铁代谢以除外血色病。典型的遗传性血色病除了有铁代谢异常外，还有 HFE 基因的 C282Y 和 H63D 突变基因型。儿童或青少年的铁过量则应考虑非 HFE 所致的血色病。有肺气肿的家族史时应进一步筛查 α_1 抗胰蛋白酶水平，如果减低应进一步查 Pi 基因型。

（二）体格检查

如果患者没有症状或实验室检查异常，体格检查一般不会发现肝功能异常的证据，且肝病的大多数体征也不能做出特异性诊断。因此，体格检查只是对其他检查手段的补充，而不能替代。除非重症和进展期肝病，很多患者的体格检查是正常的。但是，体格检查仍然是很重要的，它可以为肝衰竭、肝门静脉高压或肝功能失代偿提供第一手证据。另外，体格检查可以提示对特异性诊断有帮助的征象，包括危险因素和相关疾病。

肝病的典型体征包括黄疸、肝大、肝区触痛、脾大、蜘蛛痣、肝掌、皮肤抓痕等。进展期肝病的表现有肌肉萎缩、腹腔积液、水肿、腹壁静脉曲张、肝病性口臭、扑翼样震颤、意识模糊、昏睡、昏迷。男性肝硬化患者，尤其是酒精性肝硬化时，可有高雌激素血症的体征，如男性乳房发育、睾丸萎缩、缺乏男性毛发分布特征。最好在自然光线下观察巩膜来发现黄疸。肤色浅的人很容易辨别皮肤颜色变黄，而肤色深的人可通过观察舌下黏膜的颜色发现黄疸。血清胆红素水平低于 43 μmol/L（2.5 mg/dL）时通常很难发现黄疸，但在黄疸消退的过程中，由于结合胆红素与蛋白及组织的结合，胆红素低于 2.5 mg/dL 时仍可见到。

急性和慢性肝病时均可出现蜘蛛痣和肝掌，肝硬化患者尤为突出，但在正常人群，尤其妊娠期也可出现。蜘蛛痣是一种表浅且曲折的小动脉，与简单的毛细血管扩张不同，其充盈方向是从中央向外周的。蜘蛛痣仅分布于上肢、面部和躯干上部，可以有搏动性，在肤色深的患者可能难以发现。

肝大并不是肝病的一个非常可靠的体征，每个人的肝大小和形态都不相同，查体时通过叩诊和触诊的方法评估肝大小是有不足之处的。显著的肝大可见于肝硬化、静脉阻塞性肝病、淀粉样变等浸润性疾病、转移性或原发性肝癌、酒精性肝炎等。仔细地评估肝边缘可能会发现硬度异常、表面不规则、突出的结节等异常。肝查体最可靠的体征可能是肝触痛，通过叩击仔细对照右上腹和左上腹来判断肝是否存在触摸或压迫的不适感。

许多疾病均可有脾大的表现，但在肝病患者查体发现脾大则有重要的提示。通过超声检查可以验证查体发现的脾大。

晚期肝病的体征包括肌肉萎缩、体重下降、肝大、瘀斑、腹腔积液、水肿等。仔细地叩诊移动性浊音可以发现腹腔积液的存在，查体腹腔积液可疑的情况可通过超声检查进一步确定。存在或不存在腹腔积液的情况下均可有外周水肿。晚期肝病时有很多原因可以导致水肿，包括低白蛋白血症、静脉回流障碍、心功能不全、药物因素等。

肝衰竭的定义是严重急性或慢性肝病的患者出现肝性脑病的体征或症状。早期肝性脑病的征象一般不明显且没有特异性——可表现为睡眠习惯的改变、人格改变、易激惹及精神迟钝等。后期可出现意识混乱、定向力障碍、嗜睡，最终可进展为昏迷。急性肝衰竭时可有过度兴奋和躁狂的表现。体格检查可发现身体和舌头的扑翼样震颤。肝病性口臭指的是肝衰竭患者口中可有轻度发甜的氨味，尤其是在肝周围存在门体分流的患者。诊断肝性脑病需要注意除外其他原因导致的昏迷和定向力障碍，包括电解质紊乱、镇静药的使用、肾功能或呼吸衰竭等。急性肝炎期间出现肝性脑病是诊断急性重型肝炎的主要标准，同时提示预后不佳。慢性肝病时，肝性脑病通常由临床并发症诱发，如消化道出血、过度利尿、尿毒症、脱水、电解质失衡、感染、便秘、使用麻醉镇痛药等。

通过连线测验仔细检查精神状态有助于发现肝性脑病。该测验的做法是在纸上有 25 个数字标记的圆圈，让患者用铅笔以最快的速度将这些圆圈连接起来。正常人完成连线测验的时间是 15～30 秒，早期肝性脑病患者的完成时间则延长。其他的检测方法包括画出抽象的物体或与以前的签名笔迹进行对照等。更为复杂的检测方法包括脑电图、视觉诱发电位等，可以发现轻型肝性脑病，但在临床实际中很少应用。

晚期肝病的其他体征包括腹腔积液导致的脐疝、胸腔积液、腹壁静脉显露以及海蛇头（海蛇头是由从脐向周围放射分布的静脉组成，这部分静脉是脐静脉再通所致）。肝硬化的患者可出现水钠潴留，增加心排血量并降低外周阻力，从而导致脉压增大和高动力性循环的体征。长期肝硬化和门脉高压的患者可出现肝肺综合征，表现为肝病、低氧血症、肺动静脉分流三联征。肝肺综合征的特征性表现包括斜卧呼吸和体位性低氧血症，即在直立位时可出现气短和氧饱和度减低。因此，通过脉氧仪检测氧饱和度是筛查肝肺综合征的可靠筛查手段。

肝病患者常常出现一些皮肤病变。原发性胆汁性肝硬化、硬化性胆管炎等晚期慢性淤胆性疾病可出现典型的皮肤色素沉着。同时，高水平血脂和胆固醇的滞留可导致黄色瘤和腱黄瘤形成。血色病时如果血清铁的水平长期升高也可出现石板灰色色素沉着。皮肤血管炎伴可触知的紫癜多见于下肢，是慢性丙型肝炎伴冷球蛋白血症的典型表现，也可见于慢性乙型肝炎。

部分体征对一些肝病的诊断有特异性。K-F 环见于 Wilson 病，是金褐色铜沉积在角膜周围的后弹力层形成的，在裂隙灯检查时容易发现。掌腱膜挛缩和腮腺肿大提示慢性乙醇中毒或酒精性肝病。肝转移瘤或原发性肝细胞肝癌的患者恶病质和消瘦表现突出，同时可有硬性肝大和肝区血管杂音。

（三）实验室检查

肝疾病的诊断很大程度上依赖于可靠而敏感的反映肝损伤和肝功能的试验检测。评估肝疾病的一组基本的血液化验包括血清丙氨酸和天冬氨酸转移酶（ALT 和 AST）、碱性磷酸酶（ALP）、血清总胆红素和直接胆红素、白蛋白和凝血酶原时间等。检测异常的形式可以提示肝细胞性还是胆汁淤积性肝病，帮助判断疾病是急性还是慢性，以及是否存在肝硬化和肝衰竭。根据这些结果可以进一步地开展必要的检查。还有一些实验室检查也很有帮助，例如 γ 谷胺酰转肽酶（gGT）水平有助于判断碱性磷酸酶的升高是否肝病所致，肝炎的血清学检测可以明确病毒性肝炎的类型，自身免疫指标有助于诊断原发性胆汁性肝硬化（抗线粒体抗体，AMA）、硬化性胆管炎（核周抗中性粒细胞胞质抗体，p-ANCA）以及自身免疫性肝炎（抗核抗体、抗平滑肌抗体、抗肝-肾微粒体抗体）。表 2-2 列出了部分实验室检查异常与常见肝疾病的关系。

表 2-2　常见肝疾病的主要诊断性检查

疾病	诊断性检查
甲型肝炎	抗 HAV-IgM
乙型肝炎	
急性	HBsAg 和抗-HBe IgM
慢性	HBsAg 和 HBeAg 和（或）HBV-DNA
丙型肝炎	抗 HCV 和 HCV RNA
丁型肝炎	HBsAg 和抗 HDV

疾病	诊断性检查
戊型肝炎	抗 HEV
自身免疫性肝炎	ANA 或抗 SMA，IgG 水平升高，相应的组织学改变
原发性胆汁性肝硬化	抗线粒体抗体，IgM 水平升高，相应的组织学改变
原发性硬化性胆管炎	p‐ANCA，胆道造影
药物性肝病	相应的用药史
酒精性肝病	过度饮酒史和相应的组织学改变
非酒精性脂肪性肝炎	脂肪肝的超声或 CT 表现和相应的组织学改变
α_1 抗胰蛋白酶缺乏	α_1 抗胰蛋白酶水平减低，PiZZ 或 PiSZ 表型
Wilson 病	血清铜蓝蛋白减低和尿铜增高，肝铜水平升高
血色病	铁饱和度和血清铁蛋白升高，HEF 基因突变
肝细胞肝癌	甲胎蛋白 >500，超声或 CT 发现肝肿块

（四）影像学诊断

虽然没有办法来准确地判断早期肝硬化，但肝的影像学已经取得了很大的进展。有很多肝的成像模式可供选择，其中超声、CT 和 MRI 是最常用的检查方法，且互相弥补。一般来说，超声和 CT 检测胆道扩张的敏感性高，对于怀疑梗阻性黄疸的患者是首选。3 种影像学检查均可检测到脂肪肝，其中 CT 和 MRI 可对肝脂肪进行定量，从而可以监测脂肪肝患者的治疗效果。磁共振胰胆管造影（magnetic resonance cholangiopancreatography，MRCP）和内镜逆行胰胆管造影（ERCP）均可用来观察胆道系统。相对于 ERCP，MRCP 有多项优势，无须造影剂且没有致电离辐射，成像更迅速，不依赖于操作者，且不会导致胰腺炎。MRCP 检测胆总管结石要优于超声和 CT，但特异性差。MRCP 多用于诊断胆道梗阻和先天性胆道异常，而 ERCP 对于壶腹部病变和原发性硬化性胆管炎的评估更有优势。ERCP 可以进行活检，直接观察壶腹部和胆总管，并可进行胆道内超声。ERCP 还可以对梗阻性黄疸的患者进行治疗，如括约肌切开术、取石术、放置鼻胆管和胆道支架。多普勒超声和 MRI 用于评估肝血管和血流动力学情况，监测手术或介入下的血管分流，如经颈静脉肝内门体分流术。CT 和 MRI 用于确定及评估肝肿瘤，进行分期及术前评估。对于肝的占位性病变，影像学检查的敏感性在不断提高，但特异性尚有待提高，通常需要 2 个、有时需要 3 个检查才能最终明确诊断。近来，弹性成像技术可通过测定肝的硬度来评估肝纤维化的程度。目前正在评估超声和 MRI 弹性成像技术用于检测不同程度肝纤维化的可行性，以期避免通过肝活检来进行疾病分期。肝弹性成像可能是监测肝纤维化和病情进展的有效手段。另外，介入成像技术可以对实性病变进行活检，对肿瘤病变进行射频消融和化疗栓塞，对肝脓肿进行引流，测定门脉压力，对门脉高压的患者进行血管分流。根据治疗方法的效果、费用以及放射科医生的技术经验，可以选择不同的方案。

（五）肝活检

肝活检是评估肝疾病尤其是慢性肝病的标准方案。在某些情况下，肝活检是诊断的必要手段，但肝活检更常用于评估肝损伤的严重性（分级）和分期、评估预后或监测治疗反应。肝活检取材的大小是影响其可靠性的重要因素，至少要 1.5~2 cm 的取材长度才能准确的评估肝纤维化的情况。将来，非侵入性的方法，如通过成组的血液化验评估病情的活动度，通过弹性成像或纤维化标记物来评估肝纤维化程度，可能会取代肝活检来对肝疾病进行分级和分期。

（六）肝病的诊断

表2-2列出了肝病的主要病因和主要诊断特征，图2-1列出了怀疑肝病患者的评估流程。后面章节会讨论诊断细节。急性肝病最常见的原因包括病毒性肝炎（特别是甲型、乙型和丙型病毒性肝炎）、药物性肝损伤、胆管炎和酒精性肝病。急性肝病的诊断和治疗通常无须进行肝活检，但如果通过全面的临床和实验室检查仍不能明确诊断时可考虑进行肝活检。肝活检有助于诊断药物性肝病和急性酒精性肝炎。

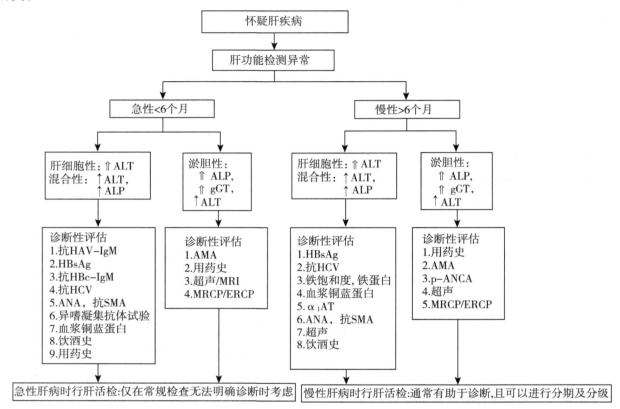

图2-1　肝功能异常的评估流程

HAV，HCV：甲型或丙型肝炎病毒；HBsAg：乙型肝炎表面抗原；抗-HBc：乙型肝炎核心（抗原）抗体；ANA：抗核抗体；抗SMA：抗平滑肌抗体；MRCP：磁共振胰胆管造影；ERCP：内镜逆行胰胆管造影；α_1AT：α_1抗胰蛋白酶；AMA：抗线粒体抗体；p-ANCA：核周型抗中性粒细胞胞质抗体

对于怀疑肝疾病的患者，正确的评估流程应该从检测常规的肝功能化验开始，包括胆红素、白蛋白、丙氨酸转移酶（ALT）、天冬氨酸转移酶（AST）和碱性磷酸酶（ALP）。这些化验结果（有时需要补充检测γ-谷胺酰转肽酶，gGT）有助于明确肝病变是肝细胞性、淤胆性还是混合性的。另外，症状和肝功能异常持续的时间显示疾病是急性还是慢性。如果是急性病程，但通过病史、实验室和影像学检查均不能明确诊断，肝活检可能有助于明确诊断。如果是慢性病程，肝活检除了有助于明确诊断，还可以明确病情的活动度分级和进展分期。该流程可普遍用于没有免疫缺陷的患者。对于HIV感染或骨髓移植或实体器官移植的患者，诊断时尚需考虑到机会性感染（如腺病毒、巨细胞病毒、孢子菌等）、血管性（肝小静脉闭塞病）及免疫性病变（移植物抗宿主病）的可能。

慢性肝病的常见原因按发病情况见于慢性丙型肝炎、酒精性肝病、非酒精性脂肪性肝炎、慢性乙型肝炎、自身免疫性肝炎、硬化性胆管炎、原发性胆汁性肝硬化、血色病和 Wilson 病。大部分肝疾病还没有严格的诊断标准，但肝活检对部分肝病的诊断至关重要，如自身免疫性肝炎、原发性胆汁性肝硬化、非酒精性和酒精性脂肪性肝炎和 Wilson 病（肝铜水平定量）。

（七）肝疾病的分级和分期

分级指评估肝病的严重性和活动性，如急性或慢性、活动或不活动以及轻度、中度或重度。肝活检是评估严重性最精确的方法，尤其是慢性肝病。血清转氨酶水平是监测疾病活动性的方便且非侵入性方法，但有时转氨酶并不能很好地反映病情的严重性。HBsAg 阳性患者，血清转氨酶正常可能提示非活动性 HBsAg 携带状态，或可能反映轻度慢性乙型肝炎，或乙型肝炎波动性活动。进一步检测 HBsAg 和 HBV－DNA 可以揭示这些不同的状态，但这些标志物也可以随着时间变化而出现波动。同样，在慢性丙型肝炎，病情中度活动血清转氨酶水平也可以正常。最后，在酒精性和非酒精性脂肪性肝炎，血清转氨酶水平无法反映疾病严重度。在这些情况下，肝活检对指导治疗有益，尤其是慢性病毒性肝炎，治疗困难、疗程长且价格昂贵。对于慢性肝病的活动性分级，现有几个比较成熟的评分标准，最常用的包括肝组织活动指数和 Ishak 组织学标准。

肝活检也是评估肝疾病分期的最准确的方法，是早期还是晚期，肝硬化前期和肝硬化期。通过分期可以判断病情是否进展为肝硬化或终末期肝病，但这一进程往往需要数年或数十年之久。临床特点、生化学以及肝影像学检查对评估分期有益，但往往只有在肝硬化的中晚期才出现异常。有些非侵入性检查可以提示晚期纤维化，如胆红素轻度升高、凝血酶原时间延长、人血白蛋白轻度减低、轻度的血小板减少（通常是肝纤维化进展的首发表现）等。综合血液化验结果用于建立预测进展期肝病的模型，但不够准确，只能鉴别疾病早期还是晚期。近年来，有报道认为弹性成像和非侵入性的 ^{13}C 标记复合物的呼气试验有助于发现早期纤维化和肝功能不全，但其可靠性和可重复性仍有待进一步证实。因此，目前仅能通过肝活检来明确轻中度肝纤维化。肝纤维化的程度通常可分为 0～4$^+$ 级（Metavir 标准）或 0～6$^+$ 级（Ishak 标准）。分期的意义在于判断预后和指导并发症的处理。肝硬化患者需要筛查及监测食管静脉曲张和肝细胞肝癌。非晚期纤维化患者无须进行筛查。

肝硬化也可以进行临床分期。可靠的分期系统是改良的 Child－Pugh 5～15 分评分系统：5～6 分为 Child－Pugh A 级（即代偿期肝硬化），7～9 分为 B 级，10～15 分为 C 级（表 2－3）。该评分系统最早用于严格区分门脉高压患者行减压手术前的危险人群。Child－Pugh 评分系统对很多肝病都可以可靠合理地预测生存期，并预测肝硬化的主要并发症发生的可能性，如食管静脉曲张出血、自发性细菌性腹膜炎等。Child－Pugh 评分系统既往被用于肝硬化的预后评估，并以此作为肝移植的标准（Child－Pugh B 级）。但近来终末期肝病模型（MELD）评分系统已经取代了 Child－Pugh 评分系统作为肝移植的评估标准。MELD 评分系统是一个前瞻性的评分系统，用于预测肝病和门脉高压患者的预后，通过计算 3 个非侵入性变量得出结果——凝血酶原时间的国际标准化比值（INR）、血清胆红素和血清肌酐水平。

表 2－3 肝硬化 Child－Pugh 分级

指标	单位	A	B	C
血清胆红素	μmol/L	<34	34～51	>51
	mg/dL	<2.0	2.0～3.0	>3.0
人血白蛋白	g/L	>35	30～35	<30
	g/dL	>3.5	3.0～3.5	<3.0

续　表

指标	单位	A	B	C
凝血酶原时间	延长秒数	0~4	4~6	>6
	INR	<1.7	1.7~2.3	>2.3
腹腔积液		无	易控制	难控制
肝性脑病		无	轻度	重度

MELD 评分系统可以更客观地评估疾病的严重程度，与 Child – Pugh 评分系统相比，不同中心间的差异较小，且分值范围更宽。美国目前应用 MELD 评分系统来确定接受肝移植手术的优先顺序。12 岁以下的儿童使用类似的儿童终末期肝病（PEID）系统进行评估，包括胆红素、INR、人血白蛋白、年龄及营养状态。

总之，肝活检除了有助于诊断，对慢性肝病的治疗和评估预后也有帮助。由于肝活检是有创性操作，无法完全避免并发症，应在其对调整治疗有明确价值时才考虑应用。

三、肝病患者的一般治疗

后续的章节将介绍各种急性或慢性肝病的具体治疗方法，但有些治疗是适用于任何肝病患者的，包括一些关于饮酒、用药、免疫接种以及肝病并发症监测等方面的建议。肝病患者应尽量避免饮酒。对于乙醇相关性肝病及正在接受干扰素治疗的乙型肝炎或丙型肝炎患者，应建议其戒酒。关于免疫接种，所有的患者应接种甲肝疫苗，高危人群应同时注射乙肝疫苗，也建议患者接种流感和肺炎球菌疫苗。除了最必需的药物，肝病患者应慎用药。药物导致的肝中毒与多种形式的肝病相似，可导致慢性肝炎和肝硬化的恶化。在任何不明原因的肝功能恶化时都应注意排除药物性因素。最后，应注意检测慢性肝病的并发症，如静脉曲张出血和肝细胞肝癌。肝硬化的患者应接受胃镜检查评估静脉曲张情况，如果发现较大的静脉曲张，应加用 β 受体阻滞药或行内镜下闭塞治疗。肝硬化的患者还应接受长期的随访，以防进展为肝细胞肝癌。目前关于随访监测的间隔时间尚未达成共识，每 6~12 个月随访肝超声是比较适宜的方案。

（章　敏）

第二节　肝功能评估

许多血生化检查对于肝功能异常患者的评估和治疗非常有意义，这些检查可以用来发现肝疾病、鉴别肝疾病的种类、反映已有肝损伤的程度以及随诊治疗反应。

肝功能检查也有不足之处，它们可能在重症肝病时正常，也可能在非肝受累疾病中出现异常。肝功能检查很少提示某种特异性的肝病诊断，往往只能提示存在某一大类肝疾病，如肝细胞性或胆汁淤积性肝病，以指导进一步的检查评价。

肝承担着成千上万种生物化学反应，绝大多数很难通过血液检查来测定。现有的实验室检查仅能检测有限的小部分生化功能。实际上，许多检查（如转氨酶或碱性磷酸酶）根本没有衡量肝的功能，而只是反映了肝细胞破坏或胆汁引流异常。因此，没有一项检查能让临床医师准确地综合评价全部肝功能。

　　为提高实验室检查检测肝疾病的敏感性和特异性，最好的办法就是将它们组合起来构建系列检查。临床实践中常用的实验室检查包括胆红素、转氨酶、碱性磷酸酶、白蛋白和凝血酶原时间。当上述检查中不止一项异常，或在多次检查中持续异常，那么存在肝疾病的可能性更高。当上述所有检查均正常，那么漏诊肝疾病的可能性会更低。

一、与肝解毒和外分泌功能相关的检查

　　1. 血清胆红素　胆红素，是血红素蛋白卟啉环的降解产物，在血清中有两种成分，即结合型胆红素和非结合型胆红素。非结合型胆红素，也称间接胆红素，不溶于水，在血中与白蛋白结合。结合型（直接）胆红素可溶于水，因此也可经肾排出。当采用改良后的 Van Den Bergh 方法测定血清总胆红素水平正常范围在 17~25.5 μmol/L（1~1.5 mg/dL），95% 正常人群在 3.4~15.3 μmol/L（0.2~0.9 mg/dL）。如果直接胆红素比例 <15%，那么可以认为所有胆红素均为间接胆红素。最常采用的结合型胆红素的上限值为 5.1 μmol/L（0.3 mg/dL）。

　　间接胆红素的升高很少是由肝疾病引起的。孤立的间接胆红素升高主要见于溶血性疾病及一部分遗传性疾病（如 Crigler - Najjar 和 Gilbert 综合征）。孤立的间接胆红素升高（直接胆红素比例 <15%）应行溶血相关的系列检查。如果没有溶血，孤立的间接胆红素升高在其他方面均健康的患者可归因于 Gilbert 综合征，并不需要做进一步的检查。

　　反之，高结合型胆红素血症总是能提示肝或胆道疾病。胆红素代谢的限速步骤不是胆红素的结合，而是结合型胆红素排泌到胆小管的过程。因此，结合型胆红素升高可见于任何类型的肝疾病。在大多数肝病中，结合型胆红素及非结合型胆红素往往都升高。除非是单纯的高非结合型胆红素血症，否则胆红素比例对黄疸病因的诊断几乎无帮助。

　　尽管血清胆红素升高的水平并不用于肝疾病的预后标志，但在某些情况下仍非常重要。病毒性肝炎患者的血清胆红素越高，肝细胞损伤越重。酒精性肝病患者血清总胆红素与疾病预后密切相关。血清胆红素也是终末期肝病模型评分系统的重要组成部分。药物诱发肝病患者血清总胆红素越高，提示肝损伤越重。

　　2. 尿胆红素　非结合型胆红素常常与人血白蛋白结合，无法经肾排出。因此，尿中所测到的胆红素均为结合型胆红素，尿胆红素的出现提示存在肝病。理论上尿液检测（dipstick test）能提供与血清胆红素一样的信息。该检查基本上能达到 100% 准确率，在 Ictorest 操作板上吩噻嗪类利尿药可造成假阳性结果是一例外。在黄疸恢复阶段，尿胆红素消失早于血清胆红素。

　　3. 血氨　血氨是机体内正常蛋白代谢的产物，主要是蛋白质被结肠内的细菌降解产生。肝通过将其转化成尿素起到解除血氨毒性的作用，尿素进而经肾排出。横纹肌也参与血氨的解毒，可通过与谷氨酸结合形成谷氨酰胺来实现。晚期肝病患者往往会伴有显著的肌肉含量降低，可能也会造成血氨的升高。虽然应用血氨来检测肝性脑病及监测肝合成功能存在一些问题，但部分医师在临床上仍这样来做。血氨升高与急性肝性脑病的存在及其严重程度的相关性很差，也很少用于辨别隐匿肝病患者神志状态的变化。此外，血氨与肝功能的相关性也很差。血氨增高可见于重度门脉高压患者或者肝功能正常或完全正常的肝周门体分流患者。动脉血氨升高被证实与暴发性肝衰竭相关。

　　4. 血清酶　肝含有数以万计的酶，部分酶在血清中浓度非常低。血清中这些酶的功能尚不得而知，如同其他血中蛋白一样。它们分布于血浆和肠液中，具有特定的半衰期，常常以天来计。血清酶可能被

网状内皮细胞系统中的细胞清除，但对其更具体的代谢过程知之甚少。血清中某种酶水平的升高被认为主要反映了酶从破坏的肝细胞进入血浆的增多。

血清酶检查可分为三大类：①酶的升高反映肝细胞的破坏。②酶的升高反映胆汁淤积。③无法归于以上两类。

（1）反映肝细胞破坏的酶：转氨酶是反映肝细胞破坏的敏感指标，能有效识别急性肝细胞破坏性疾病（如肝炎）。这类酶包括丙氨酸氨基转移酶（ALT）、天冬氨酸氨基转移酶（AST）。AST 按浓度降序排列依次分布于肝、心肌、骨骼肌、肾、脑、胰腺、肺、白细胞以及红细胞。ALT 主要存在于肝，因此，它是一项更特异的提示肝细胞损伤的指标。正常情况下转氨酶在血清中浓度很低。当肝细胞膜被破坏导致细胞通透性增加，这些酶则被大量释放入血。肝细胞坏死并不一定出现转氨酶的释放，且转氨酶水平与肝细胞破坏间的相关性很差。因此，在急性肝细胞性疾病中，转氨酶绝对数值的升高并没有提示预后的价值。

转氨酶的正常范围在不同实验室间差异很大，总体范围在 10~40 U/L。不同实验室间正常范围的差异主要是技术原因；当前还没有公认的 ALT 及 AST 正常上限的参考标准。有些学者建议根据性别和体重指数调整转氨酶的上限，但另一些学者则提出这种改变会增加潜在成本且获益不明确。

任何类型的肝细胞损伤都可以导致一定程度的血清转氨酶的升高。转氨酶 >300 U/L 无特异性，可出现在任何类型的肝病中。无症状献血者轻微的 ALT 升高很少预测有严重肝病，研究发现，脂肪肝可能是其最常见的病因。转氨酶的显著升高，如 >1 000 U/L，基本发生在广泛肝细胞损伤的情况下，如病毒性肝炎、缺血性肝病（较长时间的低血压或急性心力衰竭），或毒物、药物诱导性肝损伤。

转氨酶升高的类型有助于疾病的诊断。在大多数急性肝细胞性疾病中，ALT 多高于或等于 AST。慢性病毒性肝炎和非酒精性脂肪性肝病时 AST ∶ ALT 比值常 <1，但进展为肝硬化患者这个比值会 >1。AST ∶ ALT 比值 >2 ∶ 1，尤其 >3 ∶ 1 时，高度提示酒精性肝病。酒精性肝病患者 AST 很少 >300 U/L，且 ALT 往往正常。血清 ALT 水平较低是酒精诱导的吡哆醛磷酸盐缺乏所致。

转氨酶在梗阻性黄疸时一般不会显著升高，但胆囊结石排至胆总管引起胆道梗阻急性期例外，这种情况下，转氨酶可达 1 000~2 000 U/L。然而转氨酶的下降迅速，且肝功能检查会迅速出现典型胆汁淤积的改变。

（2）反映胆汁淤积的酶：胆汁淤积时常出现 3 种酶的升高。碱性磷酸酶（ALP）、5′-核苷酸酶和谷氨酰转肽酶（GGT）。ALP 和 5′-核苷酸酶在肝细胞的胆小管膜内或邻近胆小管膜，而 GGT 位于内质网和胆管上皮细胞内。由于 GGT 在肝内分布更广，相对于 ALP 和 5′-核苷酸酶，GGT 对胆汁淤积诊断的特异性较低。部分学者主张应用 GGT 来识别隐匿饮酒患者。GGT 缺乏特异性使得它在预测胆汁淤积方面的价值存留疑问。

正常血清中 ALP 存在多种不同的同工酶，存在于肝、骨、胎盘，较少部分存在于小肠。60 岁以上的患者常有轻度的 ALP 升高（1~1.5 倍正常值），且 O 型、B 型血的人群在进食脂肪餐后会有血清 ALP 升高，原因是肠源性 ALP 入血。儿童或青春期少年也会出现非病理性的 ALP 升高，主要是骨骼快速生长所致。女性在晚孕期也会因为胎盘源性 ALP 入血而出现血清 ALP 升高。

肝源性碱性磷酸酶（ALP）升高对于胆汁淤积并不完全特异，任何肝病变都可出现低于 3 倍正常值的轻度升高。>4 倍的 ALP 升高主要见于胆汁淤积性肝病、浸润性肝病（如肿瘤、淀粉样变），以快速骨转换为特征的骨病（如 Paget 病）。在骨病中，ALP 的升高源于骨源性同工酶的升高。同样在肝病中，ALP 水平升高主要源于肝源性同工酶的升高。

如果一个表面上健康的人仅有血清 ALP 的升高，或它升高的水平超出临床预期时，确定升高 ALP 的同工酶的来源则有益。这个问题可通过多种方式来实现：第一种方法，最准确的就是 ALP 的电泳分离。第二种方法是依据不同组织来源的 ALP 对热失活的敏感性不同来判断。热稳定患者的血清 ALP 水平升高，强烈提示血清 ALP 来源于胎盘或肿瘤组织。热失活敏感性按照肠道、肝和骨依次增加，其中骨是最敏感的。第三种方法，是最有效也是最可行的方法，即测定 5′-核苷酸酶或 GGT，这些酶在非肝病情况下很少升高。

在没有黄疸或转氨酶升高的情况下，肝源性 ALP 升高常常但不总是提示早期胆汁淤积，其次见于肿瘤或肉芽肿性肝浸润。其他原因导致的单纯 ALP 升高可见于霍奇金病、糖尿病、甲状腺功能亢进、充血性心力衰竭、淀粉样变和炎症性肠病。

血清 ALP 升高水平对于鉴别肝内还是肝外胆汁淤积没有帮助，对发现引起梗阻性黄疸的原因的诊断价值没有差异，如肿瘤、胆总管结石、硬化性胆管炎或胆管狭窄。ALP 升高水平在造成肝内胆汁淤积的疾病间基本相当，如药物诱导性肝炎、原发性胆汁性肝硬化、移植肝排异和少见的酒精脂肪性肝炎。ALP 显著升高也可见于 AIDS 患者的肝胆疾病（如巨细胞病毒或隐球菌感染所致的 AIDS 胆管疾病和结核感染累及肝）。

二、测定肝生化合成功能的检查

1. 人血白蛋白　人血白蛋白完全由肝合成，其半衰期长达 18～20 天，以每天 4% 的速度降解。由于人血白蛋白转换慢，因此，它不是一个很好的反映急性或轻度肝功能异常的指标。在急性肝病（如病毒性肝炎、药物诱发的肝毒性以及梗阻性黄疸）患者中，人血白蛋白仅有轻度改变。肝炎患者如人血白蛋白 <30 g/dL，提示存在慢性肝病的可能性增加。低白蛋白血症在慢性肝病（如肝硬化）中更常见，通常提示严重肝损伤及白蛋白合成下降。但有一个例外是腹腔积液患者，白蛋白合成可能正常甚至增加，而血清水平偏低，是白蛋白的分布容积增大所致。然而，低白蛋白血症并不是肝病所特有的，也可见于任何原因造成的蛋白质营养不良、蛋白丢失性肠病、肾病综合征和慢性感染，后者与长时间的血清白介素 1 和（或）肿瘤坏死因子的增加有关，这些细胞因子抑制了白蛋白的合成。对不怀疑肝病的患者，可不做筛查人血白蛋白。一项来自全科诊所的研究发现，在没有指征做人血白蛋白检查的患者中，12% 人血白蛋白检查异常，而真正有临床意义的仅占 0.4%。

2. 血清球蛋白　血清球蛋白是一组蛋白，包括 B 淋巴细胞产生的 γ 球蛋白（免疫球蛋白）及主要由肝细胞产生的 α 和 β 球蛋白。慢性肝病（如慢性肝炎和肝硬化）患者的 γ 球蛋白增高。在肝硬化，增高的血清 γ 球蛋白是由于抗体的合成增加，其中部分抗体是用于防御肠道细菌的，因为硬化的肝无法清除正常情况下通过肝循环进入肝的细菌抗原。

γ 球蛋白特异性分型浓度的增加有助于识别某些慢性肝病。IgG 弥漫多克隆增加在自身免疫性肝炎中常见，IgG 增加 >100% 更提示临床医生有这种可能性。IgM 水平增高常见于原发性胆汁性肝硬化，而 IgA 水平升高可见于酒精性肝病。

三、凝血因子

除由血管内皮细胞生成的Ⅷ因子外，凝血因子都由肝细胞合成。凝血因子的血清半衰期明显短于白蛋白，从Ⅶ因子的 6 小时到纤维蛋白原的 5 天。因为它们的快速转换，测定凝血因子是最好的检测肝合成功能的指标，且有助于急性实质性肝病的诊断及预后判断。血清凝血酶原时间检测可用于实现此目的，它相当于联合检测了Ⅱ、Ⅴ、Ⅶ和Ⅹ因子。Ⅱ、Ⅴ、Ⅶ、Ⅹ因子的生物合成依赖于维生素K。国际标准化比值（INR）用于反映华法林抗凝治疗的程度。INR提供了凝血酶原时间的检测标准，根据在特殊实验室使用的促凝血酶原激酶试剂的特点，并用国际敏感指数（ISI）来表示。因为ISI仅用于使用维生素K拮抗药患者，其将来能否有效地用于慢性肝病患者有待关注。

凝血酶原时间延长可见于肝炎、肝硬化，以及梗阻性黄疸或脂肪吸收不良所致的维生素K缺乏性疾病。显著的凝血酶原时间延长，较正常上限延长5秒，注射维生素K无法纠正，是急性病毒性肝炎和其他急慢性肝病预后不良的指标。国际标准化比值总胆红素及肌酐是用于评估肝移植的MELD评分系统的构成因素。

四、其他诊断性检查

图2-2是评价慢性异常肝检查的流程图。

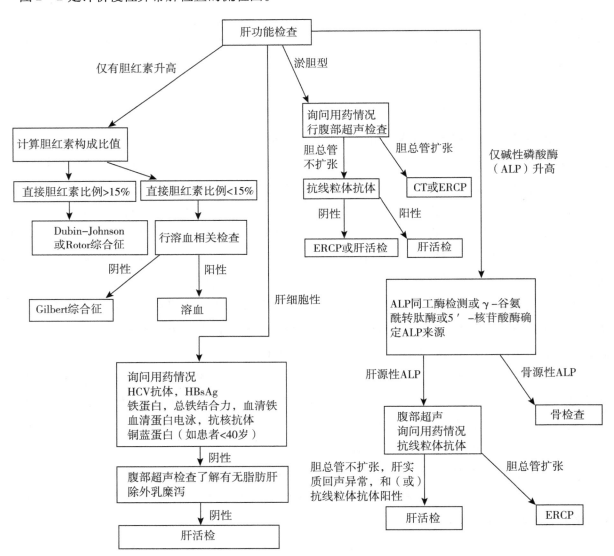

图2-2　慢性肝相关检查异常的处置流程图

ERCP：内镜下逆行胰胆管造影；CT：计算机断层扫描

如图所示，实验室检查可能帮助医生指向某一类肝病，但额外的影像学检查或操作对做出明确诊断也是必要的。

1. 经皮肝穿刺活检 经皮肝穿刺活检是一项安全的易于在床旁进行的操作，可在局部麻醉及超声引导下完成。肝活检在以下情况有明确的价值：①不明原因的肝细胞疾病。②迁延的肝炎可能发展为慢性活动性肝炎。③不明原因肝大。④不明原因脾大。⑤影像学提示肝充盈缺损。⑥不明原因发热。⑦恶性淋巴瘤的分期。肝活检在弥漫性肝病变中最为准确，而在局灶性肝病变（如肝转移癌）可能存在取样误差。肝活检不应作为诊断胆汁淤积的首选操作。应首先评估胆道系统是否有梗阻征象。经皮肝活检的禁忌证包括明显的腹腔积液及 INR 延长，在上述情况下可考虑经颈静脉肝活检。

2. 超声 超声是肝化验提示胆汁淤积患者首选的诊断检查，以明确有无扩张的肝内或肝外胆管，或明确有无胆结石。此外，超声可以显示肝内的占位性病变，帮助临床医师鉴别囊性或实性病变，并帮助引导经皮活检。多普勒超声可以检测到肝门静脉、肝动脉和肝静脉的开放及判断血流方向。当怀疑患者患有 Budd‐Chiari 综合征时，多普勒超声是首选检查。

五、肝检验的应用

如前所示，增加肝疾病诊断实验室检查的敏感性和特异性的最好办法就是进行肝系列检查，包括转氨酶、碱性磷酸酶、胆红素、白蛋白和凝血酶原时间，以及本章节中提到的其他合理的检查。表 2‐4 显示了肝检查的方式可以指导临床医师诊断某一类疾病，并进一步指导评估手段。然而，需要牢记一点，没有任何一套肝检查必定提示某一个诊断。在疾病明确诊断前，在某些情况下过几天重复这些检查常常是必要的。

表 2‐4 肝胆疾病中的肝系列检查的变化

疾病类型	胆红素	转氨酶	碱性磷酸酶	白蛋白	凝血酶原时间
溶血或 Gilbert 综合征	正常至 86 μmol/L（5 mg/dL）85% 是非结合型胆红素 尿胆红素阴性	正常	正常	正常	正常
急性肝细胞坏死（病毒性和药物性肝炎，肝毒素、急性心力衰竭）	结合型胆红素及非结合型胆红素均升高 高峰往往在转氨酶高峰之后 胆红素尿	升高，常 >500 U，ALT > AST	正常至 <3 倍正常值	正常	通常正常。如果较正常上限延长 5 秒以上或无法被静脉维生素 K 纠正提示预后差
慢性肝细胞疾病	结合型胆红素及非结合型胆红素均升高 胆红素尿	升高，常 <300 U	正常至 <3 倍正常值	通常降低	通常延长 无法被静脉维生素 K 纠正
酒精性肝炎肝硬化	结合型胆红素及非结合型胆红素均升高 胆红素尿	AST ：ALT > 2 提示酒精性肝炎或肝硬化	正常至 <3 倍正常值	通常降低	通常延长 无法被静脉维生素 K 纠正
肝内和肝外胆汁淤积（梗阻性黄疸）	结合型胆红素及非结合型胆红素均升高 胆红素尿	正常至中度升高很少 >500 U	升高，常 >4 倍正常上限值	正常，除非慢性	正常 如果延长，可被静脉维生素 K 纠正

疾病类型	胆红素	转氨酶	碱性磷酸酶	白蛋白	凝血酶原时间
浸润性肝病（肿瘤、肉芽肿性疾病），部分胆道梗阻	通常正常	正常至轻微升高	升高，常＞4倍正常上限值 同工酶，或通过5'核糖核酸或GGT明确肝病来源	正常	正常

（章　敏）

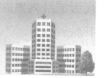

第三章 肝脏疾病

第一节 肝脓肿

肝脏继发感染后，未及时处理而形成的脓肿，称为肝脓肿。临床上常见的有细菌性肝脓肿和阿米巴性肝脓肿，少见的肝脓肿类型包括棘球蚴病、分枝杆菌、真菌性肝脓肿。总体来讲，肝脓肿的发生与下列因素有关：疫区旅游或长期居住史、腹部感染史、糖尿病、恶性肿瘤、AIDS、移植免疫抑制药物使用史、慢性肉芽肿病、炎性肠病史等。这里主要以临床上常见的肝脓肿类型为例，阐述其发病机制、诊断、治疗及预防措施。

一、细菌性肝脓肿

（一）概述

细菌性肝脓肿是指由化脓性细菌引起的肝内化脓性感染，亦称化脓性肝脓肿。由于肝脏接受肝动脉和门静脉双重血液供应，并通过胆管与肠道相通。当人体抵抗力弱时，入侵的化脓性细菌会引起肝脏感染而形成脓肿。最常见的致病菌是大肠杆菌和金黄色葡萄球菌，其次为链球菌、类杆菌属，偶有放射菌和土壤丝菌感染。胆管源性以及经门静脉播散者以大肠杆菌最为常见，其次为厌氧性链球菌。经肝动脉播散以及"隐源性"者，以葡萄球菌尤其是金黄色葡萄球菌最为常见。

病原菌可经下列途径侵入肝脏。

1. 胆管系统　最主要的入侵途径，是细菌性肝脓肿最常见的原因。如胆囊炎、胆管炎、胆管结石（特别是泥沙样结石）、胆管狭窄、肿瘤、蛔虫或华支睾吸虫等所致的胆管梗阻并发急性化脓性胆管炎，细菌可沿胆管上行，感染肝脏形成脓肿。对恶性肿瘤所致的梗阻性黄疸患者行内镜逆行胆管内放置支撑管引流，也易发生急性化脓性胆管炎。细菌性肝脓肿中，肝胆管结石并发肝脓肿者最为常见，且多发于左外叶。

2. 门静脉系统　腹腔感染（如坏疽性阑尾炎、憩室炎、化脓性盆腔炎等）、肠道感染（如溃疡性结肠炎、细菌性痢疾）、痔核感染及脐部感染等可引起门静脉属支的化脓性门静脉炎，病原菌随血液回流进入肝脏引起肝脓肿。临床广泛应用抗生素以来，这种途径的感染已少见。

3. 肝动脉　体内任何部位的化脓性感染，如急性上呼吸道感染、亚急性细菌性心内膜炎、化脓性骨髓炎和痈等并发菌血症时，病原菌可由肝动脉入肝。如患者全身抵抗力低下，细菌在肝内繁殖，可形成多发性肝脓肿。

4. 淋巴系统　与肝脏相邻部位的感染，如化脓性胆囊炎，急性胃、十二指肠穿孔，膈下脓肿，肾周围脓肿等，病原菌可经淋巴系统侵入肝脏。

5. 肝外伤后继发感染　开放性肝损伤时，细菌从创口直接侵入肝脏发生肝脓肿。有时闭合性肝损伤形成肝内血肿时，易导致内源性细菌感染，特别是并发肝内小胆管断裂时，更易发生细菌感染而形成肝脓肿。

6. 其他　一些原因不明的肝脓肿，如隐源性肝脓肿，可能与肝内已存在隐匿病变有关。在机体抵抗力减弱时，病原菌在肝内繁殖，发生肝脓肿。

化脓性细菌侵入肝脏后，发生炎症改变，或形成许多小脓肿，在适当的治疗下，散在的小脓肿能吸收机化，但在病灶较密集部位，小脓肿可融合成一个或数个较大的脓肿。细菌性肝脓肿可多发，也可单发。血源性感染者常多发，病灶多见于右肝或全肝；如为胆源性感染，由于炎症反复发作后纤维增生，很少成为巨大脓肿或脓肿穿破。肝胆管蛔虫在化脓早期易发生穿破形成多个脓肿；肝外伤血肿感染和隐源性脓肿，多单发。肝脓肿形成过程中，大量毒素被吸收后呈现较严重的毒血症，患者可发生寒战、高热、精神萎靡，病情重笃。当转为慢性期后，脓腔四周肉芽组织增生、纤维化，此时毒血症状也可减轻或消失。肝脓肿可向膈下、腹腔或胸腔穿破，甚至引起胆管出血等严重并发症。

（二）诊断

1. 病史要点　肝脓肿一般起病较急，全身毒性反应明显。临床上常继某种先驱性疾病（如胆管蛔虫病）以后突发寒战、高热和肝区疼痛等，患者在短期内即呈现严重病容。

（1）寒战和高热：最常见，多为最早的症状。往往寒热反复发作，多呈一日数次的弛张热，体温为 38～40℃，最高可达 41℃。

（2）肝区疼痛：由于肝脏肿大，肝被膜呈急性膨胀，肝区常出现持续性钝痛。因炎症刺激横膈或感染向胸膜、肺扩散，而引起胸痛或右肩牵拉痛及刺激性咳嗽和呼吸困难等。

（3）乏力、食欲不振、恶心和呕吐：由于脓毒性反应及全身消耗，患者短期内即出现严重病容，少数患者还出现腹泻、腹胀以及难以忍受的呃逆等症状。

2. 查体要点　肝区压痛和肝大最常见，肝区有叩击痛，有时出现右侧反应性胸膜炎或胸腔积液；如脓肿移行于肝表面，相应部位可有皮肤红肿、凹陷性水肿；若脓肿位于右肝下部，常见到右季肋部或上腹部饱满，甚至见局限性隆起，且能触及肿大的肝脏或波动性肿块，并有明显触痛及腹肌紧张等。左肝脓肿时，上述体征则局限在剑突下。并发胆管梗阻的患者，常见黄疸，其他原因的化脓性肝脓肿，一旦出现黄疸，表示病情严重，预后不良。

细菌性肝脓肿如得不到及时、有效的治疗，脓肿向各个脏器穿破可引起严重的并发症，表现出相应的症状和体征。右肝脓肿可向膈下间隙穿破而形成膈下脓肿，亦可再穿破膈肌而形成脓胸，甚至能穿破肺组织至支气管，脓液从气管排出，形成支气管胸膜瘘；如脓肿同时穿破胆管，则形成支气管胆瘘。左肝脓肿可穿入心包，发生心包积脓，严重者可引起心脏压塞。脓肿可向下穿破入腹腔而引起腹膜炎。少数病例脓肿可穿破胃、大肠，甚至门静脉、下腔静脉等；若同时穿破门静脉或胆管，可表现为上消化道大出血。细菌性肝脓肿一旦发生并发症，死亡率成倍增加。

3. 辅助检查

（1）常规检查

1）血常规及肝功能检查：大部分细菌性肝脓肿白细胞计数明显升高，总数为（10～20）×10^{12}/L，中性粒细胞在90%以上，有核左移现象或中毒颗粒；血清丙氨酸氨基转移酶、碱性磷酸酶升高，胆红素升高等。

2）血培养：急性期约有1/3患者血培养呈阳性。

3）X线检查：可见肝脏阴影增大，右膈肌抬高和活动受限；位于肝脏表面的大脓肿，可见到膈肌局限性隆起，并伴有右下肺受压、肺段不张、胸膜反应或胸腔积液，甚至脓胸等。少数产气性细菌感染或与支气管穿通的脓肿内可见到气液面。

4）B超检查：可测定脓肿部位、大小及距体表深度、液化程度等，阳性率可达96%以上，且操作简单、安全、方便，为目前首选检查方法。

（2）其他检查：CT、MRI和肝动脉造影对多发性肝脓肿的定位诊断有帮助。放射性核素肝扫描对较大脓肿的存在与定位有诊断价值。

4. 诊断标准　在急性肠道与胆管感染病例中，突发寒战、高热、肝区疼痛、肝大且有触痛和叩击痛等，应想到肝脓肿可能，应做进一步详细检查。本病诊断并不困难，根据病史、临床表现和辅助检查可以做出诊断。

5. 鉴别诊断

（1）阿米巴性肝脓肿：阿米巴性肝脓肿常有阿米巴性肠炎和脓血便病史；发生脓肿后，病程较长，全身状况较轻，但贫血、肝大明显，肋间水肿，局部隆起及压痛较明显。如粪便中找到阿米巴包囊或滋养体，可确诊。

（2）胆囊炎、胆石症：常有反复发作病史，全身反应较轻，可有右上腹绞痛且放射至右背或肩胛部，并伴有恶心、呕吐；右上腹肌紧张，胆囊区压痛明显，或触及肿大的胆囊；X线检查膈肌不升高，运动正常；B超检查无液性暗区。

（3）右膈下脓肿：一般膈下脓肿常有先驱病变，如胃、十二指肠溃疡穿孔后弥漫性或局限性腹膜炎史，或有阑尾炎急性穿孔史以及上腹部手术后感染史等。膈下脓肿全身反应和肝区压痛、叩痛等局部体征都没有肝脓肿显著，主要表现为胸痛和深呼吸时疼痛加重，肝脏多不大，亦无压痛；X线检查膈肌普遍抬高、僵硬，运动受限明显，或膈下出现气液平。当肝脓肿穿破并发膈下脓肿时，鉴别有时颇难，可结合病史、B超、CT等加以鉴别。

（4）原发性肝癌：巨块型肝癌中心区液化坏死、继发感染，易与孤立性肝脓肿相混淆。炎症型肝癌可有畏寒、发热，有时与多发性化脓性肝脓肿相似，但肝癌患者的病史、体征均与肝脓肿不同。详细询问病史，仔细查体，再结合甲胎蛋白检测和B超、CT等影像学检查可明确。

（5）肝囊肿并发感染：肝包虫病和先天性肝囊肿并发感染时，其临床表现与肝脓肿相似，不易鉴别，需详细询问病史和做特异性检查。

（6）右下肺炎：有时也可与肝脓肿混淆。但其寒战、发热、右侧胸痛、呼吸急促、咳嗽，肺部可闻啰音，白细胞计数增高等均不同于细菌性肝脓肿。胸部X线检查有助于诊断。

（三）治疗

1. 非手术治疗

（1）对急性期但尚未局限的肝脓肿和多发性小脓肿，宜采用非手术治疗。在治疗原发病灶的同时，使用大剂量有效抗生素和全身支持疗法，以控制炎症，促使脓肿吸收自愈。在应用大剂量抗生素控制感染的同时，应积极补液，纠正水与电解质紊乱，给予B族维生素、维生素C、维生素K，必要时可反复多次输入小剂量新鲜血液和血浆，改善肝功能和增强机体抵抗力。由于病原菌以大肠杆菌和金黄色葡萄球菌、厌氧性细菌多见，在未确定致病菌以前，可首先选用广谱抗生素，如氨苄西林或头孢类加氨基糖苷类抗生素（如链霉素、卡那霉素、庆大霉素、妥布霉素等），再根据细菌培养及抗生素敏感试验结果，选用针对性药物。同时可加用中医、中药辅助治疗。

（2）单个较大的脓肿可以在 B 超引导下行长针穿刺吸脓，尽可能吸尽脓液，并注入抗生素，将脓液送细菌培养和抗生素敏感试验，此法可反复使用；也可穿刺置管引流，冲洗脓腔和注入抗菌药物，而不需手术切开引流。

（3）多发小脓肿全身抗生素治疗不能控制者，可以考虑肝动脉或门静脉内置导管滴注抗生素治疗，但此种方法极少使用。

2. 手术治疗

（1）脓肿切开引流术：对于较大的脓肿，估计有穿破可能，或已有穿破并发腹膜炎、脓胸以及胆源性肝脓肿或慢性肝脓肿，在应用抗生素治疗的同时，应积极进行脓肿切开引流术。常用的手术途径有以下几种。

1）经腹切开引流术：这种方法引流充分有效，不仅可明确诊断，还可探查确定原发灶，予以及时处理。如对伴有急性化脓性胆管炎患者，可同时进行胆总管切开引流术。

2）经前侧腹膜外脓肿切开引流术：适用于位于肝右叶前侧和左外叶的脓肿，与前腹膜发生紧密粘连者。方法是做右肋缘下或右腹直肌切口，不切开前腹膜，用手指在腹膜外推开肌层，直达脓肿部位。穿刺吸到脓液后，切开脓腔，处理方法与经腹切开引流相同。

3）经后侧腹膜外脓肿切开引流术：适用于肝右叶后侧脓肿。

（2）肝叶切除术：适用于慢性厚壁脓肿、脓肿切开引流后脓壁不塌陷、留有无效腔或窦道长期流脓不愈者，以及肝内胆管结石并发左外叶多发性脓肿，且该肝叶已严重破坏、失去正常功能者。急诊肝叶切除术，因有使炎症扩散的危险，一般不宜施行。但对部分肝胆管结石并发左叶脓肿、全身情况较好、中毒症状不严重的患者，在应用大剂量抗生素的同时，可急诊行左外叶肝切除。

（四）预后

细菌性肝脓肿为继发病变，多数病例可找到原发病灶，如能早期确诊，早期治疗，可防止其发生；即使在肝脏感染早期，如能及时合理应用抗生素，加强全身支持，结合中西医结合治疗，也可防止脓肿形成或促进脓肿的吸收消散。一旦形成大的脓腔，应及时引流。合理充分的引流加合理的抗生素治疗，肝脓肿预后较好，多能治愈。

二、阿米巴性肝脓肿

（一）概述

阿米巴性肝脓肿是肠阿米巴病最常见的并发症，多见于温、热带地区。多数在阿米巴痢疾期间形成，部分发生在痢疾愈后数周或数月，甚至个别长达二三十年之久，农村高于城市。

溶组织阿米巴是人体唯一致病型阿米巴。阿米巴包囊随被污染的食物或饮水进入胃，在小肠被碱性肠液消化，虫体脱囊而出，经二次分裂即形成 8 个小滋养体。机体或肠道局部抵抗力低，则滋养体侵入肠壁，寄生在黏膜或黏膜下层，并分泌溶组织酶，使肠黏膜形成溃疡。常见部位为盲肠、升结肠，其次为乙状结肠和直肠。阿米巴滋养体可经由破损的肠壁小静脉或淋巴管进入肝脏；大多数滋养体到达肝脏后即被消灭。少数存活者在门静脉内迅速繁殖而阻塞门静脉小分支，造成肝组织局部缺血坏死，加之阿米巴滋养体不断分泌溶组织酶、破坏静脉壁、溶解肝组织，致使肝组织呈点状或斑片状坏死，周围充血，以后坏死斑点逐渐融合成团块状病变，此即阿米巴性肝炎或脓肿前期。此时如能及时有效地治疗，坏死灶吸收；如得不到适时治疗，病变继续发展，使变性坏死的肝组织进一步溶解液化形成肝脓肿。

阿米巴性肝脓肿多单发，脓腔多较大，多位于肝右叶，约占94%，右肝顶部常见。脓肿分三层：外层早期为炎性肝细胞，随后有纤维组织增生形成纤维膜；中间层为间质；内层为脓液。脓液内充满溶解和坏死的肝细胞碎片和血细胞。典型的阿米巴性肝脓肿呈果酱色（即巧克力色），较黏稠，无臭。滋养体在脓液中很难找到，但在脓肿壁上常能找到。

慢性阿米巴性脓肿常招致葡萄球菌、链球菌、肺炎链球菌、大肠杆菌等继发感染。如穿破则感染率更高。感染后的脓液呈黄色或绿色，有臭味，临床上有高热，可呈脓毒症表现。

（二）诊断

1. 病史及查体要点　本病的发展过程较为缓慢。主要为发热、肝区疼痛及肝大。体温多持续在38~39℃，常为弛张热或间歇热，在肝脓肿后期，体温可正常或仅低热。如继发细菌感染，体温可达40℃以上，伴有畏寒、多汗，患者尚有食欲不振、腹胀、恶心、呕吐，甚至腹泻、痢疾等症状。体重减轻、衰弱乏力、消瘦、贫血等亦常见，10%~15%出现轻度黄疸。肝区常有持续性钝痛与明显叩痛。如脓肿位于右肝顶部，可有右肩胛部或右腰背放射痛。较大的右肝脓肿可出现右下胸部膨隆、肋间饱满、局部皮肤水肿、压痛、肋间隙增宽。脓肿在右半肝下部时可见右上腹膨隆，有压痛、肌肉紧张，或扪及肿块。肝脏常呈弥漫性肿大，触之边缘钝圆，有充实感，触痛明显，少数患者可出现胸腔积液。

2. 辅助检查

（1）常规检查

1）反复检查新鲜大便，寻找阿米巴包囊或滋养体。

2）乙状结肠镜检查发现结肠黏膜有特征性凹凸不平的坏死性溃疡或愈合后的瘢痕，自溃疡面刮取材料做镜检，有时能找到阿米巴滋养体。

3）B超检查可显示不均质液性暗区，与周围肝组织分界清楚。

4）B超定位下肝穿刺如抽得典型的果酱色无臭脓液，则诊断确立。脓液中查阿米巴滋养体阳性率很低（仅3%~4%），脓液中加入链激酶，孵育后再检查，可提高阳性率。

5）血清阿米巴抗体检测，以间接血凝法较灵敏，阳性率可在90%以上，且在感染后多年仍为阳性，故对阿米巴性肝脓肿的诊断有一定价值。

6）血常规及血沉检查，急性期白细胞计数可达15×10^9/L左右，中性粒细胞在80%以上，病程长者可有贫血、血沉增快。

（2）其他检查

1）肝功能检查：多正常，偶见丙氨酸氨基转移酶、碱性磷酸酶轻度升高，少数患者胆红素可增高。

2）X线检查：可见到肝脏阴影增大、右膈肌抬高、运动受限或横膈呈半球状隆起等，有时尚能见到胸膜反应或积液。

3）CT、MRI等有助于做出肝脓肿的诊断，并定位。

3. 诊断标准　有长期不规则发热、出汗、乏力、食欲缺乏、贫血、肝区疼病、肝大伴压痛及叩痛者，特别是有痢疾病史时，应疑为阿米巴性肝脓肿。但缺乏痢疾病史，不能排除本病可能，应结合各种检查全面分析。经上述检查，高度怀疑本病者，可试用抗阿米巴药物治疗，如治疗后临床症状、体征迅速改善，可确诊本病，是为治疗性诊断。典型的阿米巴性肝脓肿较易诊断，但不典型病例诊断困难。

肝脓肿诊断治疗流程见图 3 - 1。

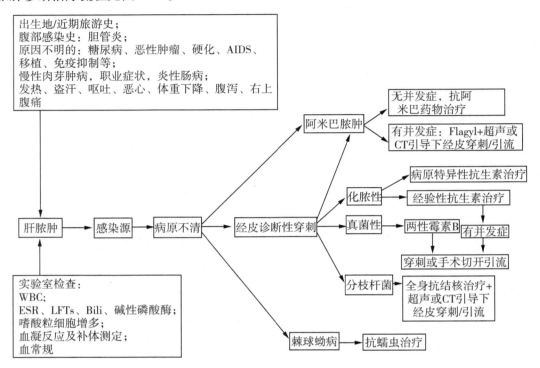

图 3 - 1　肝脓肿诊断治疗流程

4. 鉴别诊断

（1）细菌性肝脓肿：细菌性肝脓肿病程急骤，脓肿以多发为主，全身毒血症状较明显，一般不难鉴别。其鉴别要点见表 3 - 1。

表 3 - 1　阿米巴性肝脓肿和细菌性肝脓肿的鉴别

	阿米巴性肝脓肿	细菌性肝脓肿
病史	有阿米巴痢疾史	常继发于胆管感染（如化脓性胆管炎、胆管蛔虫等）或其他化脓性疾病
症状	起病较缓慢，病程较长	起病急骤，全身脓毒血症症状明显，有寒战、高热等
体征	肝大显著，可有局限性隆起	肝大不显著，一般多无局限性隆起
脓肿	脓肿较大，多为单发性，位于肝右叶	脓肿较小，常为多发性
脓液	呈巧克力色，无臭味，可找到阿米巴滋养体，若无混合感染，脓液细菌培养阴性	多为黄白色脓液，涂片和培养大都有细菌，肝组织为化脓性病变
血常规	白细胞计数可增加	白细胞计数及中性粒细胞均明显增加
血培养	若无混合感染，细菌培养阴性	细菌培养可阳性
粪便检查	部分患者可找到阿米巴滋养体或包囊	无特殊发现
诊断性治疗	抗阿米巴药物治疗后症状好转	抗阿米巴药物治疗无效

（2）原发性肝癌：原发性肝癌可有发热、右上腹痛和肝大等，但原发性肝癌常有肝炎史，并发肝硬化者占 80% 以上，且肝质地较硬，常触及癌块，可结合 AFP 检测、B 超、CT 或肝动脉造影检查等以鉴别。

（3）膈下脓肿：常继发于胃、十二指肠穿孔，阑尾炎穿孔或腹腔手术之后，X 线检查见肝脏向下推移，横膈普遍抬高，活动受限，但无局限性隆起，膈下可发现气液面。

5. 并发症

（1）继发细菌感染：多见于慢性病例，常见细菌为葡萄球菌、链球菌、大肠杆菌或肺炎链球菌等。继发细菌感染后即形成混合性肝脓肿，症状明显加重，毒血症症状明显，体温可高达 40℃ 以上，呈弛张热，血液中白细胞计数及中性粒细胞显著增高。吸出脓液为黄色或黄绿色，有臭味，镜检有大量脓细胞。

（2）脓肿破溃：如治疗不及时，脓肿逐渐增大，脓液增多，腔内压不断升高，即有破溃危险，靠近肝表面的脓肿更易破溃，向上可穿入膈下间隙形成膈下脓肿，或再穿破膈肌形成脓胸；也可穿破至肺、支气管，形成肺脓肿或支气管胆管瘘。左肝叶脓肿可穿入心包，引起心包积脓；向下穿破则产生急性腹膜炎。阿米巴性肝脓肿破入门静脉、胆管或胃肠道者罕见。

（三）治疗

1. 非手术治疗　首先考虑非手术治疗，以抗阿米巴药物治疗和反复穿刺吸脓以及支持疗法为主。由于本病病程较长，全身情况较差，常有贫血和营养不良，应给予高糖、高蛋白、高维生素和低脂肪饮食；有严重贫血或水肿者，需多次输给血浆和全血。

常用抗阿米巴药物为甲硝唑、氯喹啉和盐酸吐根碱（依米丁）。甲硝唑对肠道阿米巴病和肠外阿米巴原虫有较强的杀灭作用，对阿米巴性肝炎和肝脓肿均有效；氯喹啉对阿米巴滋养体有杀灭作用，口服后肝内浓度较高，排泄慢、毒性小、疗效高；盐酸吐根碱对阿米巴滋养体有较强的杀灭作用，但该药毒性大，目前已少用。

脓肿较大，或病情较重者，应在抗阿米巴药物治疗下行肝穿刺抽脓（图 3-2）。穿刺点应视脓肿部位而定。一般以压痛较明显处，或在超声定位引导下，离脓腔最近处刺入。需注意避免穿过胸腔，并应严格无菌操作。在局部麻醉后用 14~16 号粗穿刺针，进入脓腔内，尽量将脓液抽净。随后根据脓液积聚的快慢，隔日重复抽吸，至脓液转稀薄，B 超检查脓腔很小，体温正常。如并发细菌感染，穿刺抽脓后，于腔内置管注入抗生素并引流。

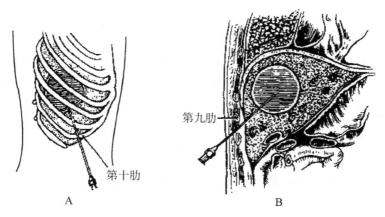

图 3-2　阿米巴性肝脓肿穿刺抽脓
A. 侧面观；B. 正面观

2. 手术治疗　手术治疗常用的三种方法是闭式引流术、切开引流、肝叶切除术。

（1）闭式引流术：对病情较重、脓腔较大、积脓较多者，或位于右半肝表浅部位的较大脓肿，或多次穿刺抽脓而脓液不减少者，可在抗阿米巴药物治疗的同时行闭式引流术。穿刺选择脓肿距体表最近处，行闭式引流术。

（2）切开引流：阿米巴性肝脓肿切开引流后，会继发细菌感染，增加死亡率。但下列情况下，仍应考虑手术切开引流：①经药物治疗及穿刺排脓后高热不退者。②脓肿伴有继发细菌感染，综合治疗不能控制者。③脓肿穿破入胸腔或腹腔，并发脓胸及腹膜炎者。④左外叶肝脓肿，穿刺易损伤腹腔脏器或污染腹腔者。⑤脓肿位置较深，不易穿刺抽脓者。切开排脓后，应放置多孔乳胶管或双套管持续负压吸引。

（3）肝叶切除术：对慢性厚壁脓肿，药物治疗效果不佳，切开引流腔壁不易塌陷者，或脓肿切开引流后形成难以治愈的残留无效腔或窦道者，可考虑行肝叶切除术。

（四）预后

阿米巴性肝脓肿如及时治疗，预后较好。国内报道，抗阿米巴药物治疗加穿刺抽脓者死亡率为7.1%，但如并发细菌感染或脓肿穿破，则死亡率成倍增加。

（五）预防

阿米巴性肝脓肿的预防，主要是防止阿米巴痢疾感染。严格粪便管理，讲究卫生，对阿米巴痢疾进行及时而彻底治疗，可防止阿米巴性肝脓肿的发生。即使发生阿米巴性肝炎，及时进行抗阿米巴药物治疗，也可以防止肝脓肿的形成。

其他少见肝脓肿类型包括棘球蚴病、分枝杆菌、真菌性脓肿。诊断除上述方法外，可结合 ESR、肝功能检测（LFTs）、胆红素（Bili）、碱性磷酸酶、嗜酸粒细胞、血凝反应及补体测定、ERCP 等检查。治疗上棘球蚴病性脓肿，以抗蠕虫治疗；分枝杆菌性肝脓肿，以全身抗结核治疗加 B 超或 CT 引导下穿刺引流；真菌性脓肿，以抗真菌治疗，辅以穿刺引流或手术切除。

（张　群）

第二节　肝脏良性肿瘤与瘤样病变

肝脏良性肿瘤在肝脏肿瘤中较为少见，其发病率占肝脏肿瘤的 5%～10%。近年来，随着超声、CT 等影像学诊断技术的发展，肝脏良性肿瘤的检出率已明显提高。大部分肝脏良性肿瘤不引起明显临床症状及肝脏化验指标异常，其诊断往往有赖于超声、CT、MRI 等影像学方法。肝组织穿刺活检、针吸细胞学作为确诊的"金标准"，应注意其应用的适应证和禁忌证。肝脏良性肿瘤的治疗包括保守观察、病灶切除及肝叶（段）切除等。因此，应根据不同类型肝脏良性肿瘤的自然病程及患者自身特点制订恰当的临床治疗方案。

肝脏良性肿瘤可来自肝脏本身的各种细胞，以及胚胎发育过程中异位于肝内的肌肉、骨髓和软骨等。根据良性肿瘤的来源将其分类，见表 3-2。

表 3 - 2 肝脏良性肿瘤分类

组织来源	肿瘤名称
上皮性	肝细胞腺瘤、胆管腺瘤、混合腺瘤、局灶性结节性增生
间质性	海绵状血管瘤、肝脂肪瘤、髓质脂肪瘤、血管肌脂瘤、平滑肌瘤、纤维瘤、婴幼儿血管内皮细胞瘤、毛细血管瘤、良性间皮瘤
上皮/间质性	间质错构瘤、良性畸胎瘤
其他	肾上腺残余瘤（Grawits 瘤）、炎性假瘤

一、肝血管瘤

　　肝脏良性肿瘤中，以肝血管瘤最为常见，约占总数的 85%，尸检或超声的检出率为 0.4% ~ 20%。本病可发生于任何年龄，但成人中以 30 ~ 70 岁多见，平均年龄 47 岁，男女发病比例为 1 : 3。有文献报道肝血管瘤在青年女性更易发生，且妊娠或口服避孕药物可以促使血管瘤短期内迅速增大，但相关机制尚未阐明，血管瘤是否为激素依赖也尚未确定。

　　肝血管瘤可分为较小的毛细血管瘤和较大的海绵状血管瘤等，以前者更为常见，但临床意义不大。有文献报道海绵状血管瘤可与肝局灶结节性增生并存，同时部分患者特别是儿童可并发皮肤或其他内脏器官血管瘤。

　　大多数病例瘤体生长缓慢，症状轻微，迄今尚无肝血管瘤恶变的报道。鉴于儿童肝血管瘤的临床病理特征与成人有所不同，本文将单独予以讨论。

（一）病因

　　肝海绵状血管瘤的确切发病原因尚未明确，有以下两种学说。

　　1. 发育异常学说　该学说认为血管瘤的形成是在胚胎发育过程中血管发育异常引起瘤样增生所致，而这种异常往往在出生或出生不久即可发现。

　　2. 其他学说　肝组织局部坏死后血管扩张形成空泡状，其周围血管充血、扩张；肝内区域性血循环停滞，致使血管形成海绵状扩张；肝内出血后，血肿机化、血管再通形成血管扩张。毛细血管组织感染后变形，导致毛细血管扩张。

（二）病理

　　肝海绵状血管瘤通常表现为边界清楚的局灶性包块，多数单发，以肝右叶居多，亦有少数为多发，可占据整个肝脏，称为肝血管瘤病。瘤体小者直径仅为数毫米，大者可达 20 cm 以上。肉眼观察可见海绵状肝血管瘤呈紫红色或蓝紫色，边界清楚，表面光滑或呈不规则分叶状，切面呈蜂窝状，内充满血液，可压缩，状如海绵。显微镜下可见大小不等的囊状血窦，内衬单层内皮细胞，血窦内满布红细胞，有时有血栓形成。血窦之间为纤维组织所分隔，偶见有被压缩细胞索，大的纤维隔内有血管和小胆管，纤维隔和管腔可有钙化或静脉石。

　　毛细血管瘤特点为血管腔狭窄，毛细血管增生，间隔纤维组织丰富。

（三）临床表现

　　1. 症状体征　血管瘤较小时（直径 < 4 cm）患者常无症状，多因其他原因行影像学检查或手术时发现。直径 > 4 cm 者 40% 有症状，> 10 cm 者 90% 以上有症状。上腹不适及胀痛最为常见，肿瘤压迫邻近脏器还可导致腹胀、厌食、恶心、呕吐、黄疸等。偶有巨大血管瘤因外伤、活检或自发破裂导致瘤内、腹腔出血，出现急性腹痛、休克等表现。血栓形成或肝包膜有炎症反应时，腹痛剧烈，可伴有发热和肝功能异常。个别病例尚可并发血小板减少症或低纤维蛋白原血症，即 Kasabach – Merritt 综合征。此与巨大血管瘤血管内凝血或纤溶亢进消耗了大量的凝血因子有关，为肝血管瘤的罕见并发症，多见于儿童。体检时，较大血管瘤可触及随呼吸运动的腹部肿块，与肝脏关系密切，肿瘤表面光滑，除有纤维化、钙化或血栓形成者外，肝血管瘤从质地和硬度上难与正常肝脏组织区分，仅在瘤体增大到一定程度才有囊性感和可压缩性；可有轻压痛，偶尔能听到血管杂音。

2. 实验室检查　多数患者实验室检查结果正常，少数巨大海绵状血管瘤患者可出现贫血、白细胞和血小板计数以及纤维蛋白原减少。绝大多数患者相关肿瘤标记物（AFP）无异常升高。

3. 影像学检查

（1）超声检查：超声作为一种无创、便捷的检查方法，能够检出直径大于 2 cm 的肝血管瘤。多数小血管瘤由于血窦腔小壁厚，反射界面多，故呈高回声，边界清晰，内部回声较均匀。呈低回声者多有网状结构，以类圆形多见，亦可有不规则形，边界清晰。病灶对周围肝实质及血管无明显压迫表现，多普勒彩超通常无血流信号。大血管瘤切面可呈分叶状，内部回声仍以增强为主，亦可呈管网状，或出现不规则的结节状或条块状的低回声区，有时还可出现钙化高回声及后方声影，系血管腔内血栓形成、机化或钙化所致。

（2）CT 检查：肝血管瘤的 CT 表现有一定特征性，平扫时为低密度占位，界限清晰，可呈分叶状，约 10% 的患者可见到继发于纤维化或血栓形成后的钙化影。增强后早期即在病变周围出现环形或斑片状高密度区，延迟期造影剂呈向心性弥散。但对于较小的病变有时仍难与多血供的肝转移癌相区分。

（3）MRI 检查：有文献报道 MRI 诊断肝血管瘤的敏感性和特异性分别在 73% ～ 100% 、83% ～ 97% 。检查时 T_1 加权像呈低信号，稍大的血管瘤信号可略有不均，T_2 加权像呈高信号，且强度均匀，边缘清晰，与周围肝脏反差明显，即所谓"灯泡征"。这是血管瘤在 MRI 的特异性表现，极具诊断价值。小至 1 cm 的病灶，仍能准确检出。MRI 动态扫描的增强模式同 CT。血管瘤内血栓、机化灶在 T_1 加权像和 T_2 加权像时均为更低信号。

（4）选择性血管造影：血管造影曾被公认为诊断肝血管瘤最敏感、可靠的方法。其典型表现为造影剂进入瘤体较快、显影早而弥散慢，清除时间长，即所谓"快进慢出"；根据瘤体大小，可表现为棉团状、雪片状。但由于检查本身系有创性，仅在必要时用于术前了解血管瘤与肝脏血管的解剖关系，不应列为常规检查项目。

（5）ECT：放射性核素标记红细胞肝扫描对诊断血管瘤也有高度特异性。典型表现为早期有充盈缺损，延迟 30～50 分钟后呈向心性充填。但该项检查难以检出直径小于 2 cm 的肿瘤。

（四）诊断

肝血管瘤缺乏特异性临床表现，大多数情况下实验室检查也无明显异常，故其诊断有赖于影像学检查。在上述几种影像学检查方法中，应将 B 超列为首选。为避免误诊、漏诊，对于初诊患者还应行 CT 或 MRI 检查，必要时可加行 ECT 检查。如两项或以上检查均符合血管瘤特征，方可确诊。因穿刺活检或针吸细胞学检查可引起大出血，故应视为禁忌。

（五）鉴别诊断

肝血管瘤主要与肝癌及其他肝脏占位性病变鉴别。特别是原发性肝癌，在我国发病率很高，故对于肝脏占位性病变，应综合考虑患者病史、体检及辅助检查结果，以尽量明确病变性质，及时选择合适的治疗。

1. 原发性肝癌及转移性肝癌　前者多有慢性乙肝、肝硬化病史，早期症状可不明显，疾病进展可有厌食、恶心、肝区疼痛、肿块、消瘦、黄疸等表现。化验可有肝功能异常，AFP 持续增高等。CT 平扫为低密度灶，边界不清，增强扫描病灶不均匀强化，可有出血、坏死，造影剂排除较快。后者多为多发，以原发灶表现为主。

2. 非寄生虫性肝囊肿　B 超表现为边界光滑的低回声区，CT 平扫为低密度灶，增强扫描不强化。应注意少数多囊肝有时可与海绵状血管瘤混淆。多囊肝半数以上并发有多囊肾，病变大多满布肝脏，可有家族病史。

3. 细菌性肝脓肿　通常继发于某种感染性疾病，起病较急，主要表现为寒战、高热、肝区疼痛和肝大。严重时可并发胆管梗阻、腹膜炎等，B 超有助确诊。

4. 肝棘球蚴病　有牧区生活史及羊、犬接触史，肝棘球蚴内皮试验阳性，血嗜酸性粒细胞增高。

（六）治疗

大多数肝血管瘤为良性，较少引起临床症状，自身发展缓慢，目前尚未有恶变病例报道。其主要并发症包括破裂出血（外伤性、自发性）及由于瘤体压迫导致布 - 加综合征，均少见。故目前大多数学者均主张应慎重选择对肝血管瘤进行外科治疗。有学者提出肝血管瘤的手术切除原则：①直径≤6 cm 者不处理，定期随访。②6 cm＜直径＜10 cm，伴有明显症状者或患者精神负担重者，或并发其他上腹部良性疾病（如胆囊结石等）需手术者，选择手术切除。③直径≥10 cm 者，主张手术切除。④随访中发现瘤体进行性增大者。⑤与 AFP 阴性的肝癌不易鉴别者，应手术探查、切除。⑥并发 Kasabach - Merritt 综合征，可短期采用血制品（如血小板、纤维蛋白原、新鲜血浆）纠正凝血功能后手术切除。

（七）预后

本病为良性疾病，无恶变倾向，发展缓慢，一般预后良好。但由于某种原因（如妊娠、剧烈运动等）可促使瘤体迅速增大，或因外伤、查体、分娩等导致肿瘤破裂，病情凶险，威胁生命。部分带蒂肿瘤可因底部较长发生蒂扭转，从而引起肿瘤坏死、疼痛等。

二、肝腺瘤

肝腺瘤是少见的肝脏良性肿瘤，病理上可分为肝细胞腺瘤、胆管细胞腺瘤（包括胆管腺瘤、囊腺瘤）和混合腺瘤。约占肝脏所有肿瘤的 0.6%，占肝脏良性肿瘤的 10%。多见于 20～40 岁女性，Nagorney 在 1995 年报道的男女发病比例为 1 ∶ 11。

（一）病因

肝腺瘤的发病原因尚不清楚。有人将肝腺瘤分为先天性与后天性两类，前者多见于婴幼儿。据文献统计，20 世纪 60 年代口服避孕药出现之前，肝腺瘤罕见。但以后有关肝腺瘤的报道逐渐增多，究其原因可能与避孕药物的使用增加有关。有学者指出避孕药（羟炔诺酮、异炔诺酮）及其同类药物可促使肝细胞坏死、增生，从而发展为腺瘤。Meissner 1998 年报道在口服避孕药的肝细胞腺瘤患者，肿瘤更易发生迅速增长、坏死及破裂。同时亦有文献报道若停用避孕药，腺瘤体积即有所缩小。可见口服避孕药与肝腺瘤的发生、发展有着密切关系。此外，也有学者提出肝腺瘤的发生与继发于肝硬化或其他损伤，如梅毒、感染、静脉充血等所致的代偿性肝细胞结节增生有关。近年还发现糖原贮积病（Ⅰ 型与Ⅳ

型）、范科尼贫血（Fanconi 贫血）、Hurler 病、重症联合免疫缺陷病（SCID）、糖尿病、半乳糖血症和皮质激素、达那唑、卡马西平等代谢性疾病及药物导致广泛肝损害和血管扩张，引起肝细胞腺瘤的发生。

（二）病理

肝细胞腺瘤常为单个、圆球形，与周围组织分界清楚，几乎都有包膜。镜检见肿瘤主要由正常肝细胞组成，但排列紊乱，失去正常小叶结构，内可见毛细血管，通常不存在小胆管。偶见不典型肝细胞和核分裂，此时难与分化良好的肝细胞性肝癌区分。

胆管腺瘤罕见，常为单发，直径多小于 1 cm，偶有大于 2 cm，多位于肝包膜下。镜下可见肿瘤由小胆管样的腺瘤样细胞组成，边界清楚，无包膜。瘤细胞呈立方形或柱状，大小一致，胞质丰富，核较深染，核分裂象罕见。

胆管囊腺瘤发生于肝内，呈多房性，内含澄清液体或黏液，多见于肝右叶，边界清楚。囊壁衬附柱状上皮。胞质呈细颗粒状、淡染，胞核大小、形状规整，位于细胞中央。

混合腺瘤是肝腺瘤和胆管腺瘤同时存在于一体的肿瘤，一般多见于儿童，发展较快。

（三）临床表现

本病属良性肿瘤，生长缓慢，病程长，多见于口服避孕药物的育龄期妇女，疾病早期可无任何症状（5%～10%），临床表现取决于肿瘤生长速度、部位及有无并发症。

1. 腹块型 25%～35%的患者可以上腹包块为主要表现，多不伴其他不适症状。当肿块体积较大、压迫周围脏器时，可出现上腹饱胀不适、恶心、隐痛等。查体时可触及肿块与肝脏关系密切，质地与正常肝组织相近，表面光滑。如为囊腺瘤，可有囊性感。

2. 急性腹痛 占20%～25%。瘤内出血（通常肿瘤直径大于4 cm）时可表现为急性右上腹痛，伴发热，偶见黄疸、寒战，右上腹压痛、肌紧张，临床上易误诊为急性胆囊炎；肿瘤破裂引起腹腔内出血时可出现右上腹剧痛、心慌、冷汗，查体可见腹膜刺激征，严重时还可发生休克，病情危急。大多数以急腹症为表现的肝腺瘤患者均有口服避孕药史。

（四）辅助检查

肝腺瘤在 B 超上表现为边界清楚的占位性病变，回声依周围肝组织不同而不同；CT 表现为稍低或低密度，动态增强扫描见动脉期和肝门静脉期均轻度强化，并可见假包膜。部分伴有糖原贮积病患者肿瘤可表现为高密度；肝腺瘤在 MRI 表现为 T_1WI 和 T_2WI 上以高信号为主的混杂信号，脂肪抑制后 T_1WI 上的高信号无变化，绝大多数有假包膜，且在肝门静脉期或延迟期出现轻度强化。

实验室检查在疾病初期可不出现明显异常，但由于瘤体出血、坏死及压迫周围胆管影响胆汁引流可出现肝功能异常、胆红素增高等。对于未发生恶变的患者，血甲胎蛋白水平应在正常范围之内。

（五）诊断

发现右上腹肿块，增长缓慢，平时无症状或症状轻微，全身情况较好。体检时肿块表面光滑，质韧，无压痛，随呼吸上下活动，应考虑本病可能。如出现急性腹痛症状，应警惕腺瘤破裂出血可能。对于生育年龄女性，既往有长期口服避孕药史，可作为诊断本病的重要参考。

各种影像学检查手段均有助于明确诊断，但均缺乏特异性征象。经皮细针肝穿刺活检，因受术者和病理医师经验所限，其准确率亦不能达到100%，同时还存在腹腔出血的风险。因此，应将辅助检查结果与临床资料相结合，以期做出正确的诊断。

（六）鉴别诊断

肝腺瘤易误诊为肝癌，特别是低度恶性的肝癌，即便肉眼观察也难以鉴别。因此对有怀疑者应行多处切片，反复仔细镜检。肝局灶结节性增生在临床上也易与肝腺瘤混淆。相比较而言，肝腺瘤引起相关临床症状及化验指标异常更为常见。在影像学上局灶结节性增生在 B 超可显示血流增强，从中心动脉放射向周围的血管，病理肉眼可见中心星状瘢痕。

（七）治疗

肝腺瘤可发生破裂出血等并发症，有报道其病死率可达 90%。此外，更重要的是肝腺瘤有癌变风险。Foster 等于 1994 年报道了 39 例肝细胞腺瘤未切除患者，随访 30 年结果有 5 例发展为肝癌，恶变率约为 10%。另有文献指出恶变均发生在直径大于 4 cm 的肝腺瘤，且男性患者居多。根据以上原因，多数学者支持对于肝腺瘤，特别是瘤体较大，生长迅速难以与肝癌鉴别者，无论症状是否明显一旦拟诊即应争取尽早手术治疗。同时也有学者认为对于有口服避孕药史，肿瘤较小的患者，也可先停服口服避孕药，观察肿瘤是否缩小。对于肝细胞腺瘤破裂所致的腹腔内出血，可根据患者病情选择不同治疗方式。Croes 报道的 8 例治疗经验中，4 例经非手术治疗分别于 2~4 个月后行肝叶或肿瘤切除术。另外 4 例行急诊腹腔镜探查术，其中 3 例行纱布压迫止血获得成功，并于 3 个月后行肝部分切除术；另 1 例行急诊肝部分切除术。

肝腺瘤手术方式包括如下几种类型。

1. 肝叶切除术　肿瘤侵犯一叶或半肝，可行局部、肝叶或半肝切除。由于多数肿瘤有包膜，可沿包膜切除肿瘤，疗效满意。对于多发性肝腺瘤，可将大的主瘤切除，余下的小瘤逐一切除，疗效亦满意。

2. 囊内剜除术　此法适用于肝门处靠近大血管和胆管的肿瘤。但因部分肝腺瘤即便术中肉眼观察亦难与肝癌区分，故一般仍以完整切除为宜。

3. 肝动脉结扎或栓塞术　部分肿瘤位于第一、第二、第三肝门，由于位置深在或紧邻大血管、胆管，局部切除困难，或瘤体与邻近脏器紧密粘连难以分开时，可结扎肝左、右动脉，亦可在肝动脉结扎同时用吸收性海绵等行肝动脉栓塞。此法对于控制肿瘤生长及防止腺瘤破裂具有一定作用。

（八）预后

肝腺瘤在手术切除后，一般预后良好，但也有报道肝腺瘤术后复发或恶变者。故为预防此种情况发生，应争取将肿瘤完整切除，包括部分正常肝组织。此外，对于有口服避孕药者，应立即停用。

三、肝脏良性肿瘤

上述大多数肝脏良性肿瘤仍需要以手术治疗为主，下面就肝脏良性肿瘤的手术治疗进行总结性讨论。

目前公认的世界首例肝脏切除手术是由德国外科医师 Carl Langenbuch 于 1888 年报道完成的。随后，Tiffany、Luke 和 Keen 等相继于 1890 年、1891 年及 1899 年成功完成了肝脏切除手术。至此以来，肝脏外科已经历了百余年的发展历程。然而，由于肝脏解剖结构复杂，血供丰富，术中出血难以控制，术后并发症多，手术死亡率高，一直制约着肝脏外科的发展。

1951 年，瑞士的 Hjortsjo 首次建立了肝脏管道铸型腐蚀标本和胆管造影的研究方法，经过 10 例的观察提出肝动脉和肝胆管呈节段性分布，并将肝脏分成内、外、后、前、尾共 5 段。1957 年，Couinaud

根据肝静脉的分布，提出了具有里程碑式意义的肝脏八段解剖分段法。肝脏解剖学的研究，反过来亦促进了肝脏外科的发展。20 世纪 50 年代中期时，Goldsmith 和 Woodburne 强调肝叶切除术应严格遵循肝脏内部的解剖，因而提出"规则性肝叶切除术"的概念。Quattlebaum 于 1952 年对一位肝血管瘤患者成功施行了肝右叶切除手术，并于 20 世纪 50 年代末期提出广泛肝切除手术的要素，包括充分显露、入肝血管结扎、完全游离肝脏、钝性分离肝实质。这些观点至今在肝脏手术中仍然不失其重要性。与此同时，输血技术的应用、麻醉技术的改进及抗生素的问世等，也都大大促进了肝脏外科的发展。1980 年，Starzl 发明了扩大的肝右叶切除术，其术式至今仍为常用方法。Hugeut 用肝血管阻断方法进行肝左叶扩大切除术，在肝血管阻断下，可以在无血的情况下沿肝右静脉向远端分离，手术结束时，可以清楚地看到肝右静脉走行在肝断面上。自 20 世纪末期以来，随着肝移植技术的发展，国内外学者对体外静脉 - 静脉血液转流、肝脏缺血耐受时限、肝脏低温灌注和离体肝脏体外保存等方面进行了深入研究，体外肝脏手术的概念逐渐建立起来，从而有效提高病变肝脏切除的安全性、准确性和根治性。

相对于恶性肿瘤而言，肝脏良性肿瘤因其早期常无症状，故发现时往往瘤体已较大。近年文献报道，肝脏良性肿瘤切除术的手术死亡率为 0 ~ 3%，手术并发症发生率为 10.7% ~ 27%。值得注意的是，如肿瘤已致相关并发症，则手术风险将大大增加，如当肝血管瘤发生破裂出血后，手术死亡率高达36.4%。因此，应加强对肝脏良性肿瘤外科治疗的重视，特别是对手术指征的把握、术式的选择、手术技巧和应急处理等问题更应做到心中有数，以提高肝脏良性肿瘤外科治疗水平。

（一）适应证与禁忌证

肝脏良性肿瘤的治疗方法多样，包括随诊观察、介入放射治疗、局部注射药物及手术切除等。一方面，手术切除因其能够彻底清除病灶、获得病理组织学诊断等优势，地位不容忽视。另一方面，相对于恶性肿瘤，肝脏良性肿瘤是肝脏的局部病变，其余肝组织大都正常，患者肝功能也往往正常，因此，局限性的肝良性肿瘤是肝切除的最佳适应证。应该注意到，不同类型的肝脏良性肿瘤，对于手术时机的选择也有所不同，应在充分理解肝脏良性肿瘤手术适应证的基础上根据具体情况灵活应用。

1. 适应证

（1）不能除外恶性肿瘤可能的肝占位性病变，特别是少数良性肿瘤可伴有 AFP 升高，术前鉴别诊断十分困难，对此类患者手术指征应适当从宽把握。

（2）瘤体巨大或短期内生长迅速，易并发破裂或恶变者。

（3）诊断明确，肿瘤位于左外叶或边缘部，伴有较明显的症状。

（4）肿瘤已发生破裂或其他并发症者。

2. 禁忌证

（1）无症状的肝脏良性肿瘤，且排除恶变可能。

（2）中央部或 I、Ⅷ段可明确性质的小肿瘤。

（3）患者一般状况较差，难以耐受手术，或同时合并其他肝脏疾病致肝功能受损，术后肝脏功能难以代偿。

（二）手术方式

临床上最常用的手术方式是肿瘤包膜外切除、局部不规则切除及规则性肝叶切除。目前还有微创腹腔镜肝叶切除术和仍有争议的体外肝脏手术。

1. 常规手术切口选择　肝脏切除手术常用的切口包括肋下弧形切口、上腹正中切口、上腹屋顶形切口、上腹"人"字形切口和鱼钩形切口。应根据肿物所在部位，同时结合肿物大小、患者体型情况、肋弓角度大小进行选择，以达到良好的暴露和充分的游离，同时适当的切口选择也是减少肝切除手术中出血的重要因素之一。

2. 非规则肝切除的方法　包括肿瘤包膜外切除术、局部不规则切除术等方法在内的切肝方法可用指捏法、止血钳压碎法、肝钳法、缝合法、止血带法、微波固化法、超声吸引法、刮吸法、水压分离法等。无论哪种方法，关键是不能损伤肝门静脉、肝静脉主干。当病变紧靠主要的血管时，可用无损伤血管钳钳夹，先将病灶切除，然后才有足够的空间暴露、检查血管是否受损伤，并根据具体情况做出修补或吻合，恢复血管的通畅。

3. 肝血流阻断方法　肝切除手术首要的问题是如何控制术中出血。大量研究表明，手术中的出血与术后并发症的发生率及病死率呈明显的正相关关系。常用的肝血流阻断方法包括如下几种。

（1）第一肝门血流阻断法（Pringle 法）：用 1 根橡胶管通过小网膜孔绕肝十二指肠韧带 2 圈后扎紧，以阻断肝动脉和肝门静脉血流，减少切肝时的出血。其特点是无须分离以解剖第一肝门，具有止血确切、简便、安全等优点。除第一、第二和第三肝门区肿瘤外，几乎可用于各类型的肝切除术。但该法最大的缺点是阻断了肝动脉及肝门静脉的入肝血流，为了减少肝脏热缺血损害，肝门阻断应有时间的限制。肝叶切除术时暂时阻断血供的 Pringle 手法已应用 100 余年，但阻断血供时限研究绝大多数为动物实验，尤其是肝硬化时阻断时限尚缺乏临床研究。目前的经验认为，对于无肝硬化的患者，持续阻断时间在 30 分钟内是安全的。而对于伴有轻至中度肝硬化的患者，控制在 20 分钟内也是安全的。但对于重度肝硬化的患者，最好不用此方法。

（2）单侧入肝（半肝）血流阻断法：本方法又分为完全性半肝入肝血流阻断和选择性半肝入肝血流阻断两种。两者区别在于是否分离肝动脉及肝门静脉分支后进行阻断。单侧入肝血流阻断的优点是保留了健侧肝脏的正常血供，不造成健侧肝损害，尤其是肠系膜血流仍可通过健侧肝脏回流入体循环，不会发生因肝门阻断所造成的肠道内细菌及内毒素移位和肠黏膜的损伤，术后肝功能损害轻，患者恢复快。本方法特别适用于并发肝硬化的患者。然而，单侧入肝血流阻断法需要有熟练的肝门解剖技术，否则易误伤 Glisson 鞘内的管道，造成出血或胆漏。

（3）选择性肝门阻断法：本方法是解剖第一肝门，切肝时阻断肝门静脉主干，患侧肝动脉按需要阻断。本方法不需要解剖位置较深而又紧贴肝实质的肝门静脉分支，操作相对容易。此法阻断了 75% 的入肝血供，可以有效减少出血；同时又保证了肝动脉的供氧，故常温下阻断时间可明显延长，为切肝提供了足够的时间，适合于对并发肝硬化的患者行肝段的非解剖性切除。曾有学者报道应用此法阻断长达 105 分钟仍未见肝损害者。

（4）全肝血流阻断法：本方法主要是用来处理位于第一、第二、第三肝门的病变或中央型的肝脏肿瘤及来自肝后下腔静脉和肝静脉的大出血和空气栓塞的问题。对于一些复杂的肝切除手术，切肝前均需做好全肝血流阻断的准备，在肝上、肝下下腔静脉和第一肝门预置血管吊带备用阻断。尽管时常是"备而不用"，但可以防止术中意外的发生，增加手术的安全性。应该注意到，肝血流阻断虽能有效地减少肝切除术中的出血，但同时也会造成肝缺血和再灌注损伤，而且会对术中机体的血流动力学造成一定影响。

4. 腹腔镜肝叶切除术　1996 年，Azagra 等首次进行真正意义上的腹腔镜肝切除术。此后腹腔镜肝切除的报道不断增多。根据欧洲一项多中心 87 例手术资料分析，腹腔镜肝叶切除治疗肝脏良性肿瘤无手术死亡，并发症发生率为 5%，术中输血率为 6%，中转或术后开腹手术为 10%，其中 45% 因出血而再次手术探查。术后平均住院时间仅为 5 日（2～13 日）。目前认为腹腔镜下切除肝良性肿瘤是安全可靠的，但仅适用于肝左叶和右前部的肿瘤。尽管有报道称已成功完成腹腔镜下肝Ⅶ、Ⅷ段血管瘤切除术，但有些学者认为由于显露困难使手术过程复杂费时、术中出血不容易控制等，目前该方法不推荐应用于中央部肿瘤或是巨大肿瘤的肝叶切除。

5. 体外肝脏手术　有学者曾提出对不能采用常规或非常规肝切除方法切除的肝脏良性巨大肿瘤也可考虑施行体外肝脏手术，理由是这样的肝脏储备功能良好，手术的耐受能力强。但肝脏良性肿瘤是否值得冒如此大的手术风险进行体外肝脏手术是争论的焦点。

（三）注意事项

考虑到肝脏良性肿瘤的生物学特点，大多数情况下在行肝切除术时通常不用考虑肿瘤复发和所谓"安全切缘"的问题，因此在切除肿瘤的同时应最大限度地保留正常肝脏组织，并尽可能地减少术中失血。在手术过程中，应注意到如下问题。

1. 局部切除　当肝脏占位病变与恶性肿瘤鉴别困难时，常以恶性肿瘤进行手术探查，因而主张施行规则性肝叶切除或有一定"安全切缘"的局部切除；但是，对于中央型和位于Ⅰ、Ⅷ段的 5 cm 以下小肿瘤因位置深，在操作时较为困难，手术风险高，仍应选择局部切除，以免患者因较小的良性肿瘤而损失大量肝组织或引发严重手术并发症。

2. 血流阻断　当肿瘤体积巨大时，应注意做好全肝血流阻断的准备。因为绝大多数此类肿瘤直接压迫下腔静脉和第一、第二肝门。由于肿瘤体积大，术中显露困难，肝内血管分布失常，术中较易损伤下腔静脉或肝静脉主干导致大出血。此外，在分离切除紧贴下腔静脉的肿瘤时，常可因肝短静脉处理不当而引发出血，常见肝短静脉结扎线脱落、钳夹止血不当而致使下腔静脉损伤。术中一旦出现下腔静脉或肝静脉主干出血，最好立即行全肝血流阻断并修复损伤血管，切不可在慌乱中盲目钳夹，以免造成更为严重的损伤。在注意控制出血的同时，还应注意对于巨大肝脏肿瘤，常已压迫周围胆管，在行半肝或扩大半肝切除时常易损伤肝内或肝外胆管，因此术中除仔细解剖辨认外，探查胆总管并置 T 形管引流是防止胆管损伤和术后胆漏的重要措施。对已明确发生严重肝胆管损伤者，应努力仔细修复后行 T 形管引流或改行胆肠 Roux - en - Y 内引流术，并在肝下放置较长一段时间的负压引流管。

（张　群）

第三节　原发性肝癌

原发性肝癌是一种常见的恶性肿瘤，为癌症致死的重要原因之一，全球每年发病人数达 120 万人。在世界范围内居男性常见恶性肿瘤第 7 位，居女性的第 9 位，在我国列为男性恶性肿瘤的第 3 位，仅次于胃癌、食管癌，女性则居第 4 位。原发性肝癌是非洲撒哈拉一带和东南亚地区最常见的恶性肿瘤之一。近年来，B 型和 C 型传染性肝炎在全球的流行导致了亚洲和西方国家肝癌发病率正快速升高。我国原发性肝癌的分布特点是：东南沿海高于西北和内陆；东南沿海大河口及近陆岛屿和广西扶绥地区，形成一个狭长、明显的肝癌高发带。通常，男性较女性更易罹患原发性肝癌，我国普查资料表明，男女之比约为 3：1。原发性肝癌可发生在任何年龄，但以中壮年为多见。据我国 3 254 例的统计分析，平均患病年龄为 43.7 岁，而非洲班图族人的平均年龄为 37.6 岁，印度为 47.8 岁，新加坡为 50 岁，日本为 56.6 岁，美国为 57 岁，加拿大为 64.5 岁；而在原发性肝癌高发地区主要发生在较年轻的人中，如莫桑比克 25～34 岁年龄组的男性肝癌发病率约为英、美同龄组白人的 500 倍。但在 65 岁以上年龄组中，前者发病率仅为后者的 15 倍。我国原发性肝癌的比例远较欧美为高。据卫健委统计，我国每年约 13 万人死于肝癌，占全球肝癌死亡总数的 40%。因此，研究原发性肝癌的病因、诊断和治疗是我国肿瘤工作的一项重要任务。

一、病因

原发性肝癌的病因迄今尚不完全清楚，根据临床观察和实验研究，可能与下列因素有关。

1. 乙型肝炎病毒（HBV） 一般说来，相关性研究已证实肝细胞癌的发病率与 HBsAg 携带者的流行率呈正相关关系。因为东南亚和非洲撒哈拉地区 HBsAg 流行率很高（超过 10%），所以这些地区的肝细胞癌发生率也是最高的。但在大部分欧美国家的人群中，肝细胞癌发病率低，其 HBsAg 携带者的流行率亦低。用克隆纯化的 HBV–DNA 杂交试验证明，由肝细胞癌建立的肝细胞系，肝细胞癌患者的恶性肝细胞以及长期无症状的 HBsAg 携带者肝细胞的染色体组中都整合进了 HBV–DNA。在非肝细胞癌患者中这种整合现象的存在表明整合不足以发生肝细胞癌。总之，在若干（不同的）人群中 HBV 和肝细胞癌之间的强度、特异性和一致性的关系，HBV 感染先于肝细胞癌发生的明确证据，以及来自实验室研究的生物学可信性，都表明 HBV 感染和肝细胞癌发生之间呈因果关系。

2. 黄曲霉素 黄曲霉素是由黄曲霉菌产生的真菌毒素。主要有四类：黄曲霉素 B_1 和黄曲霉素 B_2、黄曲霉素 G_1 和黄曲霉素 G_2。在动物实验中证明黄曲霉素有很强的致癌作用。其中黄曲霉素 B_1 的作用最显著，但对人的致癌作用证据尚不足。不过，流行病学调查资料表明，随着饮食中黄曲霉素水平的增加，肝癌发生率也随之增高。

3. 肝硬化与肝细胞癌 肝硬化与肝细胞癌的关系密切，据 1981 年全国肝癌协作组收集的 500 例病理资料，肝硬化的发生率为 84.4%，而肝硬化亦绝大多数属于大结节型的坏死后肝硬化。大结节性肝硬化常见于非洲和东南亚地区，这些地区为肝细胞癌的高发区。而小结节性肝硬化常见于欧洲和美国的肝细胞癌低发区。大结节性肝硬化的产生多半与 HBV 有关，并趋向于亚临床，患病的第一信号通常与肝细胞癌有关。因此，有人总结肝癌的发病过程为急性肝炎—慢性肝炎—肝硬化—肝细胞癌。这进一步说明了 HBV 可通过启动致癌过程，或既充当启动因子又通过与肝硬化有关的肝细胞再生作为后期致癌剂，从而引起肝细胞癌。

4. 其他 遗传因素是值得进一步探讨的，江苏启东市调查 259 例肝癌患者家族，发现家族有 2 人以上患肝癌的有 40 个，占 15.4%。非洲班图族肝细胞癌多见，而居于当地的欧洲人则肝癌少见。另外，还有较多致癌很强的化学物质——亚硝胺类化合物可以诱发原发性肝细胞癌。肝癌患者中约有 40% 有饮酒史，吸烟致癌的系列研究中某些观察结果表明，肝细胞癌有中等程度增高。有人提示血吸虫与肝癌也有联系。众所周知，在口服避孕药的妇女中患肝细胞腺瘤的危险性增加。综上所述，原发性肝癌的演变过程是多种多样的，因此，对其病因尚无法做出肯定性结论。

二、病理

原发性肝癌大体形态可分为三型：结节型、巨块型和弥漫型（图 3–3），其中以结节型为多见。结节型肿瘤大小不一，分布可遍及全肝，多数患者伴有较严重的肝硬化。早期癌结节以单个为多见，多发癌结节的形成可能是门静脉转移或癌组织多中心发生的结果，本型手术切除率低，预后也较差。巨块型呈单发的大块状，直径可达 10 cm 以上，也可由许多密集的结节融合而成，局限于一区，肿块呈圆形，一般比较大，有时可占据整个肝叶。巨块型肝癌由于癌肿生长迅速，中心区容易发生坏死、出血，使肿块变软，容易引起破裂、出血等并发症。此型肝癌也可伴有肝硬化，但一般较轻。弥漫型肝癌较少见，有许多癌结节散布全肝，呈灰白色，有时肉眼不易与肝硬化结节区别，此型发展快，预后差。

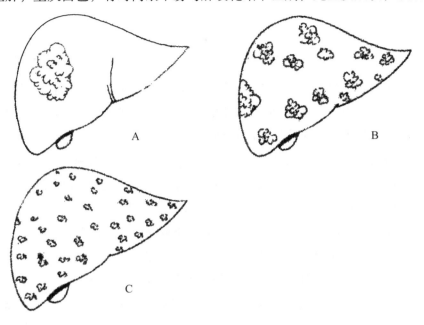

图 3 - 3　原发性肝癌的大体类型
A. 巨块型；B. 结节型；C. 弥漫型

中国肝癌病理协作组根据 500 例尸检肝癌大体特征的研究，提出了四大型六亚型的分类法。①弥漫型：小癌结节弥漫性地散布于全肝，因而此种类型仅在肝癌尸检病例中可以见到。②块状型：癌块直径在 5 ~ 10 cm 之间，超过 10 cm 为巨块型。根据癌块的数量与形态又分为单块状型、融合块状型和多块状型 3 个亚型。③结节型：癌结节直径在 3 ~ 5 cm 之间，又分为单结节型、多结节型和融合结节型 3 个亚型。④小癌型：单个或双个癌结节，直径小于或等于 3 cm。血清甲胎蛋白阳性者在肿瘤切除后转为正常。从病理组织来看，原发性肝癌也可分为 3 类：肝细胞型、胆管细胞型和二者同时出现的混合型。肝细胞癌占绝大多数，为 85% 以上。癌细胞呈圆形或多角形，核大而核仁明显，胞浆丰富呈颗粒状，癌细胞排列成索状或巢状，尤以后者为多见。胆管细胞型肝癌多为单个结节，极少并发肝硬化，血清 AFP 阴性。肿瘤因含有丰富的纤维间质而呈灰白色，质地实而硬。肝细胞癌与胆管细胞癌同时存在，称为混合型肝癌。两种癌细胞成分可以在一个结节中不同区域或混合存在，通常认为源自同一细胞克隆。混合型肝癌多并发肝硬化，在临床上更多地表现出肝细胞癌的特征。

Anthony 根据 263 例肝细胞癌的细胞形态、排列以及间质多少的不同，将肝细胞癌分为 4 型。①肝细胞型 (77.7%)：癌细胞的形态及其排列与正常肝细胞极为相似。②多形细胞型 (11.4%)：此型癌细胞多种多样，排列不规则，成窦性团块，无小梁和血窦。③腺样型 (7.2%)：癌细胞呈腺管状结构。④透明细胞型 (1.5%)：癌细胞似透明细胞，内含有糖原和脂肪。胆管细胞癌较少见，细胞多呈立方形或柱状，排列形成大小不一的腺腔。混合型最少见，癌细胞的形态部分似肝细胞，部分似胆管细胞，有时混杂，界线不清。

原发性肝癌极易侵犯门静脉和肝静脉引起血行转移，肝外血行转移至肝门淋巴结最多，其次为胰周、腹膜后、主动脉旁及锁骨上淋巴结。此外，向横膈及附近脏器直接蔓延和种植性转移也不少见。

三、临床表现

原发性肝癌的临床表现和体征多种多样，往往在患者首次就诊时多已属晚期。主要原因是除了肝癌生长迅速，在某些病例中肿瘤倍增时间可短至 10 日内，另外，肝脏体积大意味着肿瘤在被感觉到或侵犯邻近的脏器结构前必定已达到相当大的体积；肝脏大的储备量，使大部分肝脏组织被肿瘤替代前不会出现黄疸和肝功能衰竭。因此，肝细胞癌起病隐匿，并在早期处于静止阶段，难以做出早期诊断；加之缺乏特异性症状与体征，肝脏深藏于肋缘内，触诊时手难于触及，况且肝功能生化检查缺乏特异性变化等综合因素，皆延迟了肝癌的进一步诊断。到发展为大肝癌方式治疗，已无法改变其不良预后。由于肝细胞癌自发地表现出症状时预后已很差，近年来，人们越来越多地把注意力集中到早期诊断上，采用血清 AFP 检测、B 超检查、CT、MRI 等有助于早期发现。在高危人群的普查中，可以发现几乎无症状的小肝癌，即所谓的"亚临床期肝细胞癌"。肝癌常见的临床表现是肝区疼痛、肝大或腹胀、食欲减退、消瘦、乏力和消化道症状等。

1. 肝区疼痛　是最常见的症状和最常开始的主诉。疼痛多为持续性隐痛、钝痛、胀痛，有时可散发至背部，或牵涉到右肩痛。如疼痛逐渐加重，经休息或治疗仍不见好转，应特别警惕是否患肝癌的可能。疼痛多是癌肿迅速生长使肝包膜紧张所致。如突然发生剧烈的腹痛并伴有腹膜刺激征和休克，多有肝癌破裂的可能。肝硬化患者出现原因不明的上腹部疼痛时，应当怀疑肝细胞癌的可能。

2. 腹胀　患者可因腹胀症而自动减食而加速消瘦，体重减轻。当患者腹围增大或全腹胀时，应考虑有中等或大量腹腔积液。在肝硬化患者中出现原因不明的肝大或腹腔积液（尤其是血性腹腔积液），应警惕肝细胞癌发生的可能。门静脉或肝静脉癌栓，可出现顽固性腹腔积液或腹胀。

3. 食欲减退、恶心、呕吐等消化道症状　典型的肝细胞癌的症状是上腹部疼痛伴不同程度的虚弱、乏力、厌食、消瘦和腹胀，其消化道症状诸如恶心、呕吐、便秘、腹泻和消化不良亦可出现，但这些非特异性表现对诊断帮助甚微。

4. 发热　肝区疼痛或不明显原因的发热应怀疑肝癌的可能，因为巨块型肝癌易发生坏死，释放致热原进入血液循环引起发热。

临床上常见的肝癌患者的体征以肝肿大为主要症状占 94% 以上。如患者在短期内肝脏迅速肿大，肋下可触及肿块，质硬有压痛，表面光滑或有结节感，更易诊断。如肿块位于肝的下部则比较容易扪到，如肿块位于膈顶部，可见右膈肌上抬，叩诊时浊音界也抬高，有时膈肌固定或运动受限，甚至出现胸腔积液。晚期肝癌可出现脾大，这是因为原有长期肝硬化病史，脾大是由门静脉高压所引起。脾在短期内增大应警惕门静脉癌栓阻塞的可能性。

除上述症状和体征外，有临床肝硬化背景的患者可能出现黄疸，初诊时黄疸可能为轻度，随着病程的发展，黄疸逐渐加深。黄疸多见于弥漫型或胆管细胞癌。癌肿结节压迫胆管或因肝门区淋巴结肿大压迫胆管时，均可出现黄疸。当肝硬化严重而有肝癌的患者还可出现一系列肝硬化的症状，如鼻出血、牙龈出血，以及门静脉高压所致的呕血或黑便等。

由于肝癌的早期症状和体征不明显，而且部分患者无症状和体征，所以早期普查已越来越受到重视。

四、诊断

1. 诊断标准 2001 年 9 月在广州召开的第八届全国肝癌学术会议上通过的肝癌诊断标准。

（1）AFP≥400 μg/L，持续 4 周，能排除妊娠、生殖腺胚胎源性肿瘤、活动性肝病及转移性肝癌，并能触及肿大、坚硬及有大结节状肿块的肝脏或影像学检查有肝癌特征的占位性病变者。

（2）AFP<400 μg/L，能排除妊娠、生殖系胚胎源性肿瘤、活动性肝病及转移性肝癌，并有两种影像学检查有肝癌特征的占位性病变或有两种肝癌标志物［DCP、GGTⅡ、α－L－岩藻糖苷酶（AFU）及 CA19－9 等］阳性及一种影像学检查有肝癌特征的占位性病变者。

（3）有肝癌的临床表现并有肯定的肝外转移病灶（包括肉眼可见的血性腹腔积液或在其中发现癌细胞）并能排除转移性肝癌者。

肝细胞癌治疗历经令人失望的漫长岁月后，在过去 20 多年间迎来了诊断和治疗方面的重大进展。自从采用 AFP 检测以来，肝癌的诊断水平又有了迅速提高，我国临床诊断的正确率已达 90% 以上。尤其是肿瘤影像技术的显著进步，如血管造影术、CT 和超声显像术再加上 MRI 使肝癌的早期诊断变得更容易。但肝癌早期症状不明显，中晚期症状多样化，AFP 检测虽然对原发性肝癌诊断有特异性，但在临床上有 10%~20% 的假阴性，因此，在肝癌的诊断过程中，医务人员必须根据详细的病史、体格检查和各项化验检查以及某些特殊检查结果加以认真分析，从而做出正确的诊断。

肝癌多见于 30 岁以上的男性，但在肝癌多发地区，发病年龄高峰移向更年轻人群，这与肝炎发生于年轻人群的流行病学特点相吻合。据我国统计 3 254 例，平均为 43.7 岁；非洲班图族人的平均发病年龄为 37.6 岁，在美国则为 57 岁。故在多发地区肝癌的高发率主要是发生在较年轻的患者。

2. 免疫学检查 肝癌诊断上的突破性进展是肿瘤标志物 AFP 的发现。1956 年 Abelev 利用新生小鼠血清为抗原，制备成抗血清，首先在带有移植性肝细胞癌的小鼠血清中发现此种胚胎性血清蛋白。1964 年 Tatarinov 首先证实原发性肝癌患者血清中存在 AFP。此后，血清的 AFP 检测试验便广泛用于临床上诊断原发性肝癌。

AFP 是在胚胎时期在肝实质细胞和卵黄囊中合成的，存在于胎儿血清中，在正常成人血清中一般不存在这种蛋白，即使有也是极微量。但当发生肝细胞癌时，在血清中又出现这种蛋白。肝细胞癌具有合成 AFP 的能力，对诊断原发性肝癌提供了有力依据。我国率先使用 AFP 测定进行大规模的肝癌普查，在临床诊断亚临床期肝癌积累了大量资料，阳性率达 72.3%，于是给原发性肝癌的早期诊断及早期手术开辟了道路。

肝细胞癌的分化程度与 AFP 也有一定的关系，高度分化及低度分化的肝细胞癌或大部分肝细胞癌变性坏死时，AFP 的检测结果可呈假阴性。有人在分析临床病例的基础上归纳了以下几点：①AFP 在肝细胞癌患者血清中出现占 60%~90%，但在胆管细胞癌患者不出现。②AFP 在肝转移癌的患者中不出现。③肝脏的良性肿瘤和非肿瘤造成的肝病患者中不出现 AFP。④经手术完全切除肝细胞癌后，血清中 AFP 即消失，随访过程中，AFP 又出现阳性时，说明癌肿复发。

目前常用的 AFP 检测方法是抗原抗体结合的免疫反应方法。临床上常用的琼脂扩散和对流免疫法是属于定性的诊断方法，不很灵敏，但比较可靠，特异性高，肝癌时的阳性率大于 80%，若用比较灵敏的放射免疫法测定，可有 90% 的患者显示有不同程度的血清 AFP 升高。各种不同方法能测得的血中 AFP 含量的范围如下：

琼脂扩散法 >2 000 μg/L。

对流免疫法 >300 μg/L。

反向间接血凝法 >50 μg/L。

火箭电泳法 >25 μg/L。

放射免疫法 >10 μg/L。

AFP 假阳性主要见于肝炎、肝硬化，占所有"假阳性"的 80%。另外，生殖腺胚胎癌因含卵黄囊成分，故可以产生一定量的 AFP。除此之外，胃肠道肿瘤，特别是有肝转移者也可能有 AFP 假阳性出现。

血清 AFP 虽是诊断 HCC 的可靠指标，但存在着较高的假阳性或假阴性。随着分子生物学的发展，已经可以采用反转录聚合酶链式反应（RT-PCR）来检测外周血 AFP mRNA，其灵敏度比放射免疫法还高，有助于肝癌早期诊断、肝癌转移或术后复发的监测。

除 AFP 诊断肝癌以外，较有价值的肝癌标志物探索正方兴未艾。

（1）AFU：AFU 属溶酶体酸性水解酶类，主要生理功能是参与岩糖基的糖蛋白、糖脂等生物活性大分子的分解代谢。1980 年法国学者 Deugnier 等研究发现，原发性肝癌患者血清 AFU 升高。AFU 超过 110 nKat/L（1 nKat = 0.06 IU）时应考虑为肝细胞癌。在 AFP 阴性的病例中，有 70% ~ 85% 出现 AFU 的阳性结果，在小肝癌病例血清 AFU 的阳性率高于 AFP，因此同时测定 AFU 与 AFP，可使 HCC 的阳性检出率从单侧的 70% 提高至 94%。AFP 阴性和 AFP 升高而不足以诊断 HCC 患者，其血清 AFU 的阳性率达 80.8%。肝组织活检证实为 HCC 患者，血清 AFU 的阳性率（67%）为 AFP 阳性率（20%）3 倍以上。因此，AFU 测定对 AFP 阴性和小细胞肝癌的诊断价值更大。

（2）CA19-9：它是一种分子量为 5 000 kD 的低聚糖类肿瘤相关糖类抗原，其结构为 Lea 血型抗原物质与唾液酸 Lexa 的结合物。CA19-9 为消化道癌相关抗原，是胰腺癌和结、直肠癌的标志物。血清 CA19-9 阳性的临界值为 37 kU/L。肿瘤切除后 CA19-9 浓度会下降；如再上升，则可表示复发。结直肠癌、胆囊癌、胆管癌、肝癌和胃癌的阳性率也会很高。若同时检测 CEA 和 AFP 可进一步提高阳性检出率。

（3）癌胚抗原（CEA）：正常 <2.5 μg/L。原发性肝癌可有升高，但转移性肝癌尤多。

（4）碱性磷酸酶（AKP）：正常 <13 金氏单位，肝癌中阳性率 73.7%，肝外梗阻 91.2%。同工酶 AKP 为肝癌特异，原发性肝癌 75% 阳性，转移肝癌 90% 阳性。

（5）γ-谷氨酰转肽酶（γ-GTP）：正常 <40 单位，肝癌及梗阻性黄疸皆可升高。

（6）5′-核苷酸磷酸二酯同工酶 V（5′-NPD-V）：原发性肝癌 70% 阳性，转移性肝癌 80% 阳性。

（7）铁蛋白：正常值 10 ~ 200 μg/L，肝癌中升高占 76.3%，有报道在 AFP <400 μg/L 的肝癌病例中，70% 铁蛋白 >400 μg/L。从以上介绍不难看出，除 AFP 外，目前常用的肝癌肿瘤标志物大多缺乏特异性，但有助于 AFP 阴性肝癌的诊断。

3. 超声检查　自超声显像问世以来，使肝占位性病变诊断取得了很大进展。目前，超声显像在检查小病灶如小肝细胞癌方面已成为不可缺少的手段，并正在继续完善以进一步提高分辨力。超声显像根据肿瘤的形状可分为结节型、巨块型和弥漫型三种。①结节型：肿瘤与肝实质分界明显，因此，肿瘤能清晰识别，该型肿瘤可为单发或多发。②巨块型：肿瘤通常较大，直径 5 cm 以上，虽然一般瘤体轮廓可辨，但较模糊。③弥漫型：瘤体不清晰，边界模糊，肝实质内呈弥漫性分布，可看到不均匀、粗糙的异常回声光点。

肝癌的超声回声类型有以下几种：①低回声，病灶回声比肝实质为低，常见于无坏死或出血，内质均匀的肿瘤。此型常见于小肝细胞癌、小的转移性肝癌及大的增生结节等。②周围低回声型，肿瘤以低回声环与肝实质清晰的分隔，其瘤体内部回声可较周围实质稍高或等同，或者高低混合。③高回声型，其内部回声一般比周围实质高，从组织学上可见肿瘤广泛坏死或出血，此型见于有脂肪变性的肝细胞癌。④混合回声型，瘤体内部为高低回声混合的不均匀区域，可能是在同一肿瘤中出现各种组织学改变所致，此型常见于大肝癌和大的转移性肝癌。超声可显示：直径 0.3 cm 的癌结节，直径 3 ~ 5 cm 的小肝癌肿瘤呈圆形或不规则圆形，主要见于结节型肝癌；直径 6 ~ 7 cm 的肝癌肿瘤呈卵圆形团块，多由数个结节融合，边缘可辨认或模糊不清，大于 8 cm 的巨块其形态多不规则；弥漫型肝癌多发生于肝硬化的基础上，肝弥漫性回声增强，呈密集或较密的粗颗粒状中小光点与强回声条索，其间散在多个细小的低回声结节；卫星样结节出现在肝癌大块病灶周围，癌灶部分包膜局部连续中断，有子结节突出；较大的低回声肿瘤边缘呈蚕食状，形态不整。小肝癌的超声表现为圆形、椭圆形，直径在 3 mm 以下的结节，分低回声（77.4%）、强回声（16.2%）和等回声（6.4%）。小肝癌的超声图像特征是癌周围有声晕：①低回声（或相对低、弱回声）型，显示后方回声可增强，低回声中仍有少许强光点；大的低回声结节较少见，生长慢，坏死不明显，有门静脉、小胆管中断现象。②强回声型，显示周围有声晕，边缘不规则，内部回声较肝组织增强。③等回声型，显示肿瘤周围有低回声声晕，厚 1 ~ 2 mm 或有薄的完整的包膜，侧方有声影，无内收表现，或后方回声稍强，内部回声不均匀。

4. CT 影像　　CT 是借助电子计算机重建不同组织断面的 X 射线平均衰减密度而形成影像。因 CT 是逐层次扫描而且图像密度分辨率高，故与常规的 X 射线摄影相比有很大优越性和特性。在各种影像检查中，CT 最能反映肝脏病理形态表现，如病灶大小、形态、部位、数目及有无病灶内出血坏死等。从病灶边缘情况可了解其浸润性，从门脉血管的癌栓和受侵犯情况可了解其侵犯性，CT 被认为是补充超声显像估计病变范围的首选非侵入性诊断方法。肝癌的 CT 表现，平扫表现：病灶几乎总是表现为低密度块影，部分病灶周围有一层更低密度的环影（晕圈征）。结节型边缘较清楚，巨块型和混合型边缘多模糊或部分清楚。有时也表现为等密度块影，极个别可呈高密度块影，衰减密度值与周围肝脏相似的肿瘤，无论肿瘤大小如何均难以为 CT 平扫所发现。因此，一般需增强扫描，其目的在于：①能更好地显示肝肿瘤。②发现等密度病灶。③有助于明确肿瘤的特定性质。增强表现：静脉注射碘造影剂后病灶和肝组织密度得到不同程度的提高，谓之增强。包括动态增强扫描和非动态扫描：①动态增强扫描，采用团注法动态扫描或螺旋 CT 快速扫描，早期（肝动脉期）病灶呈高密度增强，高于周围正常肝组织时间 10 ~ 30 秒钟，随后病灶密度迅速下降，接近正常肝组织为等密度，此期易遗漏；病灶密度继续下降肝组织呈低密度灶，此期可持续数分钟，动态扫描早期增强图易于发现肿块直径小于 1 cm 或 1 ~ 2 cm 的卫星灶，亦有助于小病灶的发现。②非动态扫描，普通扫描每次至少 15 秒钟以上，故病灶所处肝脏层面可能落在上述动态扫描的任何一期而呈不同密度，极大部分病灶落在低密度期，因此病灶较平扫时明显降低。门脉系统及其他系统受侵犯的表现：原发性肝癌门静脉系统癌栓形成率高，增强扫描显示未强化的癌栓与明显强化的血液间差异大，表现条状充盈缺损致门脉主干或分支血管不规则或不显影。少数患者有下腔静脉癌栓形成。肝门侵犯可造成肝内胆管扩张，偶见腹膜后淋巴结肿大、腹腔积液等。肺部转移在胸部 CT 检查时呈现异常，比 X 线胸片敏感。

近年来新的 CT 机器不断更新，CT 检查技术不断改进，尤其是血管造影与 CT 结合技术如肝动脉内插管直接注射造影剂作 CT 增强的 CTA、于肠系膜上动脉或脾动脉注射造影剂于门静脉期行 CT 断层扫描（CTAP），以及血管造影时肝动脉内注入碘化油后间隔 2 ~ 3 周行 CT 平扫的 lipiodol - CT 等方法，对小肝癌特别是肿瘤直径 1 cm 以下的微小肝癌的检出率优于 CT 动态扫描。但上述多种方法中仍以 CT 平扫加增强列为常规，可疑病灶或微小肝癌选用 CTA 和 CTAP 为确诊的最有效方法。

5. MRI　MRI 可以准确地了解腹部正常与病理的解剖情况，由于氢质子密度及组织弛豫时间 T_1 与 T_2 的改变，可通过 MRI 成像探明肝脏的病理状态。虽然肝组织成像信号强度按所受的脉冲序列而变化，但正常肝组织一般均呈中等信号强度。由于肝的血管系统血流流速快，在未注射造影剂的情况下就能清楚地显示正常肝内血管呈现的低信号强度的结构。肝细胞癌的信号强度与正常肝组织相比，按所使用的以获得成像的 MRI 序列而不同，肝细胞癌的信号强度低于正常肝组织用 MRI 成像可以证实肝细胞癌的内部结构，准确显示病灶边缘轮廓，清晰地描绘出肿瘤与血管的关系。由于正常肝组织与肝细胞癌的组织弛豫时间 T_1 与 T_2 的差别较显著，因此，MRI 成像对单发或多发病灶肝细胞癌的诊断通常十分容易。大部分原发性肝癌在 MRI T_1 加权像上表现为低信号，病灶较大者中央可见更低信号区，系坏死液在 T_2 加权像上多数病变显示为不均匀的稍高信号，坏死液化区由于含水增多显示为更高信号，包膜相对显示为等或高信号，原因是病变内含脂增多。含脂越多在 T_1 加权像上病灶信号越高。小部分原发性肝癌在 T_2 加权像上显示为等信号，容易遗漏病变，因而要结合其他序列综合确定诊断。部分小肝癌（肿瘤直径 <3 cm）出血后，病灶内铁质沉积，此种病变无论是在 T_1 加权像还是 T_2 加权像上，均显示为低信号。原发性肝癌病变中央区常因缺血产生液化坏死，MRI T_1 加权像上坏死区信号比肿瘤病变更低，在 T_2 加权像上则比肿瘤病变更高。MRI 对原发性肝癌包膜显示较 CT 好，由于包膜含纤维成分较多，无论在 T_1 加权像或 T_2 加权像均显示为低信号。尤其是在非加权像上，原发性病变表现为稍高信号，包膜为带状低信号，对比清晰，容易观察。文献报道极少数原发性肝癌病变由于肝动脉和门脉双重供血，在 CT 双期扫描时相中均显示为等密度不易被检出，MRI 由于其密度分辨率高，则可清楚显示病变。

6. 肝血管造影　尽管近年 CT、超声显像和磁共振显像学检查方面有许多进展，但血管造影在肝肿瘤诊断与治疗方面仍为一重要方法。唯有利用肝血管造影才能清晰显示肝动脉、门静脉和肝静脉的解剖图。对肿瘤直径 2 cm 以下的小肝癌，造影术往往能更精确迅速地做出诊断。目前国内外仍沿用 Seldinger 经皮穿刺股动脉插管法行肝血管造影，以扭曲型导管超选择法成功率最高，使诊断肝癌、了解肝动脉走向和解剖关系、导管插入肝总动脉或肝固有动脉可达到目的，如疑血管变异可加选择性肠系膜上动脉造影。如目的在于栓塞治疗，导管应尽可能深入超选择到达接近肿瘤的供血动脉，减少对非肿瘤区血供的影响。肝癌的血管造影表现如下。①肿瘤血管和肿瘤染色：是小肝癌的特征性表现，动脉期显示肿瘤血管增生紊乱，毛细血管期示肿瘤染色，小肝癌有时仅呈现肿瘤染色而无血管增生。治疗后肿瘤血管减少或消失和肿瘤染色变化是判断治疗反应的重要指标。②较大肿瘤可显示以下恶性特征：如动脉位置拉直、扭曲和移位；肿瘤湖，动脉期造影剂积聚在肿瘤内排空延迟；肿瘤包绕动脉征，肿瘤生长浸润使被包绕的动脉受压不规则或僵直；动静脉瘘，即动脉期显示门静脉影；门静脉癌栓形成，静脉期见到门静脉内有与其平行走向的条索状"绒纹征"，提示门静脉已受肿瘤侵犯，有动静脉瘘同时存在时此征可见于动脉期。血管造影对肝癌检测效果取决于病灶新生血管多少，多血管型肝癌的肿瘤直径即使在 20 cm 以下或更小亦易显示。近年来发展有数字减影血管造影（DSA），即利用电子计算机把图像的视频信号转换成数字信号，再将相减后的数据信号放大转移成视频信号，重建模拟图像输出，显示背景清晰、对比度增强的造影图像。肝血管造影检查意义不仅在诊断、鉴别诊断，而且在术前或治疗前用于估计病变范围，特别是了解肝内播散的子结节情况；血管解剖变异和重要血管的解剖关系以及门静脉浸润可提供正确客观的信息，对判断手术切除可能性和彻底性以及决定合理的治疗方案有重要价值。血管造影检查不列入常规检查项目，仅在上述非创伤性检查不能满意时方考虑应用。此外血管造影不仅起诊断作用，有些不宜手术的患者可在造影时立即进行化疗栓塞或导入抗癌药物或其他生物免疫制剂等。

7. 放射性核素显像　肝胆放射性核素显像是采用 γ 照相或单光子发射计算机断层仪（SPECT）。近年来为提高显像效果，致力于寻找特异性高、亲和力强的放射性药物，如放射性核素标记的特异性强的抗肝癌的单克隆抗体，有关的肿瘤标志物的放射免疫显像诊断已始用于临床，可有效地增加放射活性的癌/肝比；^{99m}Tc - 吡多醛五甲基色氨酸（^{99m}Tc - PMT）为一理想的肝胆显像剂，肝胆通过时间短，肝癌、肝腺瘤内无胆管系统供胆汁排泄并与 PMT 有一定亲和力，故可在肝癌、肝腺瘤内浓聚停留较长时间，在延迟显像（2 ~ 5 小时）时肝癌和肝腺瘤组织中的 ^{99m}Tc - PMT 仍滞留，而周围肝实质细胞中已排空，使癌或腺瘤内的放射性远高于正常肝组织而出现"热区"，故临床应用于肝癌的定性定位诊断，如用于 AFP 阴性肝癌的定性诊断，鉴别原发性和继发性肝癌，肝外转移灶的诊断和肝腺瘤的诊断。由于肝细胞癌阳性率仅 60% 左右，且受仪器分辨率影响，肿瘤直径 2 cm 以内的病变尚难显示，故临床应用尚不够理想。

五、治疗

原发性肝癌是我国常见的恶性肿瘤，近年来诊断和治疗水平有了很大的提高。目前对肝癌的治疗和其他恶性肿瘤一样，采用综合疗法，包括手术切除、放射治疗、化学药物治疗、免疫疗法及中医中药治疗等。一般对早期肝癌采取手术治疗为主，并辅以其他疗法，对暂时不能切除的肝癌可经肝动脉插管化疗栓塞缩小后再切除，明显增加了手术切除率，减少了手术死亡率。因此，如何及时、正确地选用多种有效的治疗方法，或有计划地组合应用，是目前十分值得重视的问题。

1. 手术治疗　目前全球比较一致的意见是：外科手术切除仍是治疗肝癌的首选方法和最有效的措施。现代科技的高速发展，带动了外科技术的迅速进步，也使人们对肝癌切除概念不断更新。当今的肝脏外科已不存在手术禁区。

2. 射频消融术（RFA）　RFA 引入我国只是近几年的事，但早在 20 世纪 80 年代中期，日本学者就已将其应用于临床。只不过当时是单电极，肿瘤毁损体积小，疗效也欠佳。经过改良，RFA 双电极、伞状电极、冷却电极、盐水增强电极等陆续面世，使 RFA 在临床上的应用有了质的飞跃。其治疗原理为：插入瘤体内的射频电极，其裸露的针尖发出射频电流，射频电流是一种正弦交流电磁波，属于高频电流范围。此电流通过人体时，被作用组织局部由于电场的作用，离子、分子间的运动、碰撞、摩擦产生热以及传导电流在通过组织时形成的损耗热，可使肿块内的温度上升到 70 ~ 110℃，细胞线粒体酶和溶酶体酶发生不可逆变化，肿瘤凝固性坏死。同时为了防止电极针尖部周围组织在高温下碳化影响热的传导，通过外套针持续向针尖部灌注冰水，降低其温度，以扩大治疗范围和增强疗效。对于肝癌并发肝硬化者，因为肝纤维组织多，导电性差，热量不易散发，可形成"烤箱效应"，所以 RFA 治疗原发性肝癌的疗效好于继发性肝癌。RFA 的最佳适应证为直径≤3 cm 的病灶，少于 5 个的肝血管瘤患者和原发性、继发性、术后复发性肝癌患者，特别是肿瘤位于肝脏中央区、邻近下腔静脉或肝门的肿瘤，肝功能不低于 Ⅱ 级，患者一般情况尚可。由于 RFA 有多电极射频针，实际上对肿瘤直径 5 cm 左右的患者也可进行治疗。每周治疗一次，每次治疗 1 ~ 3 个病灶，每个病灶治疗 12 ~ 15 分钟。肝癌治疗方面，RFA 治疗后肿瘤的完全凝固坏死率为 60% ~ 95%，肿瘤直径越小者完全坏死率越高。目前报道 RFA 治疗的最大肿瘤为 14 cm × 13 cm × 13 cm。多数临床病例报道 RFA 治疗后 1、3、5 年生存率不亚于手术组，且术后复发率显著低于手术组。另外，较 RFA 先应用于临床的经皮激光治疗和经皮微波固化治疗，其治疗原理与 RFA 相似，都是使肿瘤组织产生高温，形成坏死区，但插入瘤体内的光纤和微波电极周围组织，在温度升高后常伴随组织碳化，阻止了能量的输出，无法达到使肿瘤全部坏死的效果。两者治疗的适应证与 RFA 相似。RFA 以其适用范围广、痛苦小、安全、疗效可靠、可反复治疗，甚至可以在门诊进行治疗而成为微创治疗的新兴生力军。而经皮激光治疗和经皮微波固化治疗在肝脏外科中的应用似趋于冷落。但 RFA 治疗费用昂贵，并且难以与手术治疗的彻底性和乙醇瘤内注射治疗（PEI）的普及性相比，还有待于进一步发展和完善。

3. 乙醇瘤内注射治疗 对无法手术切除的原发性肝癌，可在 B 超引导下用无水乙醇注射治疗，这是一种安全有效的方法。

（1）适应证：无水乙醇适用于肿瘤直径 <2 cm 的肝癌，结节总数不超过 3 个的小肝癌患者。肿瘤直径 3 cm 以上的肝癌常有肿瘤包膜浸润或血管侵犯，可以获得满意疗效。

（2）术前准备：①应详细了解肝肿瘤的位置、大小、包膜与血管、胆管的关系，肝外血管侵犯和肝外转移情况。②术前检查肝、肾功能，出凝血机制。

（3）操作方法：设备及步骤如下。

1）操作设备：①超声导向设备，选用有导向穿刺装置的超声探头。②22 号穿刺细针或 PTC 细针。③99.5% 以上的纯乙醇、局部麻醉药等。

2）操作步骤：主要包括以下几步。①在 B 超引导下反复取不同方向体位比较，选择适宜穿刺部位穿刺进针点。②常规消毒铺巾。③穿刺针刺入皮内后在超声引导下向肿瘤部位穿刺，抵达肿瘤后拔出针芯，接上无水乙醇注射器，注入无水乙醇。较大的肿瘤可采用多方向、多点、多平面穿刺，注射操作者感到注射区内部有一定压力停止注射，退出穿刺针。为避免无水乙醇沿针道溢出刺激腹膜产生一过性疼痛，可在退针时注入局部麻醉药 2～3 mL 以减轻或防止疼痛。④乙醇注入剂量，直径 2 cm 以内的小肿瘤，一般 2～5 mL；肿瘤直径 3 cm 以上的肝癌，每次 10～20 mL。每隔 4～10 日，一般 7 日一次。如体质较好可以耐受者，可每周 2 次，一疗程 4～6 次。无水乙醇注射后不良反应少，有一过性局部灼痛，半数患者注射当日有低至中等发热。梗阻性黄疸患者穿刺易损伤胆管引起胆汁外漏，或穿刺后出血。近来随着超声设备不断地更新，技术操作水平的提高，超声介入治疗正向新的高度发展，已不仅限于瘤内乙醇注射方法，改进瘤内应用药物也多样化。经皮醋酸注射（PAI）和经皮热盐水注射（PSI）都是自 PEI 衍生出来的治疗方法。前者杀灭肿瘤的原理亦是使细胞蛋白质变性、凝固性坏死，但醋酸在瘤体内的均匀弥散优于无水乙醇；后者的治疗原理是利用煮沸的生理盐水直接杀灭肿瘤细胞，而热盐水冷却后成为体液的一部分，相对于无水乙醇和醋酸无任何不良反应。两者治疗的适应证与 PEI 相似。虽然有资料称 PAI 和 PSI 的疗效好于 PEI，但目前尚缺少它们的大宗临床病例报道，其近、远期疗效有待进一步观察。

（纪恋昶）

第四节 转移性肝癌

肝脏是恶性肿瘤转移最常见的靶器官。在欧美发达国家，由于原发性肝癌少见，转移性肝癌可多于原发性肝癌几十倍。而我国转移性肝癌与原发性肝癌的发病率相近。容易转移至肝脏的大肠癌、胰腺癌、肺癌和乳腺癌等，近年在我国均有明显上升的趋势，为此我国转移性肝癌也必将增多。

全身各种组织器官的恶性肿瘤均可通过血道、淋巴或直接浸润而转移至肝，但主要是通过门静脉或肝动脉。根据过去的统计，原上海医科大学 150 例转移性肝癌尸检中，来自消化道肿瘤者占 30.0%，来自造血系统肿瘤者占 29.3%，胸部肿瘤（肺、食管）占 18.7%，其余依次为泌尿系、女性生殖系、头颈部、乳腺、软组织等。在临床实践中，大肠癌的肝转移最常见，其预后也较好。

一、临床表现

转移性肝癌可在恶性肿瘤特别是腹腔脏器恶性肿瘤的手术前或手术时发现，但多数在术后随访时发现。术后随访时可因癌转移至肝出现症状而发现，也可在定期随访过程中通过肿瘤标记（如癌胚抗原 CEA、CA19 - 9 等）和/或影像医学（超声显像、CT 等）的监测而发现。少数以肝转移癌为首发症状就医而发现。也有发现转移性肝癌后至死未能查清原发癌者。

转移性肝癌可出现与原发性肝癌相仿的临床表现。但转移性肝癌多无肝病背景，多不合并肝硬化，故临床表现常较轻而不易早期发现。随肝转移癌的增大，可出现肝区痛、上腹胀、乏力、消瘦、发热、食欲不振及上腹肿块等。因多无肝病背景，故多无肝硬化相关的表现。扪诊时肝软而癌结节相对较硬，有时可扪到"脐凹"。其中不少患者有不明原因低热。晚期可出现黄疸、腹腔积液、恶病质。

如没有明确的原发癌史，患者可同时出现原发癌相关的临床表现。如原发癌来自大肠，患者可能同时有黑粪、大便带血、腹部游走性痛伴块物、腹部扪及肿块等。如原发癌来自肺，可出现咳嗽、痰中带血等。如原发癌来自胰腺，可能出现背痛、腹块、黄疸等。

二、辅助检查

1. 实验室检查　因多无肝病背景，故乙型和丙型肝炎病毒标记常阴性。早期肝功能检查大多正常，晚期可出现胆红素增高，γ - 谷氨酰转肽酶也常升高。AFP 检查常阴性，但少数消化道癌（如胃癌、胰腺癌）的肝转移 AFP 可出现低浓度升高。大肠癌肝转移者，CEA 常异常升高。因转移性肝癌来自大肠癌者最多，故一旦疑为转移性肝癌者，CEA 和 CA19 - 9 等应作为常规检查。在大肠癌手术后，CEA 的定期监测是早期发现肝转移的重要手段。

2. 影像学检查　影像学检查是转移性肝癌诊断所不能或缺者。最常用者为超声显像。通常可检出 1 cm 左右的肝转移癌肿瘤。转移性肝癌在超声显像中常表现为散在多发的类圆形病灶。小的转移癌多为低回声灶，大的肿瘤则多为高回声灶，有时可见中心为低回声，称"牛眼征"。彩色超声提示多数转移性肝癌的动脉血供较原发性肝癌少。CT 多不可缺少，它可提供更为全面的信息。转移性肝癌在 CT 上常表现为多发散在类圆形低密度灶。由于多数转移性肝癌的血管不如原发性肝癌丰富，注射造影剂后，病灶增强远不如原发性肝癌明显，有时仅见病灶周围略增强。MRI 也常用。

3. 原发癌的寻找　临床上一旦怀疑为转移性肝癌，如原先无明确的原发癌史，应在治疗前设法寻找原发癌。除上述 CEA 等外，如怀疑来自大肠癌者，可查大便隐血、纤维肠镜或钡剂灌肠。如怀疑来自胃癌者，可查胃镜或钡餐。如怀疑来自胰腺癌者，可查超声显像和/或 CT。如怀疑来自肺癌者，可查痰脱落细胞、胸片或 CT。如怀疑来自乳腺癌者也应不难发现。

三、诊断与鉴别

1. 临床诊断　①有原发癌史或证据。②有肝肿瘤的临床表现。③CEA 升高，而 AFP、HBsAg 或抗 HCV 常阴性。④影像学检查证实肝内实质性占位性病变，且常为散在分布、多发、大小相仿的类圆形病灶。细针穿刺活检证实为与原发癌病理相同的转移癌。

2. 鉴别诊断 包括以下几方面。

（1）原发性肝癌：多有乙型或丙型病毒性肝炎、肝硬化背景，但无原发癌史。AFP、乙肝或丙肝标记常阳性。影像学检查常有肝硬化表现，肝内实质性占位性病灶常为单个，或主瘤旁有卫星灶，瘤内动脉血供常较丰富，有时可见门静脉癌栓。

（2）肝血管瘤：无原发癌史。女性较多，发展慢，病程长，临床表现轻。CEA、AFP 均阴性。乙肝和丙肝标记常阴性，多无肝硬化背景。超声显像可单个或多个，小者常为高回声光团；大者可呈低回声灶，内有网状结构。CT 静脉相常见自外向中心的水墨样增强。核素肝血池扫描阳性。

（3）局灶性结节样增生：无原发癌史。CT 动脉相和静脉相均明显增强，有时可见动脉支供应。

（4）炎性假瘤：无原发癌史。超声显像常呈分叶状低回声灶。CT 动脉相和静脉相均无增强。

（5）肝脓肿：无原发癌史，常有肝外（尤其胆管）感染病史。常有炎症的临床表现，如寒战、发热、肝区痛、白细胞总数及中性粒细胞增多。超声、CT 可见液平。穿刺有脓液。

四、治疗

转移性肝癌的治疗主要有手术切除、经手术的姑息性外科治疗、不经手术的局部治疗、药物治疗，以及对症治疗。

1. 治疗方法的选择 转移性肝癌的治疗选择应考虑以下方面。①原发癌的情况：如原发癌已经进行根治性切除，对转移性肝癌的治疗应采取较积极的态度。如原发癌未治疗，通常应首先治疗原发癌，然后考虑转移性肝癌的治疗。如原发癌已有广泛播散，通常只进行对症治疗。②转移性肝癌的情况：除原发癌情况需首先考虑外，如转移性肝癌为单个病灶，应争取手术切除。如为 2～3 个病灶，仍可考虑手术切除。如为 3 个以上病灶，则考虑切除以外的经手术或不经手术的局部治疗。③全身情况：如全身情况较好，对转移性肝癌应采取积极的态度。如全身情况很差，则只宜进行对症治疗。

2. 手术切除 包括以下几方面。

（1）切除指征：①原发癌已进行根治性切除，或个别原发癌和单个肝转移癌有可能进行一期切除者。②肝转移癌为单个病灶或局限于半肝，或虽累及左右肝而结节数不超过 3 个，且转移灶的大小和所在部位估计技术上能切除者。③无其他远处转移灶。④全身情况可耐受肝转移癌的手术切除，无心、肺、肾严重功能障碍，无其他严重疾病（如糖尿病等）。⑤肝转移癌切除后较远期的单个复发性肝转移癌而无其他转移灶者。

（2）手术方式：手术切除方式与原发性肝癌者相仿。因转移性肝癌多不伴肝硬化，故可耐受较大范围的肝切除，包括扩大半肝切除，术中肝门阻断的时间也可延长。但通常有足够切缘的局部切除已能达到要求，过分强调规则性切除常弊多利少。

（3）手术时机：如可切除的原发癌尚未切除，对可切除的转移性肝癌的手术可同期或分期进行。凡患者能耐受者，可同期切除。如估计患者不能耐受，或二者的手术均较大，或不能确定肝转移癌为单个或 3 个以内，宜分期进行，通常在原发癌切除后数周待患者基本恢复后进行。

（4）手术切除的疗效：近年随着诊断技术（尤其是肿瘤标记和影像医学）的提高，尤其是原发癌术后随访的重视，不少转移性肝癌已能在尚无症状的亚临床期发现，使转移性肝癌的切除率明显提高，手术死亡率明显下降，切除的疗效也逐步提高。过去转移性肝癌手术切除以来自大肠癌者的疗效较好，近年非大肠癌肝转移切除的疗效也有提高。影响转移性肝癌手术切除疗效有诸多因素，如原发癌病期的早晚、转移癌数目的多少、CEA 水平的高低、同期出现或原发癌切除后延期出现（无瘤间期的长短）

肝转移等。但原发癌的生物学特性可能是十分重要的因素。

3. 切除以外的局部治疗　包括以下几方面。

（1）经手术的局部治疗：通常在腹部原发癌手术时发现有转移性肝癌而不宜切除者，可酌情行肝动脉结扎、插管，术后行化疗灌注或化疗栓塞。由于转移性肝癌的血供不少来自门静脉，也可并发门静脉插管，术后行化疗灌注。如转移灶数目不多，肿瘤不太大，亦可行术中液氮冷冻治疗。较小较少的肝转移灶，也可行术中微波治疗或术中无水乙醇瘤内注射。

（2）经导管动脉内化疗栓塞（TACE）：对多发转移性肝癌或肿瘤巨大而不能切除者，或患者不能耐受手术者，目前多采用 TACE。TACE 的疗效常取决于肿瘤的动脉血供和对化疗药物的敏感度。如动脉血供较多，碘化油在瘤内的浓聚程度也较好，疗效将好于动脉血供少者。化疗药物的敏感性则取决于原发癌的种类。通常转移性肝癌用 TACE 治疗的疗效常不如原发性肝癌的 TACE 治疗的疗效。TACE 对转移性肝癌在部分患者可延长生存期，但远期疗效多不理想。

（3）经皮瘤内无水乙醇注射：对转移性肝癌数目较少、肿瘤较小者可选用此法，但需施行多次。个别患者疗效不错。

（4）经皮射频治疗：近年出现的射频治疗，其肿瘤坏死的程度常优于无水乙醇注射。对转移性肝癌数目不多、肿瘤不太大者可选用。

（5）放射治疗：如转移性肝癌病灶比较局限，也可选用外放射治疗。复旦大学肿瘤医院曾报道 36 例转移性肝癌的放射治疗，其 3 年生存率为 9.7%。放疗的疗效也取决于肿瘤对放疗的敏感性。

4. 全身化疗、生物治疗和中医治疗　除个别原发癌对化疗敏感（如恶性淋巴瘤）者外，全身化疗对多数转移性肝癌疗效甚差。对来自消化道肿瘤的转移性肝癌，也可试用口服 5 - 氟尿嘧啶类药物，如替加氟、去氧氟尿苷等。生物治疗如 α 干扰素（IFN）也可试用，对肿瘤血管较多的肿瘤，IFN 有抑制血管生成的作用。其他如 IL - 2/LAK 细胞治疗等也可试用。近年还有胸腺素等，有助增强免疫功能。对不能切除的转移性肝癌，有时采用中医中药健脾理气之品，有助提高免疫功能、改善症状，甚或延长患者生存期。

五、预后

原发癌已切除的转移性肝癌，除单个或 3 个以下能切除者外，大多预后较差。转移性肝癌的预后取决于原发癌的部位、原发癌的切除与否、原发癌的生物学特性、转移性肝癌的数目和肝脏受侵范围的程度，以及治疗的选择等。如来自消化系统肿瘤的转移性肝癌，通常来自大肠癌者预后最好，来自胃癌者较差，来自胰腺癌者更差。

（纪恋昶）

第五节　肝脏损伤

一、概述

肝脏是人体最重要的脏器之一，结构复杂，质地脆弱，血液循环丰富，具有复杂和重要的生理功能。在上腹部和下胸部的一些损伤中常被波及。肝损伤在开放性腹部损伤中的发生率为 30% 左右，仅次于小肠伤和结肠伤而居第三位；在闭合性腹部损伤中占20%左右，仅次于脾损伤位居第二。虽然肝脏损伤的死亡率近年来随着治疗手段的完善和水平提高不断下降（10%～15%），但仍有许多挑战性的问题需要解决。

二、病因与损伤特点

（一）病因

暴力和交通事故是引起肝脏损伤的两大主要原因。在欧洲，肝脏钝性损伤占所有肝损伤的80%～90%，而在南非和北美开放性肝损伤分别占66%、88%。我国何秉益报道331例肝脏损伤，钝性肝损伤占77%。钝性肝损伤主要有以下三种类型：①右下胸或右上腹受直接暴力打击，使质地脆弱的肝脏产生爆震性损伤。②右下胸或右上腹受到撞击和挤压，使肝脏受挤压于肋骨和脊柱之间，引起碾压性损伤。③当从高处坠地时，突然减速，使肝脏与其血管附着部产生剪力，使肝脏和其血管附着部撕裂引起损伤。开放性肝损伤主要有刺伤和枪弹伤引起，后者常并发多脏器损伤。

（二）损伤特点

加速性损伤如交通事故、高空坠落等常引起Ⅴ、Ⅵ、Ⅶ、Ⅷ段损伤；上腹部直接暴力常引起肝脏中央部（Ⅳ、Ⅴ、Ⅷ段）损伤；下胸和脊柱的挤压伤常引起肝尾状叶（第Ⅰ段）的出血性损伤。肝损伤也常合并有多脏器损伤。肝脏损伤早期死亡原因为失血性休克，晚期死于胆汁性腹膜炎、继发性出血和腹腔感染等并发症。

三、诊断

（一）外伤史

开放性损伤的伤口部位和伤道常提示肝脏是否损伤，诊断较为容易。钝性腹部创伤时，尤其是右上腹、右下胸、右腰及胁部受伤时，局部皮肤可有不同程度的损伤痕迹，应考虑肝脏损伤的可能。在创伤严重、多处多发伤及神志不清的患者，有时诊断较为困难。

（二）临床表现

1. 腹痛　患者伤后自诉有右上腹痛，肝损伤患者的腹部症状可能不及胃肠道破裂消化液溢出刺激腹膜引起的症状严重，但当损伤肝周围积血和胆汁刺激膈肌时，可出现右上腹、右上胸痛和右肩痛。严重肝外伤腹腔大量出血时，引起腹胀、直肠刺激症状等。

2. 腹腔内出血、休克　是肝外伤后的主要症状之一。当肝脏损伤较严重，尤其是肝后腔静脉撕裂时，可在短时间内发生出血性休克，表现为面色苍白、出冷汗、脉搏细速、血压下降、腹部膨胀、神志不清和呼吸困难等一系列腹腔内出血的症状。但如果为肝包膜下破裂或包膜下血肿，则患者可在伤后一段时间内无明显症状，或仅有上腹部胀痛，当包膜下血肿进行性增大破裂时，则引起腹腔内出血，而出现上述的一系列症状。

3. 体格检查　上腹、下胸或右季肋部有软组织挫伤或有骨折；腹部有不同程度的肌卫、肌紧张、压痛和反跳痛腹膜刺激症状；肝区叩击痛明显；腹腔有大量积血时移动性浊音呈阳性；如为肝包膜下、中央部位血肿或肝周有大量凝血块时，则有肝浊音界扩大；听诊肠鸣音减弱或消失。

（三）辅助检查

1. 诊断性腹腔穿刺和腹腔灌洗　当肝脏损伤后腹腔内有一定出血量时，腹腔穿刺多数能获得阳性的结果，反复穿刺和移动患者体位可提高腹腔穿刺诊断率。腹穿阳性固然有助于诊断，但阴性结果并不排除肝脏有损伤。如腹穿阴性，又高度怀疑肝脏损伤时，可作腹腔灌洗，阳性提示腹腔内出血准确率达99%。

2. X线　腹部平片可显示肝脏阴影增大或不规则、膈肌抬高、活动受限，并可观察有无骨折，对诊断肝脏损伤有帮助。

3. CT　能清楚显示肝脏损伤的部位和程度、腹腔和腹膜后血肿，还可显示腹腔其他实质性脏器有无损伤，是目前应用最广、效果最好的诊断方法之一。Adan认为对比增强CT是诊断肝脏损伤的"金标准"。

4. B超　对诊断肝外伤有较高的诊断率和实用性。可显示肝破裂的部位，发现血腹、肝脏包膜下血肿和肝中央型血肿。Park报道在美国B超是诊断肝外伤最常用的诊断手段。Mckenney报道1 000例连续的闭合腹部损伤进行B超检查诊断的准确性为88%，特异性为95%。

四、治疗

（一）非手术治疗

Park总结文献报道有50%～80%肝外伤的出血能自行停止。随着脾外伤后采用保守治疗的报道不断增加，引起人们对肝外伤血流动力学稳定患者采用非手术治疗的关注，而且CT检查可对肝外伤采用非手术治疗提供较可靠的依据。早年只对损伤较轻的肝外伤采用非手术治疗，近年来对Ⅲ～Ⅴ级的肝外伤也可采用非手术治疗。Pachter总结报道了495例肝外伤采用非手术治疗的结果，成功率为94%，平均输血1.9 U，并发症发生率为6%，其中与出血有关的并发症仅为3%，平均住院时间为13天，并无与肝脏损伤相关的死亡。Crore对136例血流动力学稳定的肝外伤患者采用非手术治疗进行了前瞻性研究，用CT估计肝脏损伤的程度，结果24例（18%）实施了急诊手术，其余112例中12例保守治疗失败（其中有7例与肝损伤无关），另外100例成功地采用了非手术治疗，其中30%为Ⅰ～Ⅱ级的肝损伤，70%为Ⅲ～Ⅴ级的肝损伤。

非手术治疗的适应证：适用于血流动力学稳定的肝损伤患者。①肝包膜下血肿。②肝实质内血肿。③腹腔积血少于250～500 mL。④腹腔内无其他脏器损伤需要手术的患者，治疗方法主要包括卧床休息、限制活动，禁食、胃肠减压，使用广谱抗生素、止痛药物、止血剂，定期监测肝功能、复查腹部CT等。D'Amours对5例选择性病例通过内镜和介入治疗，取得了良好效果，但住院时间可能延长。保守治疗过程中一定要密切监测患者生命体征，反复复查B超，动态观察肝损伤情况和腹腔内积血量的变化。对于非手术治疗把握不大时则需慎重。

（二）手术治疗

尽管目前肝外伤采用非手术治疗有增加的趋势，但是绝大部分患者仍需要急诊手术治疗。如果可能，患者在急诊室就应得到复苏，肝脏枪弹伤和不论任何原因引起的血流动力学不稳定的肝外伤均应采用手术治疗。

手术治疗的原则为：①控制出血。②切除失活的肝组织，建立有效的引流。③处理损伤肝面的胆管防止胆漏。④腹部其他合并伤的处理。

手术切口的选择应考虑充分显露肝脏和可能的开胸术，因此，可选用上腹正中切口或右上腹经腹直肌切口，要显露肝右后叶时，可将腹部切口向右侧延长。

肝外伤后出血是最主要的死亡原因，因此，控制出血是肝外伤治疗的首要任务，常用的手术方法有以下几种。

1. 肝脏缝合术　这是治疗肝外伤最古老的方法，Kausnetzoff 在 1897 年就有报道。目前对 Ⅰ～Ⅱ级的肝外伤保守治疗失败的患者仍使用这一方法。适用于肝脏裂开深度不超过 2 cm 的创口。网膜加强，缝合时缝针应穿过创口底部，以免在创面深部遗留无效腔，继发感染、出血等并发症，并在肝周置烟卷和皮管引流。

2. 肝实质切开直视下缝合结扎术　这是一种对肝实质严重损伤采用的治疗技术。适用于肝实质深部撕裂出血、肝脏火器伤弹道出血、肝脏刺伤伤道出血等。阻断肝门，切开肝实质，用手指折断技术，即拇指、示指挤压法，用超声解剖的方法显露出血来源，结扎或钳夹肝内血管、胆管，直视下结扎、缝扎或修补损伤血管和胆管。此项技术具有并发症少、死亡率低的优点。Pachter 报道 107 例 Ⅲ～Ⅳ级肝损伤的患者采用肝实质切开，实质内血管选择结扎止血治疗，手术死亡率为 6.5%。Beal 报道一组患者成功率为 87%。

3. 肝清创切除术　适用于肝边缘组织血运障碍，肝组织碎裂、脱落、坏死，肝脏撕裂和贯通患者。与规则性肝段或肝叶切除相比，此手术能够保留尽量多的正常肝组织，并且手术时间短，因此是一种较有效的治疗肝外伤的方法。肝清创切除术的关键在于紧靠肝损伤的外周应用手指折断技术或超声解剖技术清除失活肝组织，结扎肝中血管和胆管。Ochsner 认为尽可能清除所有失活肝组织是减少术后发生脓肿、继发性出血和胆瘘的关键。有少数情况，某一肝段大的胆管破碎，虽然无血运障碍，也必须切除这一肝段，否则容易发生胆瘘。

4. 规则性肝段或肝叶切除术　此法开始于 1960 年，但由于死亡率高，现在使用较少。目前使用规则性肝段或肝叶切除治疗肝外伤的比例为 2%～4%，死亡率接近 50%。仅适用于一个肝段或肝叶完全性碎裂、致命性大出血肝叶切除是唯一的止血方法以及某些肝外伤处理失败再出血的患者。

5. 选择性肝动脉结扎术　虽然此项技术曾经非常普遍地用于肝外伤动脉出血的控制，但目前已很少运用，因为其他的止血方法已足以控制出血。目前对于复杂的肝裂伤、贯通伤、中央部破裂、大的肝包膜下血肿等经清创处理后，仍有大的活动性出血或不可控制的出血。在运用其他方法不能止血时，可采用结扎肝总动脉或肝固有动脉、肝左或肝右动脉而达到止血的目的。

6. 肝周填塞止血术　早在 1908 年 Pringle 报告用手法阻断肝十二指肠韧带，以暂时性控制肝出血，这一方法后来被称为 Pringle 手法。由于 Pringle 止血法效果是暂时性的，必须有后续方法才能巩固止血效果。后来 Halsted 于 1913 年总结了第一次世界大战肝外伤采用肝内纱布填塞的经验，即将纱布垫的一端用力插入肝脏裂伤的深部以达到压迫止血的目的，另一端通过腹壁引到体外。这种方法一直沿用到第二次世界大战，战后总结发现 91% 的肝外伤在剖腹探查时出血已停止，于是认为胆瘘和肝实质损害远大于出血。以 Madding 为首的一些学者主张剖腹探查、清创缝合止血治疗肝外伤。但严重肝外伤的死亡率仍在 50% 左右。20 世纪 80 年代 Felicino 等相继报道多篇腹腔填塞治疗肝外伤的文章，这一疗法得以重新评价，并更加合理和完善。

（1）肝周填塞止血的适应证：①肝外伤修复后或大量输血后所致的凝血障碍。②广泛肝包膜撕脱或肝包膜下血肿并有继续扩大趋势。③严重的两侧肝广泛碎裂伤、出血难以控制。④严重酸中毒伴血流动力学或心功能不稳定的患者，长时间低温情况下，肝外伤出血难以控制。⑤常规止血方法不能止血而又不能耐受范围广、创伤大的其他救治肝损伤的手术。⑥严重肝外伤、低血压时间大于 70 分钟，或输血超过 5 000 mL，患者伴有低温（<36.5℃）和酸中毒（pH <7.3）。⑦血源紧缺或设备技术限制等需

转院治疗。

（2）肝周填塞止血的方法：传统的填塞方法是使用纱布带填放于肝脏裂口的深部和表面，通过腹壁切口把纱布带尾端引出体外，便于术后逐渐拔除。这种纱布带松软，产生的压力不大，止血效果不尽满意，延期出血机会较大，故堵塞方法不理想。目前的填塞技术是在有计划剖腹术的情况下，把干的剖腹纱布垫直接填塞于受伤出血的肝脏创面上。关腹后腹腔产生一定的压力，直接作用于创面以达到压迫止血的目的。由于创伤肝出血 90% 来自静脉系统，因此，压迫止血可产生可靠的效果。为了预防填塞的纱布垫与肝脏创面黏着，取出时引起出血，可先填入一高分子材料织物将填塞的纱布垫与肝脏创面隔开。但由于此法易造成感染、败血症、胆瘘、继发性出血等并发症，因此，Stone 提出用带蒂大网膜填塞肝创面，因为大网膜是自源组织，有活性，不需再剖腹取出，败血症发生率低，适用于 Ⅰ、Ⅱ 级肝外伤的星状伤、深裂口和挫裂伤，对低压性静脉系统出血有良好效果。一般在术后 3~5 天尽早取出纱布垫修复和重建器官功能，以减少并发症的发生。Morris 报道术后常见并发症的发生率为 39%。另外，纱布拔出时间要足够长，时间短则易引起再出血，一般认为纱布可在 7~15 天逐步拔除。纱布周围可置数根引流管及时将肝脏创面周围渗出物引出，以免继发感染引起严重后果。

7. 可吸收网包裹法　近年来 Steven、Jacobson、Ochsner、Brunet、Shuman 等相继报道了用可吸收的聚乙醇酸或羟乙酸乳酸聚酯（polyglactin）制成的网包裹破损严重的肝左叶或肝右叶甚至两叶，达到止血目的。（图 3-4）与肝周填塞相比，并发症少，不需再次手术。当用此法包裹右叶时为预防胆囊壁坏死，必须做胆囊切除。到目前为止，可吸收网包裹法止血临床经验有限，对 Ⅲ~Ⅴ 级肝外伤患者使用死亡率为 20% 左右，进一步的评估还需积累一定量的临床病例。

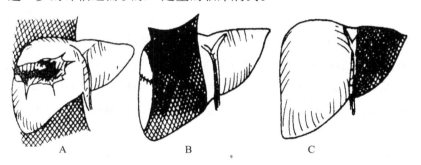

图 3-4　可吸收网包裹法

A. 肝右叶破裂；B. 利用可吸收网包裹；C. 肝左叶可吸收网包裹

8. 肝周静脉损伤止血法　因解剖位置的关系，肝周静脉损伤处理相当困难，往往出血十分凶猛，难以用常规止血方法达到止血目的。以下方法可供选择。

（1）房-腔转流止血法：当采用 Pringle 手法不能控制出血，搬动肝叶从肝后汹涌出血时，诊断为肝周大静脉损伤出血。此时，应用纱布垫暂时填塞，立即劈开胸骨进胸，用 Satinsky 血管钳夹阻右心房，切开右心房，插入胸腔引流管，在导管相当于右心房和肾下腔静脉开口处导管各开一个孔。分别在肾静脉上和肝上下腔静脉上用阻断带结扎，以使下半身静脉血回流和减少从腔静脉或肝静脉破裂口的出血，然后修补损伤的血管，达到永久性止血的目的。（图 3-5）

（2）下腔静脉插入分流管止血法：在肾静脉上方、下腔静脉前壁做一小切口，向上插入一端带有气囊的硅胶管，将气囊置于膈上方，管的另一端开两个侧孔。然后在肾静脉上方用阻断带扎住下腔静脉，气囊内注入等渗盐水 30 mL，使下腔静脉血流经导管回心脏。此时还应阻断肝门血流，使肝循环暂时完全停止。出血暂时控制后，即可分离肝脏，显露出破裂的肝静脉主干或下腔静脉，直视下予以缝合修补。

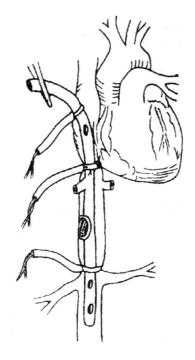

图3-5　肝后腔静脉损伤修补术

（3）四钳法全肝血流阻断法：在常温下同时阻断腹主动脉、第一肝门、肝上和肝下腔静脉，使损伤的肝后腔静脉或肝静脉隔离，修补损伤静脉，达到永久止血的目的。修复血管完成后按钳夹阻断的相反顺序松开血管钳，总的阻断时间以30分钟为安全。

（陈　彦）

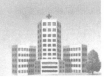

第四章 胆管疾病

第一节 胆管闭锁

一、概述

　　胆管闭锁并非少见疾病，至少占有新生儿长期阻塞性黄疸的半数病例，8 000～14 000 个存活出生婴儿中有 1 个有胆管闭锁。但地区和种族有较大差异，以亚洲报道的病例为多，男女之比为 1：20。

　　以往认为胆管闭锁难以治疗，必将死于感染和肝功能衰竭。自 Kasai 首创的手术方法取得成功以来，疗效获得显著提高，7 篇报道 562 例，存活 206 例。目前主要是争取早期诊断和早期手术，可能获得更多的存活机会。在日龄 60 天以内手术者，生存率可达 75%；而 90 天以后接受外科治疗者降至10%。因此，对于新生儿、乳儿的阻塞性黄疸疾患应行早期筛选，以期做出早期诊断。

（一）病因

　　在病因方面有诸多学说，如先天性发育不良学说、血运障碍学说、病毒学说、炎症学说、胰胆管连接畸形学说、胆汁酸代谢异常学说、免疫学说等。病因是一元论，还是多元论，至今尚无定论。

　　早年认为胆管闭锁的发生类似十二指肠闭锁的病因。胆管系的发育过程，亦经过充实期、空泡期和贯通期三个阶段。胚胎在第 5～10 周时如果发育紊乱或停顿，即可形成胆管闭锁畸形。可是，从现实观察有许多不符之处，首先在大量流产儿和早产儿的解剖中，从未发现有胆管闭锁；其次，常见的先天发育异常，如食管闭锁、肛门闭锁等多伴有其他畸形，而胆管闭锁恒为一种孤立的病变，很少伴发其他畸形，罕有伴同胰管闭锁是明显的对比。黄疸的延迟发病和完全性胆汁淤积的渐进性征象（大便从正常色泽变为灰白色），就此怀疑胆管闭锁不是一种先天发育畸形，而是在出生前后不久出现的一种疾病。

　　近年发现以下事实：①第一次排出的胎粪，常是正常色泽，提示早期的胆管是通畅的；个别病例在出现灰白色粪便之前，大便的正常颜色可以持续 2 个月或更长时间。肝门区域的肝内胆管亦是开放的，以上现象提示管腔闭塞过程是在出生之后发生和进展的。②特发性新生儿胆汁淤积的组织学特征，具有多核巨细胞性变。有的病例曾作多次肝脏活组织检查，先为新生儿肝炎，后发展为胆管闭锁，尤其在早期（2～3 个月前）作活检者。③从肝外胆管闭锁病例所取得的残存胆管组织做病理检查，往往发现有炎性病变，或在直视或镜下可见到中心部萎陷的管道结构或腺样结构含有细小而开放的管腔。因此，认为胆管闭锁是由于传染性、血管性或化学性等因素，单一或合并影响在宫内胎儿的肝胆系统。由于炎性病变大的胆管发生管腔闭塞、硬化或部分消失，病变可进展至出生之后，由于不同的病期长短和肝内病变的严重程度，肝外胆管可全部、部分或一段闭塞。

此概念是新生儿肝炎与胆管闭锁属于同一范畴，是一种新生儿梗阻性胆管疾病，可能与遗传、环境和其他因素有关。因而，胆管闭锁与新生儿肝炎两者的鉴别非常困难，且可以同时存在，或者先为肝巨细胞性变而发展为胆管闭锁。原发病变最可能是乙型肝炎，它的抗原可在血液中持续存在数年之久。因此，母亲可为慢性携带者，可经胎盘传给胎儿，或胎儿吸入母血而传染。在病毒感染之后，肝脏发生巨细胞性变，胆管上皮损坏，导致管腔闭塞，炎症也可产生胆管周围纤维性变和进行性胆管闭锁。

Landing 将新生儿肝炎综合征和胆管闭锁统称为"婴儿阻塞性胆管病"，根据病变累及部位分为 4型：①当病变仅累及肝脏时，为新生儿肝炎。②若炎症累及肝外胆管而成狭窄但未完全阻塞者，即所谓胆管发育不良，有时这种病变可能逐渐好转，管腔增大，胆管恢复通畅。有时炎症继续发展导致胆管完全阻塞成为胆管闭锁。③若阻塞在肝管或胆囊及胆总管的远端，则为"可治型"胆管闭锁。④若肝外胆管严重受累，上皮完全损坏，全部结构发生纤维化，胆管完全消失，仅有散在残存黏膜者是"不可治型"胆管闭锁。认为这种原因造成的胆管闭锁占有 80% 病例，而纯属胆管先天性发育异常引起的胆管闭锁仅有 10%。先天原因造成者常伴有其他先天性畸形。

（二）病理

一般将胆管闭锁分为肝内和肝外两型。肝内型者可见到小肝管排列不整齐、狭窄或闭锁。肝外型者为任何部位肝管或胆总管狭窄、闭锁或完全缺如。胆囊纤维化呈皱缩花生状物，内有少许无色或白色黏液。胆囊可缺如，偶尔也有正常胆囊存在。

Koop 将胆管畸形分为 3 型：①胆管发育中断。②胆管发育不良。③胆管闭锁。此种分类对指导临床，明确手术指征和估计预后，有一定的实用意义。

1. 胆管发育中断　肝外胆管在某一部位盲闭，不与十二指肠相通。盲闭的部位在肝管上段，则肝管下段和胆总管均缺如；也有肝管、胆囊和胆总管上段均完整，盲闭部位在胆总管，仅其下段缺如。以上两种仅占 5% ~ 10% 病例。由于肝外胆管为一盲袋，内含胆汁，说明与肝内胆管相通，因此可以施行肝外胆管与肠道吻合术。

2. 胆管发育不良　炎症累及肝外胆管，使胆管上皮破坏，发生纤维性变，管腔发生狭窄，但未完全闭塞。有时这种病变可能逐渐好转，管腔增大，恢复通畅。有时炎症继续发展，使整个胆管系统完全阻塞，近年主张施行肝门肠管吻合术治疗这种病变。如果仔细解剖肝十二指肠韧带，并追踪至肝门区，可在此纤维结缔组织内发现有腔隙狭小的微细胆管和直径 1 ~ 2 mm 的发育不良胆管。

3. 胆管闭锁　肝外胆管严重受累，胆管上皮完全损坏，全部结构发生纤维化，胆管完全消失。在肝十二指肠韧带及肝门区均无肉眼可见的腔隙管道，组织切片偶尔可见少量黏膜组织。此种病例是真正的胆管闭锁。

4. 肝脏病变　肝脏病损与病期成正比，在晚期病例有显著的胆汁性肝硬化、肝大、质硬，呈暗绿色，表面有结节。肝穿刺组织在镜检下，主要表现为肝内胆小管增生，管内多为胆栓，门脉区积存大量纤维组织，肝细胞及毛细胆管内淤积胆汁，也可见到一些巨细胞性变，但不及新生儿肝炎多。后者胆小管增生和胆栓均相对地少见。

二、诊断

（一）合并畸形

胆管闭锁的合并畸形比其他先天性外科疾病的发生率为低，各家报告相差较大，在7% ~ 32%之间，主要是血管系统（下腔静脉缺如，十二指肠前门静脉、异常的肝动脉）、消化道（肠旋转不良）、腹腔内脏转位等。

胆管闭锁的典型病例，婴儿为足月产，在生后1~2周时往往被家长和医生视作正常婴儿，大多数并无异常，粪便色泽正常，黄疸一般在生后2~3周逐渐显露，有些病例的黄疸出现于生后最初几天，当时误诊为生理性黄症。粪便变成棕黄、淡黄、米色，以后成为无胆汁的陶土样灰白色。但在病程较晚期时，偶可略现淡黄色，这是胆色素在血液和其他器官内浓度增高而少量胆色素经肠黏膜进入肠腔掺入粪便所致。尿色较深，将尿布染成黄色。黄疸出现后，通常不消退，且日益加深，皮肤变成金黄色甚至褐色，可因搔痒而有抓痕，有时可出现脂瘤性纤维瘤，但不常见。个别病例可发生杵状指，或伴有紫绀。肝脏肿大，质地坚硬。脾脏在早期很少扪及，如在最初几周内扪及肿大的脾脏，可能是肝内原因，随着疾病的发展而产生门静脉高压症。

在疾病初期，婴儿全身情况尚属良好，但有不同程度的营养不良，身长和体重不足。时常母亲叙述婴儿显得兴奋和不安，此兴奋状况可能与血清胆汁酸增加有关。疾病后期可出现各种脂溶性维生素缺乏现象，维生素D缺乏可伴发佝偻病串珠和阔大的骨骺。由于血流动力学状况的改变，部分动静脉短路和周围血管阻力降低，在心前区和肺野可听到高排心脏杂音。

（二）实验室检查

现有的实验方法较多，但特异性均差。胆管闭锁时，血清总胆红素增高，结合胆红素的比例亦相应增高。碱性磷酸酶的异常高值对诊断有参考价值。γ-谷氨酰转氨酶高峰值高于300 IU/L，呈持续性高水平或迅速增高状态。$5'$-核苷酸酶在胆管增生越显著时水平越高，测定值>25 IU/L，红细胞过氧化氢溶血试验方法较为复杂，若溶血在80%以上者则属阳性。甲胎蛋白高峰值低于40 $\mu g/mL$，其他常规肝功能检查的结果均无鉴别意义。

（三）早期诊断

如何早期鉴别阻塞性胆管疾病，是新生儿肝炎综合征，还是胆管闭锁，这是极为重要的。因为从当前的治疗成绩来看，手术时间在日龄60天以内者，术后胆汁排出率可达82%~90%，黄疸消退率55%~66%；如手术时间延迟，则成绩低下，术后胆汁排出率为50%~61%。由于患儿日龄的增加，肝内病变继续发展，组织学观察可见肝细胞的自体变性和肝内胆管系的损害，日龄在60~100天者小叶间胆管数显著减少，术后黄疸消退亦明显减少，由此可见早期手术的必要性。

但要做出早期诊断是个难题，必须在小儿内外科协作的体制下，对乳儿黄疸病例进行早期筛选，在日龄30~40天时期进行检查，争取60天以内手术，达到诊断正确和迅速的要求。对于黄疸的发病过程、粪便的色泽变化、腹部的理学检查，应作追迹观察，进行综合分析。目前认为下列检查有一定的诊断价值。

1. 血清胆红素的动态观察　每周测定血清胆红素，如胆红素量曲线随病程趋向下降，则可能是肝炎；若持续上升，提示为胆管闭锁。但重型肝炎并伴有肝外胆管阻塞时，亦可表现为持续上升，此时则鉴别困难。

2. 超声显像检查　若未见胆囊或见有小胆囊（1.5 cm以下），则疑为胆管闭锁。若见有正常胆囊存在，则支持肝炎。如能看出肝内胆管的分布形态，则更能帮助诊断。

3. ^{99m}Tc-diethyl iminodiacetic acid（DIDA）排泄试验　近年已取代^{131}碘标记玫瑰红排泄试验，有较高的肝细胞提取率（48%~56%），优于其他物品，可诊断结构异常所致的胆管部分性梗阻。如胆总管囊肿或肝外胆管狭窄，发生完全梗阻时，则扫描不见肠道显影，可作为重症肝内胆汁淤积的鉴别。在胆管闭锁早期时，肝细胞功能良好，5分钟显现肝影，但以后未见胆管显影，甚至24小时后亦未见肠道显影。当新生儿肝炎时，虽然肝细胞功能较差，但肝外胆管通畅，因而肠道显影。

4. 脂蛋白 – X（Lp – X）定量测定　脂蛋白 – X 是一种低密度脂蛋白，在胆管梗阻时升高。据研究，所有胆管闭锁病例均显升高，且在日龄很小时已呈阳性，新生儿肝炎病例早期呈阴性，但随日龄增长也可转为阳性。若出生已超过4周而Lp – X阴性，可除外胆管闭锁；如 >50 mg/dL，则胆管闭锁可能性大。亦可服用消胆胺4 g/d，共2~3周，比较用药前后的指标，如含量下降则支持新生儿肝炎综合征的诊断，若继续上升则有胆管闭锁可能。

5. 胆汁酸定量测定　最近应用于血纸片血清总胆汁酸定量法，胆管闭锁时血清总胆汁酸为107~294 μmol/L，一般认为达100 μmol/L都属淤胆，同年龄无黄疸对照组仅为5~33 μmol/L，平均为18 μmol/L，故有诊断价值。尿内胆汁酸亦为早期筛选手段，胆管闭锁时尿总胆汁酸平均为（19.93±7.53）μmol/L，而对照组为（1.60±0.16）μmol/L，较正常儿大10倍。

6. 胆管造影检查　ERCP已应用于早期鉴别诊断，造影发现胆管闭锁有以下情况：①仅胰管显影。②有时可发现胰胆管合流异常，胰管与胆管均能显影，但肝内胆管不显影，提示肝内型闭锁。新生儿肝炎综合征有下列征象：①胰胆管均显影正常。②胆总管显影，但较细。

7. 剖腹探查　对病程已接近2个月而诊断依然不明者，应作右上腹切口探查，通过最小的操作而获得肝组织标本和胆管造影。如发现胆囊，作穿刺得正常胆汁，提示近侧胆管系统未闭塞，术中造影确定远端胆管系统。假如肝外胆管未闭塞，则作切取活检或穿刺活检，取自两个肝叶以利诊断。如遇小而萎陷的胆囊得白色胆汁时仍应试作胆管造影，因新生儿肝炎伴严重肝内胆汁淤积或肝内胆管缺如，均可见到瘪缩的胆囊。如造影显示肝外胆管细小和发育不良，但是通畅，则作活检后结束手术。假如胆囊闭锁或缺如，则解剖肝门区组织进行肝门肠管吻合术。

三、治疗

1. 外科治疗　1959年以来，自Kasai施行肝门肠管吻合术应用于所谓"不可治型"病例，得到胆汁流出，从而获得成功，更新了治疗手段。据报告60天以前手术者，胆汁引流成功达80%~90%，90天以后手术者降至20%。在2~3个月间手术成功者为40%~50%，120天之后手术仅10%有胆流。

手术要求有充分的显露，作横切口，切断肝三角韧带，仔细解剖肝门区，切除纤维三角要紧沿肝面而不损伤肝组织，两侧要求到达门静脉分叉处。胆管重建的基本式式仍为单 Roux – en – Y 式空肠吻合术，亦可采用各种改良式。术后应用广谱抗生素、去氢胆酸和泼尼松龙利胆，静脉营养等支持疗法。

术后并发症常威胁生命，最常见为术后胆管炎，发生率在50%，甚至高达100%。其发病机制最可能是上行性感染，但败血症很少见。在发作时肝组织培养亦很少得到细菌生长。有些学者认为这是肝门吻合的结果，阻塞了肝门淋巴外流，致使容易感染而发生肝内胆管炎。不幸的是每次发作加重肝脏损害，因而加速胆汁性肝硬化的进程。术后第1年较易发生，以后逐渐减少，每年4~5次至2~3次。应用氨基糖苷类抗生素10~14天，可退热，胆流恢复，常在第1年内预防性联用抗生素和利胆药。另一重要并发症是吻合部位的纤维组织增生，结果胆汁停止，再次手术恢复胆汁流通的希望是25%。此外，肝内纤维化继续发展，结果是肝硬化，有些病例进展为门脉高压、脾功能亢进和食管静脉曲张。

2. 术后的内科治疗　第1年要注意营养是很重要的，一定要有足量的胆流，饮食处方含有中链甘油三酸酯，使脂肪吸收障碍减少到最低限度和利用最高的热卡。需要补充脂溶性维生素 A、E 和 K。为了改善骨质密度，每日给维生素 D_3，剂量 0.2 mg/kg，常规给预防性抗生素，如氨苄西林、头孢菌素、甲硝唑等。利胆剂有苯巴比妥 3~5 mg/（kg·d）或消胆胺 2~4 mg/d。门脉高压症在最初几年无特殊处理，食管静脉曲张也许在 4~5 岁时自行消退，出血时注射硬化剂。出现腹腔积液则预后差，经限制钠盐和利尿剂等内科处理可望改善。

四、预后

胆管闭锁不接受外科治疗，仅 1% 生存至 4 岁。但接受手术也要做出很大的决心，对婴儿和家庭都具有深远的影响，早期发育延迟，第 1 年要反复住院，以后尚有再次手术等复杂问题。

接受手术无疑能延长生存，报告 3 年生存率为 35%~65%。长期生存的依据是：①生后 10~12 周之前手术。②肝门区有一大的胆管（>150 μm）。③术后 3 个月血胆红素浓度<150.5 μmol/L（8.8 mg/dL）。Kasai 报道 22 年间施行手术 221 例，尚有 92 例生存，79 例黄疸消失，10 岁以上有 26 例，最年长者 29 岁，长期生存者中，2/3 病例无临床问题，1/3 病例有门脉高压、肝功能障碍。

多年来认为 Kasai 手术应用于胆管闭锁可作为第一期处理步骤。待婴儿发育生长之后，再施行肝移植，以达到永久治愈。近年活体部分肝移植治疗胆管闭锁的报道增多，病例数日见增加，手术年龄在 4 个月至 17 岁，3 年生存率在 80% 以上。

（陈　彦）

第二节　肝外胆管癌

一、概述

胆管癌（cholangiocarcinoma，CCA）是起源于胆道系统的恶性肿瘤，发病率低，约占全部胃肠道肿瘤的 3%。在美国，胆管癌的年发病率为（2.1~3.3）/100 000，男性发病率略高于女性，约为 1.5∶1。

按照胆管癌的发生位置（图 4-1），胆管癌可分为肝内胆管癌和肝外胆管癌。肝内胆管癌起源于肝内小胆管，又称为肝内胆管细胞癌，属于肝癌的亚型。依据肿瘤在肝外胆管系统中的位置，肝外胆管癌可分为上段癌、中段癌及下段癌。上段癌是指发生在胆囊管汇合口以上的肝外胆管，又称为肝门部胆管癌或 Klatskin 瘤，发生总数占肝外胆管癌的 40%~60%；中段癌是指发生于胆囊管汇合口至胆管胰腺上缘的肝外胆管，占 17%~20%；发生于胰腺上缘至 Vater 壶腹的肝外胆管癌为下段胆管癌，也称为远端胆管癌，占 18%~27%。

二、危险因素

与胆管癌发生相关的危险因素较多，包括胆管结石、原发性硬化性胆管炎（primary sclerosing cholangitis，PSC）、肝吸虫病、胆总管囊肿、肝炎相关肝硬化以及化学药物因素等。

1. 胆管结石　约 1/3 的胆管癌患者合并有胆管结石，而 10% 的胆管结石患者会发展为胆管癌，结石中胆汁酸有持续的致癌作用，并引起反复的胆道细菌感染。另外结石对胆管壁机械损伤刺激，可能使正常的胆管上皮细胞逐步癌变。

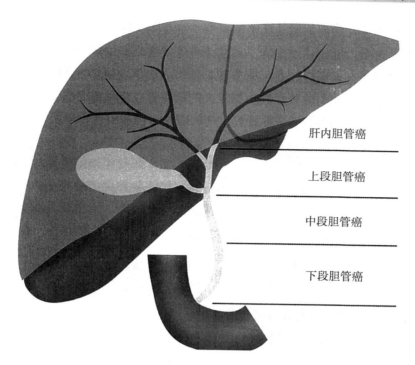

图 4 - 1 胆管癌发生位置示意图

2. **原发性硬化性胆管炎** PSC 导致的胆管慢性免疫性炎症刺激使细胞调控发生异常，进而形成肿瘤。PSC 患者中有 30% ~40% 会发展为胆管癌，相比起普通人群中胆管癌的发病率明显增高。不同人群及多中心研究报告有 50% 胆管癌患者是在确诊 PSC 后第 1 年诊断出来的，多数在首次诊断后 2.5 年内发展为胆管癌。因此，被确诊为 PSC 的患者应该接受仔细的筛查，并在确诊后的 2 年中需常规随诊，防止进展成胆管癌。

3. **肝吸虫病** 肝吸虫病导致胆道感染、胆汁淤滞、胆管周围纤维化和胆管增生，是导致胆管癌发生的因素之一。有研究报道，在泰国肝吸虫高发地区，粪便中发现肝吸虫卵是胆管癌发病的独立因素。

4. **胆道畸形** 先天性胆管囊肿病（Caroli 病）可能增加胆管癌的发病风险，具体机制尚不明确，可能与胰胆管汇合异常相关。日本一项研究发现，10.6% 的伴有胆管扩张的胰胆管汇合异常患者并发胆道恶性肿瘤，其中有 33.6% 的患者并发胆管癌。异常的胰胆管汇合容易导致胰液反流到胆管树，造成胆管慢性炎症。

三、病理学

肝外胆管癌的大体类型可分为硬化型、结节型、息肉型。硬化型胆管癌多见于肝门部胆管癌，也称为浸润型，肿瘤质地坚硬，可造成胆管壁的环形增厚，肿瘤沿胆管壁纵向生长，同时向壁外浸润，侵犯周围组织器官，预后较差。结节型胆管癌形成单发或多发肿块，质地坚硬，向胆管腔内生长，基底部也可向管壁外浸润，但侵袭性较小，较大的病变可以充满整个管腔。乳头型多见于远端胆管癌，形成质软的息肉样肿块，可分泌黏液堵塞管腔，基底部极少侵透胆管壁全层，肿瘤导致胆管扩张而不是缩窄是此类型的特点，预后相对较好。

胆管癌质地较硬，切面灰白色。镜下胆管癌细胞呈矮柱状，和正常的胆管细胞相似。有不同程度的细胞多态性、不典型增生、细胞分裂、核深染和突出的核小体。腺癌的分化程度由高分化到未分化不等，可出现腺导管、腺泡等结构；如果肿瘤分化较差，可出现没有腔隙的细胞索。腺癌是肝外胆管癌最常见的组织类型，约占95%以上。其他少见类型还有鳞状细胞癌、透明细胞癌、印戒细胞癌、腺鳞癌和未分化癌等。胆管癌细胞主要沿胆管壁向近端或远端纵向生长，同时还直接侵犯周围壁外组织，如肝脏、胆囊、门静脉、肝动脉、胰腺、十二指肠等。肝外胆管癌常发生周围神经组织浸润，并沿神经周围间隙扩散，导致手术彻底切除困难。

四、临床表现

肝外胆管癌早期缺乏特征性临床表现，临床表现取决于肿瘤所在位置，没有特异性。部分患者可伴有上腹疼痛不适、腹胀、厌食、食欲下降和消化不良等非特异症状。此时就诊率低，同时常规检查难以发现早期病变，直到出现黄疸或肝功能异常才引起重视。

90%以上的肝外胆管癌患者因无痛性进行性加深的黄疸就诊，需要和其他引起胆道梗阻的良恶性疾病鉴别。胆管癌导致的胆道梗阻，血浆胆红素水平常 > 171 μmol/L（10 mg/dL），平均约308 μmol/L（18 mg/dL），而胆总管结石导致梗阻时的胆红素水平通常在34 ~ 68 μmol/L（2 ~ 4 mg/dL），很少超过256 μmol/L（15 mg/dL）。肝门部胆管癌梗阻位置高，肝内胆管扩张明显，常无胆囊肿大，胆总管无扩张。胆管中段癌、下段癌常导致胆囊内胆汁淤积、压力升高，梗阻部位以上胆总管扩张明显。同时患者可伴有皮肤瘙痒、消瘦、乏力、陶土样便及尿色加深等临床表现。

五、诊断

肝外胆管癌的诊断应根据临床表现，结合辅助检查，首先鉴别黄疸是否为恶性梗阻引起，即肝外胆管癌的定性诊断。其次，明确梗阻的部位，即肝外胆管癌的定位诊断。最后，明确肿瘤的局部侵犯范围和远处转移情况，判断是否具备手术治疗条件。

1. 血液学检查　实验室检查提示血清胆红素升高以直接胆红素（DBIL）升高为主时可判断为梗阻性黄疸。伴有 ALT 和（或）AST 异常时，提示胆管压力持续升高对肝脏造成损伤。胆道梗阻时还可出现 ALP、γ - 谷氨酰转移酶（γ - GT）的升高。

2. 血清肿瘤标志物检查　肝外胆管癌尚无特异性肿瘤标志物，临床上主要参考糖类抗原 CA19 - 9 和 CEA。中国医学科学院肿瘤医院腹部外科回顾 126 例肝外胆管癌患者肿瘤标志物情况，术前血清 CA19 - 9 平均值为 595.3 U/mL，诊断敏感性为 72.2%；术前血清 CEA 平均值为 12.6 U/mL，诊断敏感性为 20.6%；两者联合的诊断敏感性为 77.0%。通常认为肿瘤标志物对胆管癌的诊断价值有限，多用于术后观察和随访，术后已下降或正常的标志物重新升高可提示肿瘤的复发和转移。

3. 影像学检查　肝外胆管癌的无创影像学检查主要有超声检查（US）、CT、MRCP，有创检查主要指 ERCP、PTC。研究显示，上述检查方法对于肝外胆管癌定性诊断准确率分别为：US 73.3%、CT 82.7%、ERCP 75.0%、PTC 88.9%、MRCP 95.0%；定位诊断准确率分别为：US 81.7%、CT 84.6%、ERCP 75.0%、PTC 88.9%、MRCP 100%。各种检查方法对胆道病变的诊断均存在局限性，综合应用才能提高诊断准确率。通过影像学检查我们需要明确几个关键问题，以决定能否进行手术治疗，包括肿瘤在胆道系统内的蔓延范围、血管侵犯情况、肝叶萎缩情况和远处转移情况。

肝外胆管癌的影像学表现取决于其发病部位和大体病理类型，包括直接征象和间接征象。直接征象是指胆管肿瘤本身可被显影，间接征象包括胆管扩张、胆囊增大、血管受侵、肝叶或肝段萎缩、淋巴结转移和肝转移等。

（1）B 型超声：上段胆管位置高，不受胃肠道气体影响，比较容易观察到扩张胆管处的肿块回声。中下段胆管易受胃肠气体及肥胖等原因的干扰，因此超声对上段胆管癌的诊断符合率较中下段胆管高。

肝门部胆管癌超声图像特点为肝内胆管显著扩张并向肝门部聚集，可以观察到低回声或略高回声的软组织团块影，但肿块不明显，边界不清楚，左右肝管在该处不能汇合或突然中断。占位效应和肝内胆管扩张提示肿瘤的存在。同时可伴有胆囊缩小、肝外胆管塌陷或不扩张。中下段胆管癌超声可探及结节状、厚壁状肿块，胆管壁正常回声线不清晰、病变部位胆管突然截断，间接征象显示肝内外胆管均明显扩张，常伴有胆囊肿大。

（2）CT：胆管癌属于低血供性肿瘤，肝外胆管癌在 CT 平扫上呈低密度，增强扫描可以强化或不强化，延迟扫描 3~8 分钟后常有延迟强化。肝外胆管癌肿瘤组织中纤维成分含量丰富，对比剂在纤维组织内与血管之间弥散缓慢，造成增强扫描时肿瘤组织延迟强化的特征性改变。

肝门部胆管癌肿块位于肝总管，肝内胆管明显扩张，但左右叶可以不对称，位于左或右主肝管者，则相应区域的胆管扩张。原发肿瘤平扫时仅表现为肝门部结构不清、肝内胆管明显扩张或左、右肝管中断不能汇合。增强后可见胆管壁增厚，腔内肿块中等强化，可表现为密度高于肝实质的树枝状或不规则肿物。中下段胆管癌主要表现为低位胆道梗阻和胆管中断，肿瘤近端的胆管扩张，伴有胆囊明显增大。一部分病例在中断部位可见腔内软组织肿块，或显示胆总管壁增厚、管内充盈缺损，以及大小不等的软组织影。增强早期呈中度强化，晚期明显强化。（图 4-2）

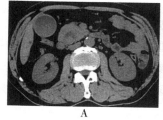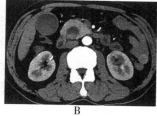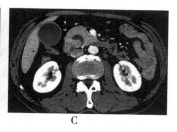

图 4-2　胆总管下段癌 CT 表现

患者男性，54 岁，皮肤巩膜黄染 1 个月。A. CT 平扫横断面，示胆总管内下段近壶腹处低密度结节，约 2.1 cm×1.8 cm，管腔狭窄；B. CT 增强扫描动脉期横断面，示病变呈轻度强化；C. CT 增强扫描静脉期横断面，示病变强化程度较动脉期明显

（3）MRI、MRCP：MRI 在评价胆管癌的可切除性上有很多优势，可以发现 CT 不能发现的隐性病灶。肿瘤的 MRI 表现与 CT 相似，为不同程度和范围的胆管扩张，胆管壁的增厚和（或）肿块。在 MRI T_1WI 上多表现为低或等信号，在 T_2WI 上表现为稍高信号。动态增强扫描多数病例在门静脉期和延迟期强化。对转移淋巴结的评价上，动态增强 MRI 较多层螺旋 CT 准确性更高，因此在肝外胆管癌原发肿瘤病灶检出及 TNM 分期准确性上，MRI 更优于 CT。MRCP 为磁共振水成像在胆道系统的应用，可以显示胆道全貌，能获得肿瘤位置、大小和形态等信息，但分辨率有限，细节显示不清。与直接的胆道造影相比，MRCP 不但可以观察梗阻以上部位的胆道，也可以观察梗阻以下部位的胆道，因此可以用来判断梗阻部位的长度和宽度。MRCP 成像结果接近于 ERCP，且成功率高，故已广泛应用于手术前评估，而一些侵入性检查已很少使用。（图 4-3）

（4）ERCP：ERCP 为经内镜逆行胰胆管造影，在内镜下将造影剂通过十二指肠乳头向胆胰管内注射，利用放射方法使胆管成像。ERCP 属于有创性检查，术后可能出现胰腺炎、胆道感染等并发症，因

此部分患者无法耐受。ERCP 的优势在于能清晰显示胆道系统，包括末端的细小胆道，是诊断胰胆系统疾病的"金标准"。同时在 ERCP 的基础上，可进行内镜下超声、肿瘤细胞学采样、细针穿刺组织活检的检查，还可以进行内镜下治疗，如鼻胆汁引流术、内镜下胆道支架置入胆汁内引流术，近年来对于不能手术的晚期肝外胆管癌患者甚至开展了 ERCP 引导下的胆管内射频消融治疗，文献报道 58 例患者中位生存期可达到 17.9 个月。

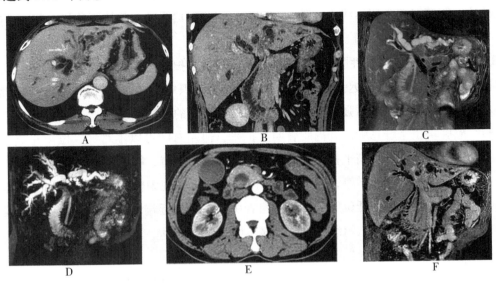

图 4-3　肝门部胆管癌影像学表现

患者男性，55 岁，皮肤、巩膜黄染 20 余天。术后病理提示肝门部胆管中分化腺癌。A、B. CT 增强扫描横断面、冠状面、肝门区见不规则软组织影，呈相对低密度，大约 2.3 cm×2.0 cm，边缘不清，累及左右肝管、肝总管及门静脉左支，肝内胆管扩张；C. MRI 平扫冠状面 T_2WI 脂肪抑制，肝门区病变，边缘不清，呈中低信号，肝内胆管扩张；D. MRCP，左右肝管及胆总管分离不联系，肝内胆管扩张，胆总管未见扩张；E、F. MRI 增强扫描横断面、冠状面，肝门区不规则肿物，边缘不清，内可见不均匀强化，略低于周围肝实质，累及双侧肝管、门静脉左支，肝内胆管扩张

（5）PTC：PTC 能清晰显示梗阻部位、胆管受累范围以及梗阻部位上游胆管的形态。对于高位胆管梗阻所导致的肝内胆管相互隔离，常需要通过多支胆管 PTC 才能对癌肿在胆管树的浸润范围做出全面的评估。ERCP 仅能显示出肝门部胆管癌造成不完全性胆管阻塞者的整个胆道受累状况，若为胆管完全阻塞则仅能显示梗阻部位以下胆管的状况，故 ERCP 对肝门部胆管癌的诊断及可切除性判断价值有限。由于 PTC 有导致出血和（或）诱发胆道感染的风险，不推荐作为常规检查手段，而对 MRCP 显示不清、不宜行 MRCP 检查者，或拟行术前经皮经肝胆道引流（PTBD）、内镜鼻胆管引流（ENBD）的肝门部胆管癌病例，可实施同步胆道造影或二期经引流管胆道造影。

（6）超声内镜：超声内镜检查可以更好地观察原发病变范围、浸润深度及区域淋巴结转移情况，有助于对胆管癌的诊断和分期，对治疗方案的选择和预后判断有一定指导意义。超声内镜还可引导细针对病灶和淋巴结穿刺行活组织检查，为诊疗提供组织病理学依据。

六、分期

2016 年 10 月，国际抗癌联盟（Union for International Cancer Control，UICC）/美国癌症联合会（American Joint Committee on Cancer，AJCC）推出了 TNM 分期第 8 版，对第 7 版中肝门部胆管癌及远端胆管癌的分期均做了不同程度的更新，体现了外科技术的提高和综合诊疗模式的发展。

1. 肝门部胆管癌　在第 8 版分期系统中，肝门部胆管癌的 T 分期及 N 分期均有不同程度的改动。在新版的分期系统中，将高级别上皮内瘤变包含在 T_{is} 内，并将 Bismuth Ⅳ 型从 T_4 分期中剔除；根据区域淋巴结的数目对 N 进行分期；在系统分期中下调 T 分期，上调 N 分期。（表 4-1，表 4-2）

表 4-1　肝门部胆管癌 TNM 分期（AJCC 第 8 版）

分期	肿瘤情况
原发肿瘤（primary tumor，T）	
T_x	原发肿瘤无法评价
T_0	无原发肿瘤证据
T_{is}	原位癌/重度不典型增生
T_1	局限于胆管，可到达肌层或纤维组织
T_{2a}	超出胆管壁到达周围脂肪组织
T_{2b}	浸润邻近的肝脏实质
T_3	侵及门静脉或肝动脉的一侧分支
T_4	侵及门静脉主干或门静脉的两侧属支，或肝总动脉，或一侧的二级胆管和对侧的门静脉或肝动脉
区域淋巴结（regional lymph nodes，N）	
N_x	区域淋巴结不能评估
N_0	没有区域淋巴结转移
N_1	1~3 枚区域淋巴结（区域淋巴结定义为沿肝门、胆囊管、胆总管、肝动脉、门静脉及胰头十二指肠后方分布的淋巴结）转移
N_2	≥4 枚区域淋巴结转移
远处转移（distant metastasis，M）	
M_x	远处转移不能评估
M_0	没有远处转移
M_1	远处转移

表 4-2　肝门部胆管癌 TNM 分期标准（AJCC 第 7 版）

分期	T	N	M
0 期	T_{is}	N_0	M_0
Ⅰ 期	T_1	N_0	M_0
Ⅱ 期	$T_{2a~6}$	N_0	M_0
ⅢA 期	T_3	N_0	M_0
ⅢB 期	T_4	N_0	M_0
ⅢC 期	任何 T	N_1	M_0
ⅣA 期	任何 T	N_2	M_0
ⅣB 期	任何 T	任何 N	M_1

2. 远端胆管癌（distal bile duct carcinoma）　与肝门部胆管癌类似，UICC/AJCC TNM 分期第 8 版将高级别上皮内瘤变纳入 Tis；同时根据肿瘤侵犯深度界定 T_1，T_2 和 T_3；根据淋巴结转移数目对 N 分期进一步细化。（表 4 - 3，表 4 - 4）

表 4 - 3　远端胆管癌 TNM 分期（AJCC 第 7 版）

分期	肿瘤情况
原发肿瘤（primary tumor，T）	
T_x	原发肿瘤无法评价
T_0	无原发肿瘤证据
T_{is}	原位癌
T_1	侵及胆管壁深度 <5 mm
T_2	侵及胆管壁深度 5～12 mm
T_3	侵及胆管壁深度 >12 mm
T_4	侵及腹腔动脉干、肠系膜上动脉和（或）肝总动脉
区域淋巴结（regional lymph nodes，N）	
N_x	区域淋巴结不能评估
N_0	没有区域淋巴结转移
N_1	1～3 区域淋巴结转移
N_2	≥4 枚区域淋巴结转移
远处转移（distant metastasis，M）	
M_x	远处转移不能评估
M_0	没有远处转移
M_1	远处转移

表 4 - 4　远端胆管癌 TNM 分期标准（AJCC 第 8 版）

分期	T	N	M
0 期	Tis	N_0	M_0
Ⅰ 期	T_1	N_0	M_0
Ⅱ A 期	T_1	N_1	M_0
	T_2	N_0	M_0
Ⅱ B 期	T_2	N_1	M_0
	T_3	$N_{0\sim1}$	M_0
Ⅲ A 期	$T_{1\sim3}$	N_2	M_0
Ⅳ 期	任何 T	任何 N	M_1

七、治疗

1. 外科治疗

（1）肝门部胆管癌

手术适应证：根治性切除是肝门部胆管癌唯一有可能治愈的手段，只要患者全身情况能够耐受手术、无明确手术禁忌证，均应积极行手术探查，尝试根治性切除。

手术禁忌证：下列情况不建议行肝门部胆管癌根治术。①患者情况危重、心肺肾等重要器官衰竭、恶病质，无法耐受重大手术。②合并严重肝硬化、门静脉高压症等，无法耐受大范围肝切除。③肝十二指肠韧带以外的淋巴结转移，如腹膜后、腹主动脉旁淋巴结转移。④发生肝、肺、腹膜、大网膜等远处转移。⑤双侧二级以上肝内胆管受累、双侧肝动脉或其主干受累、双侧门静脉或其主干受累。⑥一侧肝叶萎缩，伴有对侧门静脉或肝动脉分支被肿瘤包绕或闭塞，或对侧肿瘤侵犯至二级胆管根部以上。

术前准备：除常规腹部手术应有的注意事项外，根据患者的不同情况，术前可先行胆道引流术、肝功能储备试验以及门静脉栓塞术等。胆道引流术适用于严重的梗阻性黄疸，但术前减黄一直存在争议，国内指南建议指征如下。梗阻性黄疸患者血清胆红素 > 200 μmol/L 且同时需要大范围肝切除（切除肝叶 > 全肝体积 60%），或合并胆管炎，或营养风险大，或需做选择性门静脉栓塞的胆管癌患者应考虑给予术前胆道引流。肝功能储备试验是肝切除术前安全评估的一种方法，对肝脏储备功能不足、肝切除术后预计残余肝功能体积不足的患者，可先行门静脉栓塞治疗，将手术预计切除部分的肝脏门静脉分支栓塞，未被栓塞门静脉血流增加，该部分肝脏会逐渐增生。

Bismuth - Corlette 分型：肝门部胆管癌手术方式主要取决于 Bismuth - Corlette 分型（图 4 - 4）。该分型于 1975 年提出，1988 年进行了补充修改。分型以肿瘤发生的解剖部位及胆管受累范围为依据，主要应用于术前辅助制订手术方案，由于该分型方法无法了解肿瘤是否侵犯周围血管及肝组织，故与患者的预后无相关性。Ⅰ型：肿瘤位于肝总管，左右肝管汇合处未侵犯；Ⅱ型：肿瘤侵犯左右肝管汇合处；Ⅲa型：肿瘤位于左右肝管汇合处，并侵犯右肝管；Ⅲb型：肿瘤位于左右肝管汇合处，并侵犯左肝管；Ⅳa型：肿瘤位于左右肝管汇合处，并侵犯双侧肝管；Ⅳb型：肿瘤侵犯肝管汇合处，并呈多灶分布。

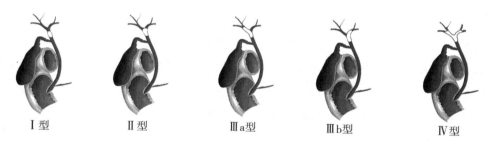

Ⅰ型　　　　Ⅱ型　　　　Ⅲa型　　　　Ⅲb型　　　　Ⅳ型

图 4 - 4　肝门胆管癌 Bismuth - Corlette 分型

手术要点及操作：肝门部胆管癌根治性切除包括肝叶切除及肝外胆管切除、区域淋巴结及神经丛廓清及肝管 - 空肠 Roux - en - Y 吻合术。肝门部胆管癌由于其特殊的解剖部位及生物学特性，可突破胆管树向侧方浸润邻近重要结构，如门静脉、肝动脉和肝实质，还可形成区域性淋巴结和神经性转移等多极化浸润转移的特性。因此，癌肿累及胆管树的部位和范围、门静脉和肝动脉受累状况、肝实质损害严重程度、预留肝脏功能性体积、局部淋巴结和神经转移以及远处转移等因素均能影响肝门部胆管癌的可切除性及手术方式的选择。

手术范围包括胆囊、胆管分叉部、肝外胆管、肝十二指肠韧带上的淋巴脂肪以及连带的肝组织。具体步骤包括：①解剖肝门部，充分显露肝门部胆管及肿瘤。②将胆囊从胆囊床游离但不予以切除，可作为牵引。③在十二指肠上缘低位切断胆总管，封闭远端胆管。④切除肝十二指肠韧带神经、纤维脂肪、淋巴组织，将肝动脉、肝固有动脉、门静脉、胆管骨骼化。⑤切断左右肝管，处理肝动脉及门静脉。⑥需要时连同肝叶切除，少数情况下需附加肝动脉切除、门静脉切除重建、胰十二指肠切除术。

对于 Bismuth Ⅰ型患者，可采取胆囊切除 + 肝十二指肠韧带骨骼化 + 肝管及胆总管大部分切除 + 肝

管 – 空肠吻合术。对于 Bismuth Ⅱ型患者，可在对 Bismuth Ⅰ型患者手术的基础上联合肝尾状叶切除。由于尾状叶胆管开口于左右肝管汇合部，而此型肿瘤常贴近尾状叶，故尾状叶成为肿瘤残留及复发的常见部位。对于 Bismuth Ⅲ型患者，可在对 Bismuth Ⅱ型患者手术的基础上联合肝叶切除。其中，Bismuth Ⅲa型联合右肝叶切除或包括左内叶的右三叶切除；而 Bismuth Ⅲb 型则联合左肝叶切除。对于 Bismuth Ⅳ型患者，可行中肝（左内＋右前）切除联合胆管成形术。若无淋巴或血管侵犯，也可考虑行肝移植治疗。

术后并发症。

1）胆漏：术后常见的并发症，腹腔引流管出现胆汁样液体时即应该考虑胆漏的可能。原因可能为肝断面的胆漏或胆肠吻合口漏。处理原则为充分引流、控制感染、营养支持，通常可自愈。长期不愈合者应考虑再次手术治疗。

2）出血：原因包括肝创面出血、胆管出血、吻合口出血、应激性溃疡、长期感染腐蚀血管。治疗原则以保守治疗为主，如治疗无效，伴随循环不稳定时应果断行开腹探查止血术。

3）肝衰竭：肝门部胆管癌术前常伴有不同程度的黄疸，手术中切除肝中叶或半肝切除后可能出现急性肝衰竭。术前酌情进行减黄及门静脉栓塞治疗，术后严密监测生化学指标、凝血功能，严格控制感染，给予保肝、肠内外营养支持。

（2）中段及下段胆管癌：中段胆管癌在能够获得阴性切缘情况下可行节段性胆管切除术，将肿瘤组织在内的部分胆管切除，同时"骨骼化"肝十二指肠韧带并行胆肠吻合术。如果向上侵犯到肝门部，按照肝门胆管癌处理原则，必要时切除部分肝脏组织，如果向下侵犯到十二指肠或胰腺，则按照下段胆管癌处理方法。

下段胆管癌手术切除率约60%，远远超过肝门部胆管癌。起源于胆总管下段的肿瘤需要接受胰十二指肠切除术。手术步骤：①全面评价腹腔内有无转移，包括肝脏、腹膜、腹腔于和门静脉旁及主动脉和腔静脉之间的淋巴结。②通过 Kocher 切口游离十二指肠和胰头部，判断肿物同肠系膜上动脉的关系。③暴露肠系膜上静脉并解剖至其汇入门静脉处。④游离胃和近端十二指肠后，切断胃或者十二指肠（保留幽门时，应保留幽门远端2 cm 的十二指肠）。⑤解剖肝十二指肠韧带，清扫淋巴结。⑥切除胆囊并在肝总管进入胰头位置的上大约2 cm 处切断肝总管。⑦距离 Treitz 韧带10～15 cm 处切断空肠。⑧切断胰颈部，从肠系膜血管和门静脉表面分离标本，完整去除标本。消化道重建包括：远端空肠结肠后行胰空肠吻合；肝总管空肠吻合；胃肠吻合及空肠侧侧吻合（Braun 吻合）。

2. 化疗与放疗　胆管癌化疗敏感性低、效果差，相关研究较少且结果各异。目前没有标准的化疗方案。2010 年，英国国家癌症研究所根据 ABC – 01 和 ABC – 02 临床试验的结果制订了新的治疗标准，建议用吉西他滨与顺铂联合治疗局部晚期或转移性不可切除胆管癌。

肝外胆管癌放疗方式可以分为外放疗、术中放疗和腔内放疗。放疗对肝外胆管癌患者具有重要的姑息治疗价值。没有远处转移的晚期不能手术患者、姑息性切除的患者、内引流术后患者都适合放疗。文献报道，与单纯手术切除＋引流相比较，放疗结合手术＋内外引流明显延长了中位生存期，而单纯放疗没有显示出患者有生存期或生活质量的获益。

3. 姑息性治疗　姑息性治疗以减轻、缓解症状为主要目的，用于肿瘤晚期无法切除、广泛转移或机体耐受力差不适合根治性手术的患者，除了放射治疗、化学疗法，还包括姑息性肿瘤切除术、胆道内及胆道外引流术、肝动脉栓塞化疗术和光动力疗法（PDT）等，能够缓解症状、减轻患者心理负担，对生存质量的提高和生存时间的延长也有帮助。

肝门部胆管癌手术难度大，近年来随着手术技巧及观念的进步切除率逐步提高，目前我国肝门部胆管癌根治性切除术后 5 年生存率为 29.4% ~33.3%。

中下段胆管癌切除术后的 5 年生存率为 20% ~40%。中国医学科学院肿瘤医院腹部外科 79 例远端胆管癌患者，中段胆管癌 34 例，下段胆管癌 45 例，总的 5 年生存率为 30.7%，中位生存期为 36 个月。

（艾向南）

第三节　急性胆囊炎

据国外文献报道，急性胆囊炎以中年（40 岁）以上女性，特别是身体肥胖且曾多次怀孕者为多，男女之比为 1 ：（3 ~4）。国内报告发病年龄较国外为低，男女之比为 1 ：（1 ~2）。慢性胆囊炎多由急性胆囊炎反复发作形成。

（一）病因

1. 梗阻因素　由于胆囊结石、胆管结石，胆囊管过长、扭曲、狭窄、纤维化、螺旋瓣的部分梗阻、胆囊颈旁淋巴结肿大等因素造成胆囊管梗阻，使存留在胆囊内的胆汁滞留、胆汁浓缩，高浓度的胆盐可损伤胆囊黏膜，引起急性炎症，当胆囊内已有细菌感染存在时，胆囊黏膜的病理损害过程加重。

2. 感染因素　无论胆管有无梗阻因素，细菌都可能进入胆管。细菌可通过血液、淋巴或胆管而达胆囊。通过胆管达胆囊是急性胆囊炎时细菌感染的主要途径。急性胆囊炎时的细菌感染多为肠道菌属，如大肠杆菌、链球菌、梭状芽孢杆菌、产气杆菌、沙门杆菌、肺炎球菌、葡萄球菌，亦常合并有厌氧菌的感染。

3. 化学因素　胆囊管梗阻后，胆囊胆汁停滞，胆盐浓度增高，特别是去结合化的胆汁酸盐对组织的刺激性更大，如牛磺胆酸有显著的致炎作用，可引起明显的急性胆囊炎改变。严重创伤、烧伤休克、其他部位手术后的创伤性或手术后的非结石性急性胆囊炎的原因可能为此。另外的化学性因素是胰液的反流。当胰管与胆管有一共同通道时，胰液可反流入胆囊内，胰蛋白酶被激活，引起胆囊黏膜损害，甚至坏死、穿破。

4. 血管因素　严重创伤、大量出血、休克后，由于血管痉挛，血管内血流淤滞、血栓形成，可导致胆囊壁坏死，甚至穿破。

（二）病理

急性胆囊炎的病理改变视炎症的轻重程度而有甚大的差别。

1. 急性单纯性胆囊炎　由于存在胆囊管梗阻，胆囊内压力升高，胆囊黏膜充血水肿，胆囊内渗出增加，外观胆囊肿大，张力高，胆囊壁充血，稍增厚，有白细胞浸润。胆囊胆汁肉眼仍正常或稍混浊，细菌培养多为阴性。

2. 化脓性胆囊炎　胆囊管梗阻不能解除，胆囊内压力持续升高，胆囊显著增大，表面有脓性纤维素性渗出、沉积，胆囊黏膜形成小溃疡，胆囊内为脓性胆汁，或充满脓液形成胆囊蓄脓。

3. 坏疽性胆囊炎　胆囊胀大过甚，促使胆囊壁发生血运障碍，引起胆囊壁缺血坏疽。或胆囊内结石嵌顿在胆囊颈部，引起囊壁压迫坏死，最终导致胆囊穿孔。如果炎症发展迅速，穿孔前胆囊周围尚未形成粘连，胆囊穿孔引起弥漫性胆汁性腹膜炎。若穿孔前周围有紧密粘连，胆囊穿孔后可发生胆囊与十二指肠、胆总管或结肠之间的内瘘。

胆囊梗阻一旦解除，胆囊内容物得以排出，胆囊内压力降低，胆囊的急性炎症便迅速好转，部分黏膜修复，溃疡愈合，形成纤维瘢痕组织，呈现慢性胆囊炎的病理改变。反复多次的急性胆囊炎发作，胆囊壁纤维瘢痕化，肌纤维萎缩，胆囊黏膜脱落，胆囊萎缩，完全丧失其生理功能。

二、诊断

（一）病史要点

急性胆囊炎的主要症状为右上腹疼痛，常在进油腻食物之后，开始可为剧烈绞痛，可伴有恶心、呕吐、寒战、发热，过去多有类似的发病史。疼痛呈持续性，可放射至右肩或右腰背部。

急性结石性胆囊炎常表现为胆绞痛，疼痛剧烈，呈持续性常伴阵发性加剧。若发展至急性化脓性胆囊炎时，可出现寒战、高热，以至全身严重感染的症状。

（二）查体要点

右上腹胆囊区有明显的压痛和腹肌紧张，胆囊区深吸气时触痛反应，即 Murphy 征阳性，部分患者可扣及肿大、紧张而有触痛的胆囊。由于反复发作，胆囊被大网膜包裹，在右上腹区可触及边界不清楚、活动不明显而有触疼的炎性团块。急性胆囊炎一般不发生黄疸，但有 10.6% ~ 20% 的患者由于胆囊急性炎症、水肿，波及肝外胆管而发生轻度黄疸。

（三）辅助检查

1. 常规检查　实验室血常规检查，白细胞计数（WBC）及中性粒细胞明显增多。白细胞计数一般在（10 ~ 15）×10^9/L，但在急性化脓性或坏疽性胆囊炎时，白细胞计数可达 20 ×10^9/L 以上。

白细胞的多少通常与病变的程度平行，其计数在 20 ×10^9/L 以上者，很可能胆囊已有化脓或坏死穿孔。

如前所述，10% ~ 20% 的急性胆囊炎患者可能出现轻度黄疸，血清胆红素一般在 51.3 μmol/L 以下；若血清胆红素超过 85.5 μmol/L（5 mg/dL）时，常提示胆总管结石或胆管炎并肝功能损害。如伴随着 ALT 和 AST 升高，肝实质的损害无疑。血清碱性磷酸酶亦可升高。

2. 其他检查　超声波检查对急性胆囊炎的诊断具有很高的价值，可见胆囊肿大、胆囊壁增厚、胆囊内有一个或多个结石光团，伴有声影。由于超声检查操作简便、无创伤痛苦，又能及时得到结果，是一较好的辅助诊断技术。

X 线肝胆区平片在少数患者可显示不透光的结石阴影；由于胆囊管梗阻，静脉法胆管造影可以显示胆总管，但胆囊不显影。

（四）诊断标准

根据上述病史、查体、辅助检查，即可诊断。

诊断流程见图 4 - 5。

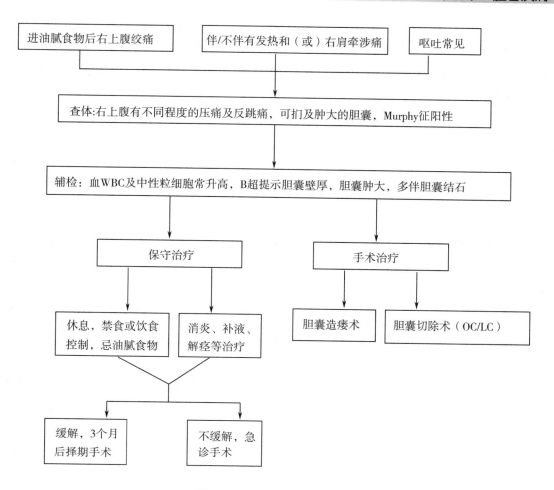

图 4 – 5 急性胆囊炎诊断流程

（五）鉴别诊断

急性胆囊炎患者大多有右上腹突发性疼痛，典型病例并有右肩部放射痛，右上腹触痛和腹肌紧张，白细胞计数增加，诊断一般不困难。超声显像对胆囊结石诊断的准确率可高达 90% ~100%，是诊断急性胆囊炎最重要的手段。本病需与下列疾病鉴别。

1. **急性消化性溃疡穿孔** 消化性溃疡穿孔所产生的腹痛较急性胆囊炎剧烈，为持续的刀割样痛，触痛范围不常局限于上腹，往往累及全腹，腹壁肌紧张常呈板样强直。X 线检查多可发现膈下有游离气体，更可确定诊断。仅有少数病例无典型的溃疡病史，穿孔小、症状不典型，有时仍可造成诊断困难。

2. **急性胰腺炎** 腹痛较急性胆囊炎剧烈，偶伴有休克，腹痛部位在上腹部偏左侧，右上腹肌紧张不如胆囊炎明显，Murphy 征阴性。血清淀粉酶测定在诊断上有肯定的价值，但有时急性胆囊炎患者可以并发急性胰腺炎，两种情况同时存在时可使确诊发生困难，需加注意。

3. **急性阑尾炎** 高位阑尾炎常误诊为急性胆囊炎，因两者的疼痛和腹壁压痛、腹肌紧张均可局限在右上腹。按压左下腹引起阑尾部位疼痛的 Rovsing 征有助于鉴别。而且急性胆囊炎多见于中年以上，过去有反复发作史，疼痛多为阵发性绞痛，向右肩背放射的感觉，偶可发生轻度黄疸，一般不难做出诊断。

此外，对传染性肝炎、右侧肺炎、右肾绞痛、右胸带状疱疹早期等，亦需注意鉴别。

三、治疗

急性胆囊炎的治疗包括非手术治疗和手术治疗。非手术治疗主要是禁食、使用广谱抗生素、解痉止痛、补液纠正体液及电解质平衡失调。

结石性急性胆囊炎，虽经非手术治疗病情可以好转，但胆囊内结石很难得以排出，下列情况可作为手术治疗的指征。

1. 反复发作的急性胆囊炎　此等患者在过去的发作中，曾经用非手术治疗得以治愈，由于反复发作，胆囊已呈慢性炎症改变，胆囊壁增厚，周围有粘连，胆囊功能可能已经丧失，虽再次采取保守治疗并可能奏效，但仍会再次发作。应视为早期手术的适应证。

2. 初次发作的急性胆囊炎　在非手术治疗 24 ~ 48 小时后，如情况尚无好转，胆囊逐渐肿大，局部触痛和腹肌紧张加重，且伴有寒战、发热、白细胞计数在 $20 \times 10^9/L$ 以上，应考虑及时手术治疗，以免发生胆囊坏死或穿孔等严重并发症。

3. 病情严重　患者来治时已发病多日，局部体征严重，可触及肿大胆囊伴压痛明显，或腹壁肌紧张明显，伴有高热、黄疸，有胆囊积脓或胆管感染现象，或并发急性胰腺炎者也应考虑手术治疗，以免延误治疗时机，造成不良后果。

急性胆囊炎的手术治疗以胆囊切除为有效的根治疗法。急性胆囊炎时早期手术操作并不困难，即使发病时间超过 72 小时，也不能视为手术治疗的禁忌证。发病在 72 小时以上，但腹部体征明显，全身毒血症表现极为严重，在适当的术前准备后手术仍可取得满意疗效。

（艾向南）

第四节　慢性胆囊炎

一、病因

慢性胆囊炎可以伴有或不伴有胆囊结石，临床上以前者居多，约为 70%。由于结石的刺激及阻塞于胆囊颈及胆囊管，使胆囊中胆汁淤积而形成慢性炎症。非结石性慢性胆囊炎可为急性胆囊炎的迁延所致，也可是胆囊发育异常，如胆囊过长悬垂，部分可能与慢性胰腺炎、胆管口括约肌张力过高、胆囊管狭窄等使胆囊不易排空所致。

二、临床表现

（一）症状

慢性胆囊炎的临床症状常不典型，许多患者无明显症状，于 B 超检查时发现胆囊萎缩而壁厚，被诊断为慢性胆囊炎。

多数慢性胆囊炎患者无急性发作史，仅有不规则的上腹隐痛，进食油腻食品后间歇性右上腹痛，患者有时可感到在肩胛骨角下、右季肋部或右腰部等处有隐痛，在长时间站立、运动或冷水浴后更加明显。有时出现恶心，上腹饱胀不适，食欲缺乏，消化不良等消化道症状，而长期误诊为胃炎，服胃炎药物无效。

（二）体征

胆囊部位常有轻度压痛，偶尔还可触及肿大的胆囊；少数病例在第8、10胸椎右旁也有压痛。

三、辅助检查及诊断

（一）B超检查

B超检查是慢性胆囊炎的首选辅助检查方法。B型超声可以显示胆囊的大小、囊壁的厚度、黏膜是否粗糙不平和胆囊内有无结石或胆固醇沉积、胆囊是否能活动、与周围脏器有无粘连，对慢性胆囊炎的诊断有肯定价值。B超检查既方便，对患者又无痛苦，其诊断正确率一般可达95%以上。其主要声像特征如下所述。

1. 胆囊的长径和宽径明显缩小，可仅为2 cm×1 cm，甚至显示不清，难以探测。
2. 胆囊壁毛糙不平，可明显增厚，大于5 mm。
3. 胆囊内容物透声性差，可与胆囊壁混同呈椭圆形聚集光团，类似实体样回声。
4. 胆囊较大者，有时在胆汁下部出现半圆形回声光点增多的区域，并随体位的改变而移动。
5. 胆囊周围有炎症时，其周围条索状或斑块状回声增多，呼吸运动使胆囊有活动"受限"现象。
6. 脂餐试验胆囊收缩功能差或丧失。

（二）CT检查

对少数B超检查发现，胆囊壁有粗糙不平而不能肯定诊断者，特别是疑有胆囊癌者应进一步做CT检查以明确诊断。但一般诊断慢性胆囊炎无须做CT摄片，只有B超或X线摄片发现，胆囊壁有高低不平或增生现象，不能肯定为胆囊息肉、腺瘤、胆固醇沉积或胆囊癌者，方有做CT摄片的指征。部分含钙少者，X线检查结石可阴性。

（三）胆囊造影

胆囊造影目前已较少使用，但该方法除可了解胆囊的大小、形态外，尚可了解胆囊的收缩功能，对某些慢性胆囊炎的诊断仍有一定价值。

四、鉴别诊断

由于慢性胆囊炎的临床症状常不典型，临床常易误诊，以下疾病常被误诊为慢性胆囊炎，故应注意鉴别。

1. 消化性溃疡　症状不典型的消化性溃疡与慢性胆囊炎常易混淆，且此类疾病常与慢性胆囊炎并存。除仔细询问病史外，上消化道钡餐检查及B超检查有助于鉴别。

2. 慢性胃炎　各种慢性胃炎的症状与慢性胆囊炎有相似之处。纤维胃镜检查是诊断慢性胃炎的重要方法，诊断明确后行药物治疗，如症状好转，则可与慢性胆囊炎相鉴别。

3. 食管裂孔疝　食管裂孔疝常见的症状是上腹或两季肋部不适，典型者表现为胸骨后疼痛，多在饱餐后0.5～1小时发生，饭后平卧加重，站立或半卧位时减轻，可有嗳气反胃；而慢性胆囊炎腹痛多在右季肋部，饭后加重而与体位无关。因食管裂孔疝约有20%的患者合并慢性胆囊炎，故二者临床症状常同时并存。钡餐检查可以鉴别。

4. 原发性肝癌　在无B超的时代，临床上有些原发性肝癌被诊为慢性胆囊炎。因为原发性肝癌早期，即小肝癌及亚临床肝癌多无自觉症状，一旦出现右上腹不适或隐痛，多已是晚期。B超及CT检查可以鉴别。

5. 胆囊癌　本病早期症状颇似慢性胆囊炎，此时行 B 超检查可与慢性胆囊炎鉴别，并可有较好的治疗效果。如病情发展，出现黄疸及右上腹肿块，多为晚期。

五、治疗

（一）治疗原则

1. 非结石性慢性胆囊炎可能通过节制饮食和内科治疗而维持不发病，但疗效并不可靠。

2. 伴有结石的慢性胆囊炎急性发作的机会更多，且可以有一系列严重并发症，可诱发胆囊癌。故本症最好的疗法是胆囊切除，只有切除胆囊才能除去感染病灶，防止发生并发症。须强调指出，所谓慢性胆囊炎的诊断，必须有上述辅助检查结果为依据，不能单靠临床表现来推断。凡临床表现明显，在过去或现在胆绞痛发作时，有急性胆囊炎的明显体征，伴有黄疸，且辅助检查亦支持诊断者，则胆囊切除后的疗效较好；反之，若症状较轻或长期未曾发作，辅助检查结果又似是而非、难以绝对肯定者，就不宜贸然做胆囊切除，否则术后症状可能改进不多，反而给患者带来一次手术负担和痛苦。

（二）手术适应证

若临床诊断为慢性胆囊炎，辅助检查不能确定，手术时发现胆囊的外观近乎正常者，则必须详细检查胃十二指肠有无溃疡，有无慢性阑尾炎、慢性胰腺炎或横结肠病变；在系统地排除了肝脏、胆管、胰腺、胃十二指肠、阑尾、横结肠等器官病变以后，仍以切除胆囊为较好疗法，较单做胆囊引流或缝闭腹腔为佳。这种胆囊切除后再做病理检查，很可能发现囊壁有慢性炎症存在，或为胆囊胆固醇沉着症，手术后患者也多数能解除症状，不再有胆绞痛发作或上腹隐痛。

（三）手术禁忌证

1. 如患者已患晚期癌肿，或有严重的肾脏病或心血管病，则慢性胆囊炎不应施行手术治疗。

2. 如其肝功能已有明显损害，或患者年龄过大，则除非患者的慢性胆囊炎急性发作极为频繁而且剧烈，一般亦不宜施行手术。

3. 有下列情况者，手术效果大多不佳，更应视为手术的禁忌证：①术前并无客观的检查证据证明胆囊确实有病变者。②临床症状未经仔细分析，实际上是由其他原因引起者。③手术时见胆囊基本正常，或仅有轻微病变者。④尚有其他病变存在（如胆管结石）而未能同时解决者。

（四）手术方法

手术方法同胆囊切除术。

（张越峰）

第五节　胆囊癌

一、概述

胆囊癌是一种少见的恶性肿瘤，起病隐匿，局部侵袭能力强，进展迅速，是胆道系统最为常见的恶性肿瘤，胆囊癌患者的总体预后不良。在所有人群中，女性胆囊癌的发病率均高于男性，某些地区可达男性发病率的 3 倍。近年来，在不同人群中胆囊癌发病率均呈上升趋势，胆囊癌占胆囊手术的 2%，占全部尸解病例的 0.5%。在我国，胆囊癌的发病高峰年龄段为 50 ～ 70 岁，尤以 60 岁左右居多。地理位置以西北和东北地区比长江以南地区发病率高，农村比城市发病率高。

二、危险因素

尽管胆囊癌确切的病因尚未明确，但是胆囊结石和胆囊炎与胆囊癌的关系最为密切，是最为常见的危险因素。

1. 胆石症　胆囊癌合并胆囊结石的频率可达 25% ～95%，多数在 50% ～70% 之间，但是在胆石症患者中仅有 1.5% ～6.3% 合并胆囊癌，回归分析显示胆结石患者的胆囊癌发病率较无结石患者高 7 倍。胆结石与胆囊癌的关系相当明显，与胆囊癌并存的结石中 82% ～92% 为胆固醇结石，胆色素结石仅占 7% ～15%。有研究显示，单发巨大胆囊结石引起胆囊癌的风险比多发小结石要高，结石直径 >3 cm 者发生胆囊癌的危险性要比直径 <1 cm 者高 10 倍。

2. 慢性炎症　人们在研究胆囊结石、炎症与胆囊癌的过程中普遍发现，胆囊癌合并胆囊结石的患者有长期、反复的胆囊炎发作病史，病理组织学也常见癌旁组织呈慢性炎症改变，部分呈不典型增生或肠上皮化生等癌前病变。因此认为结石的机械性刺激和胆囊慢性炎症使黏膜上皮发生反复损伤—再生修复—上皮异型化—癌变的过程。

3. 瓷化胆囊　瓷化胆囊是对胆囊壁因钙化而形成质硬、易碎并呈淡蓝色特殊形状的胆囊的一种指称。易伴发胆囊癌，瓷化胆囊癌多发生于胆囊体部，偶见于底部和颈部。瓷化胆囊的特征是负责血液供应的黏膜肌层发生钙化，从而导致钙化层以上的黏膜层脱落。瓷化胆囊引起癌变的实际风险与钙化层的分布有关：黏膜肌层广泛钙化的癌变风险相当于局部钙化风险的 7%（既往曾有报道为 25% ～42%）。

4. 胆囊息肉　胆囊息肉实际上是指胆囊息肉样病变，是影像学对所发现突出胆囊腔内的隆起型病变的统称。包括了多种胆囊良性和早期恶性的病变。其中肿瘤性息肉（主要为腺瘤）是胆囊癌重要的危险因素，当胆囊腺瘤直径 >1 cm 时，癌变发生率明显增加；而 >2 cm 时，几乎可以直接认为就是恶性肿瘤。非肿瘤性息肉中，胆囊腺肌症被视为癌前病变，其癌变率为 3% ～10%。

5. 其他因素　除上述四种常见的胆囊癌危险因素外，还有多种其他的因素，包括遗传性胆总管囊肿，肥胖，吸烟，饮食因素如红辣椒和酒精，多胎生育，慢性胆道感染（沙门菌、胆汁螺杆菌和幽门螺杆菌），胰胆管汇合异常，药物因素如甲基多巴、口服避孕药、异烟肼，其他致癌因素如炼油、造纸、化工、制鞋、纺织、醋酸纤维制造等工业过程中的有毒物质等。

三、病理学

大体上，胆囊癌更倾向于形成硬而弥漫的外观，而非单独的肿块。部分病例会出现管腔息肉状结构，一旦出现这种情况，通常表现为囊内的乳头状肿瘤。胆囊癌患者经常能发现合并有胆结石，因此两者关系密切。瓷化胆囊的病例胆囊壁会钙化变硬。胆囊癌最好发部位是胆囊底（60%），其次是胆囊体（30%），再次是胆囊颈（10%）。

组织学上，大多数胆囊癌为腺癌，也可见到鳞状细胞癌、神经内分泌癌（包括小细胞和大细胞神经内分泌癌），以及未分化癌。由腺癌及神经内分泌癌混合形成的混合性癌亦见报道。

胆囊癌的镜下表现因组织学类型不同而有差异。腺癌来源于胆囊上皮，存在不同的组织学形态，包括胃小凹型腺癌、肠型腺癌、透明细胞腺癌、黏液腺癌、印戒细胞癌。其中大部分表现为典型的胰胆管腺癌。癌变的腺体被纤维基质分隔而呈现杂乱无章的形态。肿瘤细胞通常为立方形。无论是单独还是呈束，胆囊癌细胞均具有明显的异形性。

与胆囊癌相关的基因突变目前报道较多的包括 p53、K－ras 和 CDKN2（9p21）。

由于胆囊没有黏膜及黏膜下组织，因此癌细胞容易局部侵犯肝脏或累及其他器官，同时可以通过淋巴回流转移到邻近淋巴结。多项研究显示胆囊管淋巴结可被作为前哨淋巴结，癌细胞往往通过该淋巴结扩散到其他区域。胆囊癌最容易出现肝脏的直接侵犯，手术时约有 70% 的患者存在这种情况。

四、临床表现

大多数的胆囊癌是在因胆石症行胆囊切除时意外发现的。早期胆囊癌往往没有典型症状，常见表现为右上腹隐痛。晚期病例的典型表现包括上腹部不适、右上腹疼痛、全身乏力、黄疸、恶心、呕吐以及体重减轻等。因为半数以上的胆囊癌伴有胆囊结石，有时因为结石梗阻引发急性胆囊炎而掩盖了胆囊癌的临床表现。由于腹腔镜胆囊切除术的广泛开展，胆囊切除后才发现胆囊癌的报道增多，我们称之为意外胆囊癌。这种现象要引起临床医生的足够重视。对胆囊息肉、胆囊腺肌症、瓷化胆囊、反复胆囊炎合并胆囊结石等病例在术中行快速冰冻病理检测来降低胆囊癌的漏诊。

体格检查时发现胆囊癌的体征几乎均提示预后不良：右上腹触及包块伴有无痛性黄疸（Courvoisier 征）、癌播散导致可触及的脐周结节（Sister Mary Joseph 结节）和右侧锁骨上淋巴结（Virchow 淋巴结）转移等。胆囊癌的高危人群包括：胆囊颈部结石嵌顿、胆囊结石直径 >3 cm、胆囊息肉样病变 >1.0 cm、胆囊局限性增厚 >0.5 cm、胆囊腺瘤、胆囊腺肌症、瓷化胆囊等。

五、诊断

1. 需要警惕的症状和表现　胆囊癌经常是在初诊为良性疾病而行胆囊切除术中或者术后病理偶然发现的。高达 47% 的胆囊癌病例为常规胆囊切除术后病理检查发现。因此外科医生应注意在临床工作中排除胆囊癌的可能性，加强鉴别诊断。需要警惕的症状和表现包括：

（1）右上腹不适，非典型的胆石症。

（2）伴有消瘦、厌食和恶病质的胆石症样症候群。

（3）胆囊底部的息肉样病变。

（4）胆囊区固定包块。

（5）单发巨大胆囊结石。

（6）黄疸和胆道梗阻表现。

（7）超声检查发现的胆囊壁增厚和胆管扩张。

2. 诊断方法

（1）实验室检查：实验室指标通常会在肿瘤病期较晚的时候检出异常，例如肝酶增高、贫血、低蛋白血症、白细胞增多等。肿瘤标志物在胆囊癌筛查中意义不明确，但也有一些研究提示其与预后相关，如 CEA 和 CA19－9，这些标志物可用于治疗期间的随访监测指标。

（2）影像学检查：超声检查是评价胆囊占位的有效手段。胆囊癌常见的表现为无症状的胆囊壁增厚或者累及局部或全部胆囊壁的肿块。胆囊结石所致的慢性炎症可引起胆囊壁弥漫性增厚，在诊断中应与胆囊癌加以鉴别。超声检查在评价肝脏局部受侵的效果也很好，但在诊断淋巴结情况或远处转移方面则效果有限。超声造影等新技术亦可提高超声检查在胆囊癌诊治中的作用。

动态增强 CT 或 MRI 是可用于评价局部病灶、淋巴结转移和远处转移的情况。磁共振胰胆管造影是一种无创的检查方式，能够显示胆道解剖结构和受累情况，通常可替代直接的胆道造影。合并黄疸且肿瘤无法切除的患者可以用经皮肝穿刺胆道引流（percutaneous transhepaticcholangial drainage，PTCD）来缓解胆道梗阻。术中探查是诊断胆囊癌的重要手段，手术医生应该常规检查切除胆囊的外观轮廓、胆囊壁是否有局限性增厚区域、是否有硬结或者肿块等，术中要将胆囊标本送快速冰冻病理检测，可降低意外胆囊癌的发生。为提高胆囊癌的早期诊断率，对临床医生加强专业知识宣教，以期提高对胆囊癌的警惕性。对胆囊结石患者应该半年做超声检查 1 次，观察胆囊壁有无增厚征象，必要时行 CT 或者 MRI 检查，对充满型胆囊结石、胆囊萎缩等患者，建议手术治疗。

3. 鉴别诊断

（1）胆囊息肉样病变：早期的胆囊癌需要与胆囊息肉相鉴别，胆囊癌一般直径 >1.2 cm，宽基底，表现为胆囊壁不规则增厚。尤其胆囊腺瘤与胆囊癌鉴别困难，但考虑胆囊腺瘤为癌前病变，一旦确诊也需行手术治疗，可在术中行病理检查。

（2）胆囊结石：大多数胆囊癌患者均合并胆囊结石，患者常有反复发作的胆道疾病症状，因此易用胆囊结石来解释而忽略诊断。所以对于老年、女性、长期患有胆囊结石、胆囊萎缩、瓷化胆囊、腹痛症状加重或持续者，均应考虑胆囊癌可能，并需进一步明确诊断。

（3）原发性肝癌侵犯胆囊：原发性肝癌侵犯至胆囊，可于胆囊部位形成肿块，并于肝门部和肝十二指肠韧带出现肿大淋巴结。其鉴别主要在于胆囊癌更常见伴有胆囊结石，出现胆管扩张，在 CT 增强扫描中强化时间更长；另外通过肝炎肝硬化病史、血清甲胎蛋白检测等也有助于明确。

（4）胆囊腺肌症：节段型胆囊腺肌症超声表现为一段胆囊壁明显增厚，胆囊中部呈环形狭窄；局限型胆囊腺肌症常位于胆囊底部，表面中间常见一凹陷，这两种类型需与早中期胆囊癌鉴别。而胆囊癌晚期整个胆囊壁受侵，不规则增厚，常需与弥漫型腺肌症鉴别，后者囊壁明显增厚，超声回声不均，内有针头大小无回声区。

（5）萎缩性胆囊炎：胆囊癌和萎缩性胆囊炎均可表现为胆囊壁的弥漫性增厚，而胆囊癌的胆囊壁表现为不均匀增厚，特别是结节型增厚。其胆囊壁在 CT 增强现象中更为明显，也更易出现胆道梗阻、直接侵犯肝脏和肝内转移等情况。

六、分期

目前临床较常采用 AJCC 和 UICC 的 TNM 分期。

AJCC 的 TNM 分期包括了肿瘤深度、区域淋巴结转移和远处转移等情况，在预后判断中具有重要作用（表 4-5，表 4-6）。越早期的肿瘤手术根治的可能性越大，比如 T_1（Ⅰ期）和 T_2（Ⅱ期）无淋巴结转移的患者。总体而言，T_1 期肿瘤极少有淋巴结转移，T_{1b} 的患者有 10% ~15% 的淋巴结转移。几乎 1/3 T_2 期的患者合并淋巴结转移，而 $T_{3/4}$ 期的患者淋巴结转移比率高达 75% ~80%。

T_3 和 T_4 属于局部晚期，T_4 期的病灶往往无法切除。T_3 期肿瘤指侵透浆膜或侵犯单个器官（通常是侵犯肝脏）。淋巴结转移情况分为：N_1，1 ~3 个区域淋巴结转移；N_2，4 个或以上区域淋巴结转移。具有淋巴结转移的患者均在Ⅲb 以上。总体而言，Ⅲ期患者主要为局部晚期或者合并区域淋巴结转移，但仍有希望完整切除。Ⅳ期患者主要为病灶局部不可切除（T_4，Ⅳa）或合并远处转移（N_2 或 M_1，Ⅳb），常见部位为肝脏和腹膜，也可转移至肺和胸膜。

表4-5　AJCC 胆囊癌 TNM 分期

原发肿瘤（primarytomor，T）

T_x	原发肿瘤无法评估
T_0	无原发肿瘤证据
T_{is}	原位癌
T_1	肿瘤侵及胆囊固有层或肌层
T_{1a}	肿瘤侵及固有层
T_{1b}	肿瘤侵及肌层
T_2	肿瘤侵及周围结缔组织，尚未侵透浆膜或进入肝脏
T_{2a}	肿瘤侵犯腹膜侧结缔组织，尚未侵犯浆膜
T_{2b}	肿瘤侵犯肝脏侧结缔组织，尚未进入肝脏
T_3	肿瘤侵透浆膜（脏腹膜）和（或）直接侵及肝脏和（或）一个其他邻近器官或组织，如胃、十二指肠、结肠、胰腺、网膜、肝外胆管
T_4	肿瘤侵犯门静脉或肝动脉，或侵犯两个或更多肝外器官或组织

区域淋巴结（regional lymph nodes，N）

N_x	区域淋巴结无法评估
N_0	区域淋巴结转移阴性
N_1	1~3 个区域淋巴结转移
N_2	4 个或以上区域淋巴结转移

远处转移（distant metastasis，M）

M_0	无远隔器官转移
M_1	存在远隔其他器官转移

表4-6　胆囊癌 TNM 分期标准

分期	T	N	M
0 期	T_{is}	N_0	M_0
Ⅰ期	T_1	N_0	M_0
Ⅱa 期	T_{2a}	N_0	M_0
Ⅱb 期	T_{2b}	N_0	M_0
Ⅲa 期	T_3	N_0	M_0
Ⅲb 期	$T_{1~3}$	N_0	M_0
Ⅳa 期	T_4	$N_{0~1}$	M_0
Ⅳb 期	任何 T	N_2	M_0
	任何 T	任何 N	M_1

七、治疗

胆囊癌治疗方法有手术、化疗、放疗、介入治疗等，其中外科手术切除是主要治疗手段。

1. 外科治疗

（1）胆道系统解剖：可切除的肿瘤经过合理的外科治疗后往往可以获得良好的预后。胆道系统解剖结构示意图可见图4-6。

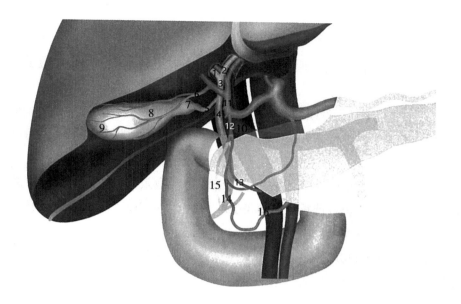

图4-6 胆道系统解剖结构示意图

1. 右肝管；2. 左肝管；3. 肝总管；4. 胆总管；5. 胆囊管；6. 胆囊动脉；7. 胆囊颈；8. 胆囊体；9. 胆囊底；10. 门静脉；11. 肝固有动脉；12. 胃十二指肠动脉；13. 胃网膜右动脉；14. 胰十二指肠上前动脉；15. 胰十二指肠上后动脉；16. 胰十二指肠下动脉（前支/后支）

（2）单纯胆囊切除术

适应证：T_1期胆囊癌。

手术步骤：①分离、结扎、离断胆囊管。②结扎、离断胆囊动脉。③将胆囊从肝面剥离。④腹腔镜手术时用取物袋将胆囊从腹壁穿刺口取出。（图4-7）

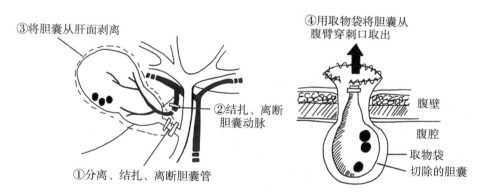

图4-7 单纯胆囊切除术示意图

注意事项：很多胆囊癌患者在就诊时已经接受了非根治性的胆囊切除术，这时往往需要补充行淋巴结清扫术和肝部分切除术。有研究显示这样分期手术患者的预后要差于直接行根治性切除的患者。对于胆囊肿物难以明确良恶性的时候，通常需要进行术中冰冻病理，其确诊的准确率可达95%，但判断侵犯深度的正确率仅为70%。因此在术前对胆囊癌进行准确诊断，将大大有益于胆囊癌的治疗和预后。然而总体而言，目前仅有25%的胆囊癌患者能够手术切除。

（3）腹腔镜手术

手术适应证：

1）根治性手术：主要针对Ⅰ期且无明显转移证据的胆囊癌患者，考虑行腹腔镜手术能够取得治愈效果。

2）诊断性手术：主要用于已经诊断胆囊癌，但影像学发现可疑转移灶或淋巴结，而无法进行穿刺活检确认时，可采用腹腔镜手术进行探查及疾病分期。也有人认为在进行开腹根治性手术前也可进行腹腔镜探查术。

手术禁忌证：肿瘤已出现远处转移或评估手术无法取得治愈效果的；同时伴有腹腔急性炎症（包括急性化脓性胆囊炎、急性胰腺炎、严重腹腔感染等）；患有严重心、肺、肝、肾疾病以及其他全身性疾病不能耐受手术者；孕妇；麻醉禁忌者等。

手术范围：包括根治性胆囊切除 + 肝Ⅳb和Ⅴ段部分切除 + 肝门淋巴结清扫术；为了获得阴性切缘，必要时还需进行肝脏扩大切除或胆管切除术。

注意事项：对于大多数胆囊癌并不推荐行腹腔镜手术，但是在腹腔镜胆囊切除术中，有0.3% ~ 1%的概率会意外发现胆囊癌。而胆囊癌患者中约有10%是在腔镜下胆囊切除术中意外发现的。对于原位癌和T_{1a}的病灶，腹腔镜手术能够获得良好的预后，5年生存率可接近100%。当评估病灶穿破肌层，则不应进行腹腔镜手术。对于后续进行了肝切除和淋巴结清扫的患者，初次为腹腔镜手术或开腹手术对于预后无明显差异。

术中意外发现疑似胆囊癌，可考虑转为开腹手术，或者继续行腹腔镜胆囊切除术，送冰冻病理检查，并根据结果决定进一步的治疗方案。此种情况下，腹腔镜手术及取标本过程应格外小心，避免胆汁外漏引起肿瘤腹腔或Trocar孔处种植播散。

很多患者检查时，影像学已经提示局部晚期。如果不伴有转移病灶，这些患者可能需要进行开腹胆囊癌根治性手术。对于这类中晚期的胆囊癌患者，可采用腹腔镜探查进行准确的分期，并筛选出无转移病灶、适合行扩大胆囊切除术的病例。

（4）扩大切除术

手术适应证：主要针对Ⅱ期或以上的胆囊癌，已有明确的淋巴结转移或邻近脏器侵犯，估计扩大切除后仍能达到治愈性切除标准。

手术禁忌证：肿瘤已出现远处转移或评估考虑手术无法取得治愈效果的；同时伴有腹腔急性炎症（包括急性化脓性胆囊炎、急性胰腺炎、严重腹腔感染等）；患有严重心、肺、肝、肾疾病以及其他全身性疾病不能耐受手术者；孕妇；麻醉禁忌者等。

手术范围：对于T_{1a}期肿瘤，仅行胆囊癌根治性切除术（图4-8）即可。对于T_2期及以上的肿瘤，手术应包括根治性胆囊切除 + 肝Ⅳb和Ⅴ段部分切除 + 肝门淋巴结清扫术。为了获得阴性切缘，必要时还需进行肝脏扩大根治性切除术（图4-9）或胆管切除术。

注意事项：在肝脏胆囊床中，胆囊的"肝面"仅以一层组织附着于肝脏，因此，胆囊癌极易侵犯肝脏实质，胆囊切除术仅适用于原位癌及T_{1a}期的患者，而大多数胆囊癌患者需要切除部分肝组织。胆囊的淋巴回流首先汇入胆囊管旁和肝门淋巴结，而这些区域淋巴结能够进一步汇入腹腔干及下腔动静脉周围淋巴结。因此在胆囊癌根治术中应彻底探查腹膜、肝脏和相关区域的淋巴结，明确是否存在淋巴结转移和远处转移。特别要注意腹腔干及腹膜后和下腔动静脉间隙的探查，这些部位一旦发现转移病灶，就应放弃手术。

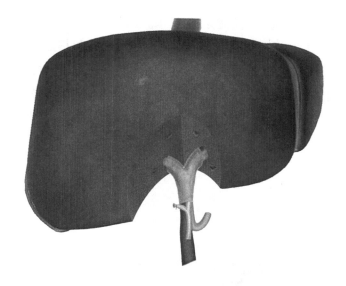

图4-8　胆囊癌根治性切除术

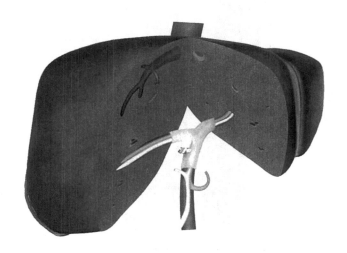

图4-9　胆囊癌扩大根治性切除术

对于胆囊癌肝脏的切除范围，目前认为只要确保切缘阴性，切除肝脏Ⅳb段和Ⅴ段即可。如果肿瘤侵犯肝脏的脉管系统，则需进行更大范围的切除。为达到准确分期和局部控制的目的，需要行肝门部淋巴结清扫，清扫范围包括胆囊管周围淋巴结、肝固有动脉和门腔静脉间隙。由于胆管切除并不能明显改善预后，因此通常胆囊癌根治术不包括其他胆管的切除，但有时为了达到阴性切缘也需进行胆管切除，具体需根据肿瘤位置和侵犯情况来决定。

肿瘤位置对胆囊癌手术方式影响较大。胆囊底部的肿瘤不需要联合切除胆总管。但是当肿瘤位于胆囊漏斗部时，病灶常常通过直接侵犯或经肝十二指肠韧带生长而会累及胆总管。这种情况下，为了获得阴性切缘则必须切除胆总管，并进行胆道重建，主要方式常采用肝管空肠的 Roux-en-Y 吻合。合并黄疸的胆囊癌预后很差，而胆囊漏斗部肿瘤侵犯胆总管导致的黄疸是个例外，只要肿瘤局限依然应该积极治疗。

（5）胆囊癌淋巴结清扫：在胆囊癌的外科治疗中，淋巴结清扫具有重要的意义。目前除了 T_{1a} 以外，所有接受手术治疗的患者均推荐进行淋巴结清扫术。胆囊癌淋巴结清扫范围（图 4 - 10）目前尚有争议，T_{1b} 的患者建议加行肝十二指肠韧带（即 N_1 - UICC 标准，包括胆囊管、胆总管周围、肝动脉、门静脉旁淋巴结）清扫。T_2 及以上患者除 N_1 淋巴结以外，也有研究建议行扩大淋巴结清扫术，即应包括肝十二指肠韧带、腹腔干周围淋巴结、胰十二指肠后上方淋巴结、肠系膜上动脉周围淋巴结等。

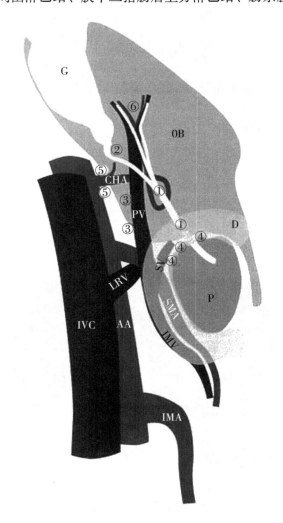

图 4 - 10　胆囊癌淋巴结清扫范围

①胆总管旁淋巴结。②胆囊颈淋巴结。③门静脉后淋巴结。④胰十二指肠后上淋巴结。⑤肝总动脉旁淋巴结。⑥肝门淋巴结。N_1 即为①、②、③、⑤，为标准手术范围，扩大手术包括其他多组淋巴结

G：胆囊；OB：胃体；D：十二指肠；P：胰腺；IVC：下腔静脉；LRV：左肾静脉；AA：腹主动脉；CHA：肝总动脉；PV：门静脉；SV：脾静脉；SMA：肠系膜上动脉；IMV：肠系膜下静脉；IMA：肠系膜下动脉

（6）术后并发症及处理

1）胆囊动脉出血：主要由于对胆囊动脉结扎不牢或结扎线脱落引起的胆囊动脉出血。术中要轻柔细致操作，同时做到良好的暴露，在与靠近胆囊壁处先行结扎胆囊动脉后再行切断，则能够预防出血的发生；如果术后发生出血，则可先行压迫腹腔动脉，暂时控制出血后，直视下钳夹止血。

2）胆囊床渗血：一般出血量不多，主要由于肝功能异常凝血障碍或对肝脏过度损伤引起，注意检

测肝功能及凝血功能，及时补充凝血因子，使用止血药物有助于处理渗血。

3）胆道损伤及狭窄：大部分为手术损伤所致，可表现为胆汁性腹膜炎、胆瘘、阻塞性黄疸、胆管炎等，行胆管造影、MRCP 等均有助于诊断。诊断明确后，可根据具体情况进行手术治疗，包括胆道修补术、胆道端-端吻合术、胆道空肠吻合术等。

4）胆总管周围静脉出血：在肝硬化、门静脉高压的患者，胆总管周围常有扩张的静脉，当分离胆囊管时可造成静脉的损伤而出血。预防的方法是术中操作应细心，谨慎处理出血，避免损伤肝总静脉及门静脉，确切止血后才可关闭腹腔。

2. 姑息性治疗　目前除了临床研究外，尚缺乏证据证明辅助治疗的有效性，最常用的姑息化疗方案也是来自胰腺癌的治疗。研究证明，辅助化疗对胆囊癌有效。吉西他滨的有效率可达到 30%，而顺铂、卡培他滨和吉西他滨三药联合可能效果更好。为保证药物治疗效果，可在术中取小块癌组织进行化疗药物敏感性测定，可指导化疗药物的选择。多数研究结果表明，放疗对胆囊癌无效。当胆囊癌失去手术机会时，可采用介入性胆管引流术或介入性肝动脉插管灌注化疗等。

八、预后

胆囊癌最重要的预后因素包括胆囊壁受侵犯的深度、淋巴结转移、血管侵犯。TNM 分期对预测预后具有重要指导意义。

T_1 期肿瘤极少合并淋巴结转移，85%～100% 的患者在 Ro 切除术后可达到治愈。对于 T_2 期肿瘤，有报道称完整切除（包括肝切除和区域淋巴结清扫）后患者 5 年生存率可达 60%～100%。局部晚期的 T_3 和 T_4 病变 Ro 切除后也可实现长期生存，但比例只占 15%～20%。局部晚期患者的预后主要取决于淋巴结转移情况，淋巴结转移是预后不良的危险因素。肝门部淋巴结转移即便完整切除其预后也不佳，5 年生存率仅为 15%～20%。合并黄疸的患者 5 年生存率接近 0。

九、随访

胆囊癌术后常规随访时间为每 3 个月 1 次，内容包括体格检查、实验室检查和影像学检查。胆囊癌患者术后复发可能会伴随出现 CA19-9 升高，因此 CA19-9 是可用于随诊的肿瘤指标，但其敏感度和特异性均较差。另外腹部超声、CT 及 MRI 检查均可用于术后的复查随诊，具体随诊方式应个体化制订。

（张越峰）

第六节　胆管先天性畸形

一、先天性胆管闭锁

先天性胆管闭锁病因不明，是胆管先天性发育障碍所致的胆管梗阻，是新生儿期长时间梗阻性黄疸的常见原因。病变可累及整个胆管，亦可仅累及肝内或肝外的部分胆管，其中以肝外胆管闭锁常见，占 85%～90%。女性多于男性。

（一）病理

胆管闭锁所致的梗阻性黄疸，可致肝细胞损害、肝脏淤胆肿大、胆汁性肝硬化等。按闭锁部位可分为 3 型：肝内型、肝外型和混合型。

（二）临床表现

1. 黄疸　梗阻性黄疸是本病突出表现。一般出生时并无黄疸，1~2 周后出现，呈进行性加深，并可有陶土便、浓茶样尿等。

2. 营养及发育不良　初期患儿情况良好，营养发育正常。随后一般情况逐渐恶化，至 3~4 个月时出现营养不良、贫血、发育迟缓、反应迟钝等。

3. 肝脾大　是本病特点。出生时肝脏正常，随病情发展而呈进行性肿大，2~3 个月即可发展为胆汁性肝硬化及门静脉高压症。最终常因感染、出血、肝衰竭、肝性脑病，于出生后 1 年内死亡。

（三）诊断

凡出生后 1~2 个月出现持续性黄疸、陶土色大便伴肝大者均应怀疑本病。下列各点有助于确诊。

1. 黄疸超过 3~4 周仍呈进行性加重，对利胆药物治疗无效；对苯巴比妥和激素治疗试验无反应；血清胆红素动态观测呈持续上升，且以直接胆红素升高为主。

2. 十二指肠引流液内无胆汁。

3. B 超检查显示肝外胆管和胆囊发育不良或缺如。

4. ^{99m}Tc – EHIDA 扫描肠内无核素显示。

5. 有关报道 ERCP 的正确诊断率为 87%~90%，并能显示胆管闭锁的长度。

本病需与新生儿胆汁浓缩相鉴别，后者常见于新生儿肝炎、溶血病、药物（维生素 K）和严重脱水等引起胆汁浓缩、排出不畅而致暂时性梗阻性黄疸，一般经 1~2 个月利胆或激素治疗后黄疸逐渐减轻至消退。B 超、MRCP 或 ERCP 检查对鉴别诊断有帮助。

（四）治疗

手术治疗是唯一有效方法。手术宜在出生后 2 个月进行，此时尚未发生不可逆性肝损伤。若手术过晚，患儿已发生胆汁性肝硬化，则预后极差。

手术方式选择如下。

1. 部分肝外胆管通畅，胆囊大小正常者，行胆囊或肝外胆管空肠 Roux – en – Y 吻合。

2. 肝外胆管完全闭锁，肝内仍有胆管腔者，Kasai 肝门胆管空肠吻合术。

3. 肝移植　适于肝内肝外胆管完全闭锁、已发生肝硬化和施行 Kasai 手术后无效的病儿。胆管闭锁是儿童肝移植的主要适应证。

二、先天性胆管扩张症

先天性胆管扩张症可发生于肝内、肝外胆管的任何部分，因好发于胆总管，曾称之为先天性胆总管囊肿。本病好发于东方国家，尤以日本常见。女性多见，男女之比为 1 ：（3~4）。幼儿期即可出现症状，约 80% 病例在儿童期发病。

（一）病因

未完全明了。胆管壁先天性发育不良及胆管末端狭窄或闭锁是发生本病的基本因素，其可能原因如下。

1. 先天性胰胆管合流异常，胰液易反流入胆管，致胆管内膜受损，发生纤维性变，导致胆总管囊性扩张。

2. 先天性胆管发育不良。

3. 遗传因素。

（二）病理

根据胆管扩张的部位、范围和形态，分为5种类型。

Ⅰ型：囊性扩张。临床上最常见，约占90%。可累及肝总管、胆总管的全部或部分肝管。

Ⅱ型：憩室样扩张。为胆总管壁侧方局限性扩张呈憩室样膨出，临床少见。

Ⅲ型：胆总管开口部囊性脱垂。胆总管末端十二指肠开口附近的局限性囊性扩张，脱垂坠入十二指肠腔内，常可致胆管部分梗阻。

Ⅳ型：肝内外胆管扩张。肝内胆管有大小不一的多发性囊性扩张，肝外胆管亦呈囊性扩张。

Ⅴ型：肝内胆管扩张。肝内胆管多发性囊性扩张伴肝纤维化，肝外胆管无扩张。其癌变率为10%，成人接近20%，较正常人群高出10~20倍。囊性扩张的胆管腔内也可有胆石形成。成年人中合并胆石者可高达50%。

（三）临床表现

典型临床表现为腹痛、腹部包块和黄疸"三联症"。症状多呈间歇性发作。腹痛位于上腹部，可为持续性钝痛；黄疸呈间歇性；80%以上患者右上腹部可扪及表面光滑的囊性肿块。合并感染时，可出现黄疸持续加深，腹痛加重，肿块有触痛，并有畏寒、发热等表现。晚期可出现胆汁性肝硬化和门静脉高压症的临床表现。囊肿破裂可导致胆汁性腹膜炎。

（四）诊断

对于有典型"三联症"及反复发作胆管炎者诊断不难。B超、MRCP、ERCP、PTC、胆管造影等检查对确诊有帮助。

（五）治疗

本病一经确诊应尽早手术，否则可因反复发作胆管炎导致肝硬化、癌变或囊肿破裂等严重并发症。完全切除囊肿和胆肠 Roux - en - Y 吻合是本病的主要治疗手段，疗效好。单纯囊肿 - 胃肠道吻合术，现已基本废弃。并发严重感染或穿孔等病情危重者，可先采用囊肿造瘘外引流术，待症状控制、黄疸消退、一般情况改善后，再行二期囊肿切除和胆肠内引流术。对于合并局限性肝内胆管扩张者，可同时行病变段肝切除术。如肝内胆管扩张病变累及全肝或已并发肝硬化，可考虑施行肝移植手术。

（林昌杰）

第七节　胆囊扭转

胆囊扭转是一种少见的疾病，与其他一些急性外科腹部疾病比较，临床特征甚少。一些学者认为其发病率逐渐增加，可能是人类寿命延长的结果。本病多见于60~70岁妇女，特别是瘦长体形者，男女之比为1：（3~5）。

一、病因

尚不清楚。老年胆囊系膜过长，仅被一个蒂附着的自由浮动的胆囊；可动的胆囊底部，有力的肠蠕动、胆石、胆囊动脉硬化和脊往后凸。所有这些均被认为是患此病或有助于患此病的因素。

二、病理

整个胆囊不附在胆囊窝，而位于肝下，胆囊与肝脏之间有一定距离。胆囊系膜呈圆锥形如蒂，蒂的结构为胆囊管，胆囊动、静脉及系膜所组成。蒂呈360°甚至720°扭转，多为顺时针方向，但亦能逆时针扭转。胆囊壁水肿增厚，可能有坏疽灶，胆囊内常有结石。如有继发感染，胆囊内有黏稠暗色液体，有恶臭味，为革兰氏阴性杆菌。

三、临床表现

突然发病，右上腹疼痛，呈持续性阵发性加剧，有时向右肩放散。亦有的表现急性腹胀，广泛腹痛，伴恶心、呕吐、厌食，但无黄疸，既往无类似发作史。有不同程度的发热，白细胞增多。腹部检查，有明显腹膜刺激征。1/3 病例触及肿大的胆囊。表现在发病 2 小时内，于胆囊区触到一压痛明显、梨形、可随呼吸移动的包块。术前不易诊断，尤其与胆石症并发急性胆囊炎不易鉴别，亦易误诊为溃疡病穿孔、急性阑尾炎等。

四、诊断

本病缺少临床特征，过去术前诊断困难。CT 显示胆囊壁增厚，胆囊膨胀等非特异性改变。但 B 超显像有时提示本病，它在 B 超的显示：①胆囊漂浮征，几乎整个胆囊位于肝下，且不与肝脏接触。②胆囊蒂延长和/或扭转征，圆锥形结构是由接近于圆锥尖部的多重线形回声组成。③胆囊壁弥漫性增厚和低回声，增厚可不均匀，底部灶性变薄可能表现该区域穿孔或将要穿孔。胆囊周围局限液体聚集提示为渗出液、脓肿或穿孔。

五、治疗

立即手术，行胆囊摘除术，及时手术死亡率为 3% ~ 5%。如手术有危险，可行经皮胆囊造瘘术，好转后再手术。

（林昌杰）

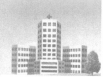

第五章

门静脉高压症

第一节　解剖生理和发病机制

门静脉系统中因血流受阻，血液淤积而压力增高，临床表现为脾肿大、脾功能亢进、胃底食管静脉曲张、呕血和腹腔积液等症状时称为门静脉高压症。正常门静脉压力为 $0.98 \sim 1.47$ kPa（$100 \sim 150$ mmH$_2$O），超过 2.45 kPa（250 mmH$_2$O）时即为门静脉高压。

一、外科解剖

门静脉主干由肠系膜上、下静脉和脾静脉汇合而成，其中约 20% 的血液来自脾脏。在肝门处门静脉主干分左、右两支进入左、右半肝，经多次分支后在肝小叶间（汇管区）形成小叶间静脉。小叶间静脉的分支进入肝小叶内，其终末支门静脉小静脉扩大成肝血窦（肝的毛细血管网）。肝小叶内的肝血窦汇集至中央静脉，后者出肝小叶在小叶间汇合，先成为小叶下静脉，最终成为左、中、右肝静脉，分别开口于下腔静脉。

门静脉系统始于胃、肠、脾、胰等内脏的毛细血管网，终于肝血窦。门静脉系统内无静脉瓣，在门静脉的各属支均可测门静脉压力。门静脉和腔静脉系之间有下列交通支存在，门静脉高压时可使门腔交通支开放。（图 5 - 1）

1. 在食管下端和胃底，胃冠状静脉胃支、食管支经食管静脉 - 奇静脉交通。
2. 胃短静脉和胃网膜左静脉分支与食管静脉丛交通。
3. 在脐周，脐旁静脉和脐静脉与腹壁浅、深静脉交通。
4. 在直肠下端和肛管，直肠上静脉与直肠下静脉、肛管静脉交通。
5. 在腹膜后，肠系膜上、下静脉经 Retzius 静脉丛与下腔静脉分支交通。

从解剖学上来看，门静脉的属支可分为脾胃区和肠区，两者之间有明显的界线，这就为近代提出的门静脉血流功能性分区理论提供了解剖学基础，并由此分成脾胃区和肠区门静脉高压两种类型。脾胃区引流胃、脾及一部分胰腺的静脉，这些静脉进入脾静脉和冠状静脉，然后汇入门静脉；而肠区则由引流小肠和右半结肠血流的肠系膜上静脉和引流左半结肠静脉血流的肠系膜下静脉组成，直接汇入门静脉。近来不少学者认为门静脉高压症不需分流全门静脉血液，分流手术只需分流食管下端和胃底的静脉，即脾胃区静脉血流。Warren 提倡的选择性分流术就是根据这一解剖特点而设计的。

由此可见，门静脉系统是介于腹腔脏器和肝脏两个毛细血管网之间的静脉系统。由于该静脉内无静脉瓣，门静脉压力的高低是由腹腔脏器循环回血量与肝脏血液流出道的阻力两者的关系所决定的。当肝脏内血流和流出道阻力增加时，门静脉压力即升高；如肝脏流出道的阻力不变，而当门静脉血流量增加时，其压力必然随之升高。

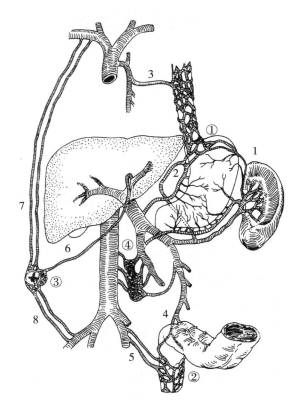

图5-1 门脉系和腔静脉系间的交通支

1. 胃短静脉；2. 胃冠状静脉；3. 奇静脉；4. 直肠上静脉；5. 直肠下静脉、肛管静脉；
6. 脐旁静脉；7. 腹上深静脉；8. 腹下深静脉：①胃底、食管下段交通支。②直肠下端、肛管交通支。③前腹壁交通支。④腹膜后交通支

二、罕见的曲张静脉

门静脉高压症发生的曲张静脉最常见于食管下段和胃底，除了侧支循环外，还可在多处出现门－体和门－门侧支循环，如在十二指肠、空肠、回肠、结肠、直肠、肠造口、胆管和腹腔等处，有作者将这些罕见的曲张静脉称之为异位曲张静脉。由于近年来广泛采用硬化剂注射治疗来阻断胃冠状静脉－奇静脉间的侧支循环，异位静脉曲张的发生将会逐渐增多。

1. **肠道** 最常发生在十二指肠，尤其在球部，结肠、直肠次之，空肠最少见。在肝内门静脉阻塞时，门静脉血流通过胃网膜静脉、胃十二指肠静脉和胰十二指肠静脉反流至十二指肠静脉，后者经腹膜后静脉丛与下腔静脉交通；在肝外门静脉阻塞时，更有门静脉阻塞远、近端的门－门侧支循环。在空、回肠异位曲张静脉病例，多数有腹部手术史，术后小肠袢与腹壁、腹膜后静脉丛形成侧支。结肠、直肠曲张静脉多发生在食管曲张静脉栓塞治疗之后。

肠道曲张静脉的诊断比较困难，破裂时发现为消化道出血。X线钡剂检查、结肠内镜检查或可显示病变，但选择性腹腔动脉或肠系膜上动脉造影是特异性最强的一种诊断方法。

2. **肠造口** 多见于溃疡性结肠炎、克罗恩病等肠道炎性疾病的患者。肠系膜静脉通过肠造口与腹壁静脉交通，在造口的黏膜和皮肤连接处形成曲张静脉。在检查时可见造口周围腹壁皮下静脉显露，皮肤呈蓝色，内镜检查可见造口内有曲张静脉。

3. **胆管** 肝外门静脉阻塞时，多条沿胆总管和胆囊行的静脉与胆囊静脉和幽门静脉和吻合，所有侧支血管也可在胆总管壁内行走。胆管造影表现为胆管壁结节状或锯齿状充盈缺损。破裂时则发生胆管出血。

4. **腹腔** 肠系膜与腔静脉属支的交通多在肠壁内形成曲张静脉，而在肠壁外的腹腔内形成的曲张静脉则较少见。腹腔内任何部位均可发生曲张静脉，尤以右结肠沟、右肾区、小肠系膜根部、肝胃韧带和脾周围等处好发。多数系肝硬化引起，仅个别患者与腹部手术有关。静脉破裂则表现为血腹，出血量多，较凶险。

罕见的异位曲张静脉还可发生在膀胱壁、阴道壁、盆腔甚至腹外疝疝囊等处，一般为肠系膜静脉与髂静脉交通的结果。

三、病因

根据阻塞部位可分为肝前、肝内和肝后 3 种类型。

1. **肝前型（肝外型）** 如门静脉血栓形成、门静脉先天性闭锁、动静脉瘘和门静脉受外来压迫等。

2. **肝内型** 如肝炎坏死后性，血吸虫性、酒精性、胆汁性等肝硬化。肝内型可分为窦前阻塞和窦后阻塞。血吸虫卵沉积堵塞肝内门静脉小分支引起血栓性静脉炎、静脉周围炎，其阻塞在肝血窦前。肝炎坏死后肝硬化，由于肝细胞坏死后肝小叶内形成纤维化组织和再生细胞团压迫肝血窦和中央静脉，其阻塞在肝血窦后。

3. **肝后型（肝上型）** 如 Budd – Chiari 综合征、缩窄性心包炎等。

90% 以上的门静脉高压症由肝硬化所引起，其中以肝炎后性肝硬化最为常见。过去华东、华中地区血吸虫性肝硬化曾占肝硬化的 50% ~60%，后来因血吸虫病逐渐被控制，发病率已明显下降。血吸虫病的门静脉高压发生于肝硬化之前，是由于血吸虫卵沉积堵塞肝内门静脉小分支（汇管区小叶间静脉）而引起血栓性静脉炎和静脉周围炎。阻塞在肝血窦前，属窦前性阻塞。到后期虫卵引起汇管区嗜酸细胞肉芽肿，其周围的肉芽组织纤维化，纤维组织压迫门静脉的小分支，加重了梗阻，并使肝细胞索受压萎缩，发展为肝硬化。肝炎后肝硬化引起门静脉高压是肝细胞坏死后在肝小叶内形成的纤维化组织和再生的肝细胞团使容易受压的肝血窦和中央静脉受压扭曲阻塞所致。阻塞发生在肝血窦后，属窦后性阻塞。

四、发病机制和病理生理变化

肝脏由肝动脉和门静脉共同供血。肝脏的血流量平均每分钟 1 500 mL，占心排血量的 1/4，其中 20% ~30% 来自肝动脉，70% ~80% 来自门静脉。门静脉系统血流的调节主要发生在两个部位，即内脏的毛细血管前部分和肝血窦前部分。前者决定门静脉的血流量，后者决定门静脉血流在肝内所受的阻力。门静脉的压力取决于门静脉的血流量和阻力，以及下腔静脉的压力。肝动脉的血在肝血窦内与门静脉的血混合。肝血窦相当于其他组织的毛细血管，管壁内皮细胞空隙极大，通透性高，故大量血浆蛋白质可渗出血窦，肝淋巴蛋白质含量是各器官淋巴中最高的。肝动脉及门静脉分支进入肝血窦处口径狭小，有一定阻力，故正常门静脉压比一般静脉压稍高。在正常情况下，肝动脉的压力为门静脉压力的 8 ~10 倍。肝动脉进入肝血窦前先经过多次分支形成毛细血管，因此对动脉血起了大幅度的降压作用。

终末门小静脉和终末肝小动脉均有平滑肌内皮细胞可以调节进入肝血窦的血液流量和阻力。肝血窦壁的库普弗细胞及其出口处的内皮细胞均可胀缩以改变其突出于腔内的程度，调节流出至肝静脉血液的流量和阻力。毛细血管进入肝血窦后突然变宽。肝血窦轮流开放，平时只有1/5的肝血窦有血流通过，肝总血流量增加时，更多的肝血窦开放，以容纳更多的血液，起缓冲作用，减少门静脉压力变化。以上这些因素均使血液进入肝血窦后流速变慢压力降低，使肝血窦维持在低压、低灌注状态。肝血窦内血流缓慢有利于细胞与血液间的充分物质交换。

门静脉血液回流受阻后门静脉压力升高，身体即作出以下反应。

1. 门体交通支开放　门静脉与体静脉系统在胃食管交界处、直肠肛门交界处、脐周、后腹膜都存在着交通支。这些交通支平日关闭，门静脉压力增高时这些交通支开放。这是一种代偿性反应，使门静脉的部分血液可通过其交通支回流至体静脉。

这些肝外门体静脉自然分流的结果使门静脉对肝脏的供血减少，大量血液不经肝窦与肝细胞进行交换直接流入体循环。正常门静脉血液中含有来自胰腺的与维持肝细胞营养和促使肝细胞再生有密切关系的肝营养因子（可能是胰岛素和胰高糖素）。门体自然分流的结果使门静脉血液中的肝营养因子不能到达肝细胞，其他一些物质未经肝脏灭活或解毒即逸入体循环。

2. 肝动脉血流增加　门静脉高压时门静脉回流受阻，又有肝外自然的门体分流，肝脏的总血流量减少。身体为了维持肝总血流量不变，使肝动脉血流量代偿性增加，肝总血流量中肝动脉与门静脉血所占的比例随病变的发展而改变，门静脉血所占的比例越来越下降，肝动脉血所占比例越来越上升。

3. 动静脉短路开放和高血流动力改变　正常情况下，血液中的一些对血管动力（血流量和阻力）有改变作用的液递物质都要经过肝脏被灭活。肝硬化引起门静脉高压时，肝外有自然门体分流，肝脏功能又有损害，肝内酶系统发生障碍，液递物质的代谢发生紊乱，大量这种液递物质未经灭活即进入体循环，使血液中的浓度增高。这些液递物质对肝内外血管系统不同部位的血管床和括约肌有不同的作用。有的作用于窦后，增加肝静脉的阻力；有的作用于窦前，增加门静脉的阻力；有的增加心排血量，减少周围血管的阻力，增加体循环和内脏动脉的血流量，并使内脏（胃、脾）的动静脉短路开放，全身处于高排低阻的高血流动力状态，其结果使门静脉的血流增加。这些液递物质均能使门静脉的压力进一步升高。门静脉高压患者高血流动力学的表现有脾动脉增粗并出现震颤，脾血氧饱和度增高，脾动脉至脾静脉的循环时间缩短等。此外，正常人汇管区的小叶间动脉与小叶间静脉之间有动静脉短路，处于关闭状态，门静脉高压时可以开放，大量肝动脉血通过短路流至肝内门静脉分支，并离肝逆流而出，使门静脉压力更加升高，门静脉主干从输入血管变为输出血管。（图5-2）

从以上的病理生理变化可见门静脉高压的形成有原发的因素，即门静脉系统的梗阻，是机械性的，使门静脉阻力增加、流量减少；也有继发的因素，即高血流动力状态，是功能性的，使内脏动脉血流增加、阻力减少。一般称前者为背向机制，后者为前向机制。

五、门静脉压力的测定

术前、术中、术后测门静脉压力对诊断、选择手术方法及判断预后均有帮助。

1. 术前或术后测定方法

（1）脾穿刺脾髓测压（SP）：用针经皮刺入脾脏内测压。门静脉有阻塞时压力均升高。

（2）经皮肝穿刺肝内门静脉分支测压（PVP）：肝前性门静脉高压病例压力不高，肝内或肝后性门静脉高压病例压力均升高。

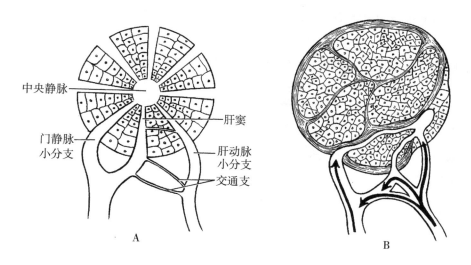

图 5-2　门静脉、肝动脉小分支之间的交通支在门静脉高压症发病中的作用

A. 正常时，门静脉、肝动脉小分支分别流入肝窦，它们之间的交通支细而不开放；B. 肝硬化时，交通支开放，压力高的肝动脉血流流入压力低的门静脉，从而使门静脉压更加增高

（3）肝静脉插管测压：穿刺股静脉，将导管经股静脉、下腔静脉插至肝静脉主干内；或穿刺肘静脉，导管经右心房、下腔静脉插至肝静脉主干内，此时测得的压力为游离肝静脉压（FHVP）。继续插入导管，至不能再插入为止，此时导管头堵住肝静脉开口，所测得的压力为肝静脉楔压（WHVP），正常值为 1.33～3.99 kPa（10～30 mmHg）。由于肝静脉直通肝血窦，所以肝静脉楔压反映肝血窦压。正常人的游离肝静脉压与肝静脉楔压或脾内压接近。窦前阻塞时肝静脉楔压不升高，窦后阻塞时则肝静脉楔压升高。肝静脉楔压与游离肝静脉压之差提示肝血窦压增高的程度，称为肝静脉压梯度。

2. 术中测定方法

（1）门静脉压：直接穿刺门静脉主干（FPP）或门静脉分支，如大网膜静脉。

（2）肝侧门静脉闭锁压（HOPP）和脏侧门静脉闭锁压（SOPP）：术中暂时钳夹门静脉主干，在阻塞肝侧的门静脉测得的压力为 HOPP，正常值为 0.49～0.98 kPa（50～100 mmH$_2$O）；在阻塞脏侧的门静脉测得的压力为 SOPP，正常值为 3.92～5.58 kPa（400～600 mmH$_2$O）。SOPP 与 HOPP 的压力差相当于门静脉入肝血流的最大灌注压（MPP），反映门静脉入肝的血流量。HOPP > SOPP 时门静脉血离肝逆流。门静脉高压时 SOPP 与 FPP 之差代表门静脉侧支开放的程度，差值愈小分流量愈大，向肝血流量愈小。

正常：FHVP≌KWHVP≌FPP（SP）

肝前梗阻：FHVP≌WHVP < FPP（SP）

肝内窦前梗阻：FHVP≌WHVP < FPP（SP）

肝内窦后梗阻：FHVP < WHVP≌FPP（SP）

六、肝功能分级标准

肝功能分级不是一种直接的测定方法，但是在预测手术结果以及未手术患者的长期预后方面，还没有其他的方法比其更值得信赖。肝功能分级 Ⅰ～Ⅱ 患者可较安全地通过手术，Ⅲ级患者手术危险性较大，不宜手术。肝功能Ⅲ级的患者手术前，经过一段时间的内科治疗使其肝功能改善为Ⅰ～Ⅱ级，手术的危险性变小。

肝功能分级国外有 Child 分级标准（表5-1），但国内分级标准更为实用（表5-2）。

表5-1 Child 分级标准

肝功能情况	分级标准		
	A	B	C
血清胆红素（μmol/L）	<20	20～30	>30
人血清蛋白（g/L）	≥35	30～35	≤30
腹腔积液	无	少量，易消退	多量，不易消退
精神神经异常	无	轻度	重度
营养状况	好	尚可	差

表5-2 国内肝功能分级标准

检查项目	分级标准		
	Ⅰ	Ⅱ	Ⅲ
血清胆红素（μmol/L）	<20	20～34	>34
人血清蛋白（g/L）	≥35	26～34	≤25
凝血酶原时间延长（s）	1～3	4～6	>6
血清谷丙转氨酶（赖氏单位）	<40	40～80	>80
腹腔积液	无	±	+～++
肝性脑病	无	无	有

（任智慧）

第二节　门静脉高压症的诊断和治疗

一、临床表现

门静脉高压症可发生于任何年龄，多见于30～60岁的中年男性。病因中以慢性肝炎为最常见，在我国占80%以上，其他病因有血吸虫病、长期酗酒、药物中毒、自身免疫性疾病和先天异常等。其临床表现包括两方面：一是原发疾病本身如慢性肝炎、肝硬化或血吸虫病引起的虚弱乏力、食欲缺乏、嗜睡等。另一类是门静脉高压所引起的，如脾肿大和脾功能亢进、呕血黑便及腹腔积液等。

（一）门静脉高压的症状

1. 脾肿大和脾功能亢进　所有门静脉高压症患者都有不同程度的脾肿大。体检时，多数可在肋缘下扪及脾脏，严重者脾下极可达脐水平以下。随着病情进展，患者均伴有脾功能亢进症状，出现反复感染、牙龈及鼻出血、皮下瘀点瘀斑、女性月经过多和头晕乏力等症状。

2. 黑便和（或）呕血　所有患者均有食管胃底静脉曲张（图5-3），其中50%～60%可在一定诱因下发生曲张静脉破裂出血。诱因有胃酸反流、机械性损伤和腹压增加。出血的表现形式可以是黑便，也可以是呕血伴黑便，这与出血量和出血速度相关。如出血量大、速度快，大量血液来不及从胃排空，即可发生呕血伴黑便；出血量特大时，可呕吐鲜血伴血块，稀血便也呈暗红色。少量的出血可以通过胃肠道排出而仅表现为黑便。由于食管胃底交通支特殊的位置和组织结构，加上肝功能损害使凝血因子合成发生障碍，脾功能亢进使血小板减少，因此出血不易自止。

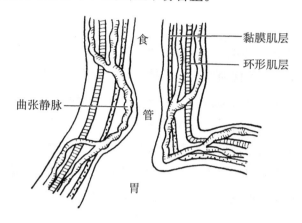

图 5 - 3 食管胃底静脉曲张

出血早期可出现脉搏加快、血压下降等血容量不足的表现，如不采取措施或者出血速度极快，患者很快就进入休克状态。组织灌注不足、缺氧等可使肝功能进一步损害，最终导致肝性脑病。据冷希圣统计，上消化道大出血是门静脉高压症死亡的主要原因之一，占 42%。首次大出血的死亡率为 19.3%，再次出血的死亡率为 58%。而一旦发生出血，1 年内再出血率可达 70%，2 年内接近 100%。

3. 腹腔积液 1/3 患者有腹腔积液。腹腔积液的产生往往提示肝功能失代偿，出血、感染和手术创伤可以加重腹腔积液。少量腹腔积液时患者可以没有症状，大量腹腔积液时患者出现腹胀、气急、下肢水肿和尿少等症状，合并感染时会出现腹膜炎征象。如果腹腔积液通过保肝、利尿和休养等治疗得以消退，至少说明肝功能有部分代偿能力。有些患者的腹腔积液甚难消退，即所谓难治性腹腔积液，提示预后不佳。

（二）体征

患者一般营养不良，可有慢性肝病的征象如面色晦暗、巩膜黄染、肝掌、蜘蛛痣、男性乳房发育和睾丸萎缩。腹部检查可见前腹壁曲张静脉，程度不一，严重者呈蚯蚓样，俗称"水蛇头"。肝右叶不肿大，肝左叶可在剑突下扪及，质地硬，边缘锐利，形态不规则。脾脏肿大超过左肋缘，严重者可达脐下。肝浊音界缩小，移动性浊音阳性。部分患者下肢有指压性水肿。

（三）实验室检查

1. 血常规 脾功能亢进时全血细胞均减少，其中白细胞和血小板下降最早，程度最重。前者可降至 $3 \times 10^9/L$ 以下，后者可降至 $30 \times 10^9/L$ 以下。红细胞减少往往出现较晚，程度较轻。

2. 肝功能 门静脉高压症患者的肝功能均有不同程度异常，表现为总胆红素升高，白蛋白降低，球蛋白升高，血球蛋白比例倒置，凝血因子时间延长，转氨酶升高等。肝炎后和酒精性肝硬化的肝功能异常往往比血吸虫性肝硬化严重。

3. 免疫学检查 肝硬化时血清 IgG、IgA、IgM 均可升高，一般以 IgG 升高为最显著，可有非特异性自身抗体，如抗核抗体、抗平滑肌抗体等。乙肝患者的乙肝病毒标记可阳性，同时应检测 HBsAg、Hb-

cAb IgM 和 IgG、HbeAg、HbeAb 和 HBV - DNA，了解有无病毒复制。丙肝患者的抗 HCV 抗体阳性。乙肝合并丁肝患者抗 HDV 阳性。

肝活检虽然可以明确肝硬化的病因和程度，肝炎的活动性，但是无法了解门静脉高压的严重程度，而且可能引起出血、胆漏，存在一定的风险，应该慎用。

（四）特殊检查

1. 食管吞钡 X 线检查　钡剂充盈时，曲张静脉使食管轮廓呈虫蚀状改变；排空时，曲张静脉表现为蚯蚓样或串珠样负影。此项检查简便而安全，容易被患者接受。但是它仅能显示曲张静脉的部位和程度，无法判断出血的部位，对上消化道出血的鉴别诊断有一定的局限性。

2. 内镜检查　内镜已经广泛应用于食管静脉曲张检查，基本取代吞钡 X 线检查，成为首选。过去认为内镜检查容易引起机械性损伤，诱发曲张静脉破裂出血。随着内镜器械的更新换代和操作技术的熟练，对有经验的内镜医师而言这种风险已经很小。内镜检查可观察食管胃底曲张静脉的范围、大小和数目，观察曲张静脉表面黏膜有无红色条纹、樱红色斑或血泡样斑，这些改变统称为红色征，红色征往往预示着患者出血的风险明显加大。急症情况下内镜可清楚、直观地观察出血部位，有条件时，可对曲张静脉进行硬化剂注射或者套扎。同时，内镜可深入胃及十二指肠，了解有无出血病灶，有很好的鉴别诊断价值。

3. 腹部超声检查　B 超可以显示肝的大小、密度、质地及有无占位，脾脏大小，腹腔积液量。彩色多普勒超声可以显示门静脉系统血管的直径、血流量、血流方向、有无血栓以及侧支血管开放程度。

4. 磁共振门静脉系统成像（MRA）　可以整体地、三维显示肝血管系统、门静脉系统、侧支血管分布位置、肾血管及肾功能状态，具有无创、快捷、准确和直观等优点，对门静脉高压症的手术决策有重要的指导作用。MRA 结合多普勒超声已经成为门静脉高压症的术前常规检查项目。

5. CT　CT 结合超声检查可以了解肝体积、密度及质地，腹腔积液量，有助于判断患者对手术的耐受力和预后，但更重要的是排除可能同时存在的原发性肝癌。

二、诊断

详细询问病史以了解病因。例如有无血吸虫病、病毒性肝炎、酗酒或者药物中毒等引起肝硬化的病史；有无腹部外伤、手术、感染或者晚期肿瘤等可能引起门静脉炎症、栓塞或外在压迫的因素。询问上消化道出血的情况，主要是出血的时间、程度、次数、频度和治疗措施。有无输血史。了解有无脾功能亢进的表现，如贫血、经常感冒、牙龈和皮下出血、月经量多等。了解是否有过腹腔积液的表现，如腹胀、食欲缺乏、乏力和下肢水肿等。

体检时注意营养状况，有无贫血貌、黄疸、肝掌、蜘蛛痣、腹壁脐周静脉曲张、肝脾肿大及腹腔积液等。

对于血常规变化不完全符合脾功能亢进者，必要时需行骨髓穿刺涂片检查，以除外骨髓造血功能障碍。按照 Child 标准或者国内标准对肝功能检查指标进行分级，以评价患者的肝功能储备。病原学检查时应同时检测甲胎蛋白以除外伴发肝癌的可能。

影像学检查可显示肝、脾、门静脉系统的改变，内镜检查可显示食管胃底曲张静脉的情况，两者结合可为门静脉高压症提供一幅三维图像。这既有助于明确诊断，又可为制订治疗方案提供参考。

如有典型的病史，结合实验室检查、影像学检查和内镜检查，门静脉高压症的诊断均可确立。

三、鉴别诊断

1. 上消化道出血　凡遇急性上消化道出血患者，首先要鉴别出血的原因及部位，除了曲张静脉破裂出血以外，常见原因还有胃癌和胃十二指肠溃疡。

从病史上分析，胃癌好发于老年患者，多数有较长时间的中上腹隐痛不适、食欲缺乏、呕吐和消瘦。门静脉高压症好发于中年患者，有较长的肝炎、血吸虫病或者酗酒病史，表现为面色晦暗、肝掌、蜘蛛痣、腹壁静脉曲张、脾肿大和腹腔积液。溃疡病好发于青年患者，季节变化易发，多数有空腹痛、嗳气和泛酸等典型症状。从出血方式和量上分析，溃疡病和胃癌的出血量少，速度慢，以黑便为主，药物治疗有效。曲张静脉破裂的出血量大，速度快，以呕吐鲜血为主，同时伴有暗红色血便，药物治疗往往无效。

内镜检查对于急性上消化道出血的鉴别诊断很有价值，它既能及时地查明出血部位，进而明确出血原因，也能做应急止血治疗。值得注意的是，在门静脉高压症伴上消化道出血的患者中，有25%不是因为曲张静脉破裂，而是门脉高压性胃黏膜病变（PHG）或者胃溃疡。这些患者常合并有反流性胃炎，同时胃黏膜淤血、缺氧，从而导致胃黏膜糜烂出血。

如果情况不允许做内镜检查，可采用双气囊三腔管压迫法来帮助鉴别诊断。如经气囊填塞压迫后出血停止，胃管吸引液中不再有新鲜血液，可确定为食管胃底曲张静脉破裂出血。三腔管压迫同时也可用来暂时止血，避免患者失血过多，为下一步治疗争取时间。

2. 脾肿大和脾功能亢进　许多血液系统疾病也可能有脾肿大、周围血全血细胞减少等情况，但这些患者无肝炎病史，肝功能正常，内镜和影像学检查也没有门静脉压力增高的征象，一般容易鉴别。鉴别困难时可行骨髓穿刺涂片或活检。

3. 腹腔积液　肝硬化腹腔积液需要与肝静脉阻塞综合征（Budd–Chiari syndrome）、缩窄性心包炎、恶性肿瘤以及腹腔炎症（特别是结核性腹膜炎）引起的腹腔积液作鉴别。除了典型的病史和体征以外，影像学检查是很好的鉴别方法。绝大多数可借此得到明确的诊断。如果怀疑是恶性肿瘤和炎症引起的腹腔积液，还可通过腹腔穿刺抽液来获得直接证据。

四、治疗

肝硬化的病理过程是不可逆的，由肝硬化引起的门静脉高压症也是无法彻底治愈的。外科治疗只是针对其所引起的继发症状，如食管胃底静脉曲张、脾肿大和脾功能亢进、腹腔积液而进行。其中又以防治食管胃底曲张静脉破裂出血为最主要的任务，目的是暂时挽救患者的生命，延缓肝的衰竭。本节主要介绍这方面的内容。

根据食管胃底曲张静脉破裂出血的自然病程，预防和控制上消化道出血的治疗包括三个层次：①预防首次出血，即初级预防。②控制活动性急性出血。③预防再出血，后两项称为次级预防。

（一）预防首次出血

药物是预防曲张静脉出血的重要方法。首选非选择性 β 受体阻滞剂，如普萘洛尔、纳多洛尔及噻吗洛尔等，这类药物的作用机制是：

1. 通过 β_1 受体阻滞减少心排血量，反射性引起脾动脉收缩，减少门静脉血流量。

2. 通过 β_2 受体阻滞，促进内脏动脉收缩，减少门静脉血流量。

3. 直接作用于门静脉侧支循环，降低食管、胃区域的血流量。

研究证实给予足量非选择性 β 受体阻滞剂后门静脉压力可降低 20%～30%，奇静脉压力可降低 30%，首次出血的相对风险降低 45%～50%，绝对风险降低 10%。目前临床常用的是普萘洛尔（心得安），10～20 mg，一天 2 次，每隔 1～3 天增加原剂量的 50% 使之达到有效浓度。目标是使静息时心率下降到基础心率的 75% 或达 50～60 次/分，然后维持治疗至少 1 个月。可长期用药，根据心率调整剂量。普萘洛尔的禁忌证包括窦性心动过缓、支气管哮喘、慢性阻塞性肺部疾病、心力衰竭、低血压、房室传导阻滞及胰岛素依赖性糖尿病等。

扩血管药物如硝酸酯类也能降低门静脉和侧支循环的阻力，从而降低门静脉压力。但没有证据表明其在降低首次出血发生率和死亡率方面的优势。所以，目前不主张单独或联合使用硝酸酯类药物来预防首次出血。

内镜治疗也可以用于预防首次出血。相比硬化剂治疗，套扎治疗根除曲张静脉快，并发症少，疗效优于药物治疗，因此可推荐使用。

是否需要行手术以预防首次出血，目前还存在争议。大量统计数据表明，肝硬化患者中约有 40% 存在食管胃底静脉曲张，而其中 50%～60% 可能并发大出血。这说明有食管胃底静脉曲张不一定会发生大出血。临床上还看到，部分从未出血的患者在预防性手术后反而发生大出血。另外，肝炎后肝硬化患者的肝功能损害都比较严重，手术对他们来说都是巨大的负担，因此一般不主张做预防性手术。

（二）控制活动性急性出血

食管胃底曲张静脉破裂出血的特点是来势迅猛，出血量大，如不及时治疗很快就会危及生命。因此，处理一定要争分夺秒，不一定非要等待诊断明确。

1. 初步处理　包括维持循环、呼吸功能和护肝疗法三个方面。在严密监测血压、脉搏和呼吸的同时，应立即补液、输血，防止休克。如果收缩压低于 10.7 kPa（80 mmHg），估计失血量已达 800 mL 以上，应快速输血。补液、输血时应该注意：切忌过量输血，由于肝硬化患者均存在水钠潴留，血浆容量比正常人高，过多的输注反而会导致门静脉压力增高而再出血。因此，在补充丧失量时只需维持有效循环或使血细胞比容维持在 30% 即可。以输注 24 小时内新鲜血为宜，由于肝硬化患者缺乏凝血因子并伴有纤溶系统异常，血小板也明显减少，大量输注库存血会加重凝血功能障碍。另外，肝硬化患者红细胞内缺乏具有将氧转运到组织能力的 2，3－双磷酸甘油酸，而库存血中此物质也呈进行性降低，因此新鲜血不但能纠正凝血功能障碍，而且还能改善组织的氧供。如果无条件输注新鲜血，可在输血的同时加输适量新鲜血浆及血小板。避免或少用含盐溶液，因为肝硬化患者存在高醛固酮血症，水钠潴留，含盐溶液会促进腹腔积液的形成。

出血时应维持呼吸道的通畅，给氧。有大量呕血时应让患者头侧转，防止误吸导致窒息。年老体弱、病情危重者可考虑呼吸机维持呼吸。

出血时应给予护肝药物，改善肝功能。忌用任何对肝肾有损害的药物，如镇静剂、氨基糖苷类抗生素。出血时容易并发肝性脑病，原因有血氨升高、脑缺氧、低钾血症和过量使用镇静剂等，而血氨升高是主要原因。因此，预防肝性脑病除了积极改善肝血供以外，可给予高浓度葡萄糖液和大量维生素，必要时还可加用脱氨药物如乙酰谷氨酰胺与谷氨酸盐，以及左旋多巴（对抗假性神经递质制剂）。支链氨基酸对维持营养和防治肝性脑病有重要价值。同时清除肠道内积血。为抑制肠道细菌繁殖以减少氨的形成和吸收，可经胃管或三腔管用低温盐水灌洗胃腔内积血。然后用 50% 硫酸镁 60 mL 加新霉素 4 g 由胃管内注入，亦可口服10%甘露醇溶液导泻或盐水溶液灌肠。忌用肥皂水灌肠，因碱性环境有利于氨的吸收，易诱发肝性脑病。半乳糖苷－果糖口服或灌肠也可减少氨的吸收，还可以促进肠蠕动，加快肠道积血的排出。

由于呕吐（吐血）、胃肠减压及冲洗，患者容易出现低钾血症和代谢性碱中毒。使用利尿剂可增加尿钾的丢失，加重碱中毒。两者共同作用既可以阻碍氧向组织中释放，又可增加氨通过血－脑屏障的能力，加重肝功能的损害，诱发肝性脑病。因此，应密切监测血气分析和电解质，及时纠正低钾血症和代谢性碱中毒。

2. 止血治疗

（1）药物止血：门静脉压力的高低取决于门静脉血流量的多少，以及肝内和门体间侧支循环的压力高低这两个因素。门静脉血流量取决于心排血量和内脏小动脉的张力。血管收缩剂和血管扩张剂是经常使用的两类止血药物，前者选择性地作用于内脏血管床，通过减少门静脉血流量直接降低门静脉压力，而后者是通过减小门静脉和肝窦的阻力来降低门静脉压力，两类药物联合应用可以最大限度地达到降压的目的。

1）特利加压素（terlipressin）：是人工合成的赖氨酸血管升压素。它具有双重效应：即刻发挥缩血管作用，然后其末端甘氨酰基脱落，转化为血管升压素继续发挥晚发的缩血管效应。因此它的生物活性更持久，且因为对平滑肌无作用而使全身反应轻，临床推荐为一线使用。特利加压素的标准给药方式为最初24小时用2 mg，每4小时静脉注射1次，随后24小时用1 mg，每4小时静脉注射1次。

2）血管升压素（vasopressin）：属半衰期很短的肽类，具有强烈的收缩内脏血管、减少心排出量、减慢心率、减少门静脉血流量以及降低肝静脉楔压的作用。常用剂量：以5%葡萄糖将药物稀释成0.1~0.3 U/mL，用0.4 U/min速度作外周静脉滴注，并维持24小时。若有效，第2天减半用量，第3天用1/4剂量。此药最严重的并发症为脑血管意外、下肢及心肌缺血，因此不作为一线治疗。使用时应同时静脉滴注硝酸甘油（10~50 μg/min），这样不仅可抵消对心肌的不良反应，而且可使门静脉压力下降更明显。另外，血管升压素还具有抗利尿激素作用，可导致稀释性低钠血症、尿少及腹绞痛，使用时应注意。

3）生长抑素（somatostatin）：天然的生长抑素为14肽，由下丘脑的正中隆起和胰岛的α细胞合成和分泌。除了具有调节内分泌激素的作用外，还具有血管活性作用，故可用于急性出血的治疗。生长抑素可选择性地减少内脏尤其是肝的血流量，因此具有降低门静脉压力和减少侧支循环血流量的作用。同时对全身其他部位血管没有影响，心搏出量和血压不会改变。生长抑素在肝代谢，其半衰期非常短，正常人仅2~3分钟，肝硬化者为3~4.8分钟。所以需要不间断静脉滴注。用法为首剂250 μg静推，继以250 μg/h持续静脉滴注，必要时可将剂量加倍。有证据表明双倍剂量的效果优于标准剂量。人工合成的8肽生长抑素类似物——奥曲肽（octreotide），其半衰期可达70~90分钟，作用更强，持续时间更长。用法为首剂100 μg静推，继以25~50 μg/h持续静滴。生长抑素应该在出血后尽早使用，一般维持3~5天，如果5天以后仍然无效，应考虑改用其他止血措施。

（2）三腔管止血：由于患者出血程度的减轻和药物控制出血的效率提高，真正需要使用三腔管来止血的患者明显减少，占5%~10%。这项措施是过渡性的，目的就是暂时止血或减少出血量，为后续治疗赢得时间。它操作简便，不需要特殊设备，止血疗效确切，可以在大多数医院开展。现在最常用的是双气囊三腔管，胃气囊呈球形，容积200 mL，用于压迫胃底及贲门以减少自胃向食管曲张静脉的血流，也能直接压迫胃底的曲张静脉。食管气囊呈椭圆形，容积150 mL，用于直接压迫食管下段的曲张静脉。三腔管还有一腔通胃腔，经此腔可以行吸引、冲洗和注入药物、营养等治疗。三腔管主要用于下列情况：药物治疗无效且无内镜治疗条件；内镜治疗无效且无手术条件；作为术前准备以减少失血量，改善患者情况的措施。首次使用三腔管止血的有效率达80%，但拔管后再出血率为21%～46%，且与肝功能代偿情况直接有关。再出血后再压迫的止血率仅为60%，而第二次止血后再出血率为40%。

应用三腔管的患者应安置在监护室里。放置前应做好解释工作，减轻患者的心理负担。放置时应该迅速、准确。放置后应让患者侧卧或头部侧转，便于吐出唾液。定时吸尽咽喉部分泌物，以防发生吸入性肺炎。三腔管放置后应做标记，严密观察，慎防气囊上滑堵塞咽喉引起窒息。注水及牵引力量要适度，一般牵引力为250 g。放置期间应每隔12小时将气囊放空10～20分钟，以免压迫过久使食管胃底黏膜糜烂、坏死，甚至破裂。三腔管一般先放置24小时，如出血停止，可先排空食管气囊，再排空胃气囊，观察12～24小时。如又有出血可再向胃、食管气囊注水并牵引，如确已止血，可将管慢慢拉出，拔管前宜让患者口服适量液状石蜡。放置三腔管的时间不宜超过3～5天，如果仍有出血则三腔管压迫治疗无效，应考虑采取其他方法。三腔管的并发症发生率为10%～20%，主要有鼻孔区压迫性坏死、吸入性肺炎、纵隔填塞、窒息、食管破裂等。已有致死性并发症的报道。

（3）内镜止血：急症内镜既可以明确或证实出血的部位，又可以进行止血治疗，是非手术止血中必不可少和首选的方法。

1）硬化剂注射治疗（EST）：经内镜将硬化剂注射到食管胃底的曲张静脉周围或血管腔内，既可栓塞或压迫曲张静脉而控制出血，又可保留其他高压的门静脉属支以维持肝的血供。常用硬化剂为1%乙氧硬化醇（ethoxysklerol），每次注射3～4个点，每点4～5 mL，快速推注。注射后局部变白，24小时形成静脉血栓、局部坏死。7天左右形成溃疡，1个月左右纤维化。出血患者经药物或三腔管压迫初步奏效后6～24小时或止血后1～5天就可行EST。初步止血成功后，需在3天或1周后重复注射。如经注射治疗后未再出血，亦应在半年及一年时再注射一次，以防血管再通而再次出血。EST的急症止血率可达90%以上，但近期再出血率为25%～30%。说明EST适用于急症止血，待出血停止后还应采用其他措施以防止再出血。EST的并发症发生率为9%，主要有胸痛、食管黏膜脱落、食管漏、食管狭窄、一过性菌血症、门静脉栓塞及肺栓塞等。

2）食管曲张静脉套扎治疗（EBL）：在内镜下用橡皮圈套扎曲张静脉以达到止血的目的。其方法是在贲门上5 cm范围内套扎6～8个部位的曲张静脉。EBL的急症止血率为70%～96%，并发症发生率低于EST，但再出血率高于EST。

EST和EBL不适合用于胃底曲张静脉破裂出血，因为胃底组织较薄，易致穿孔。

3）组织黏合剂注射治疗：组织黏合剂是一种合成胶，常用的是氰丙烯酸盐黏合剂。黏合剂一旦与弱碱性物质如水或者血液接触则迅速发生聚合反应，有使血管闭塞的效果。方法是将1∶1的碘油和黏合剂混合液1～2 mL快速注入曲张静脉腔内，每次注射1～2点。注射后黏合剂立即闭塞血管，使血管发生炎症反应，最终纤维化，而黏合剂团块作为异物被自然排入胃腔，这一过程需1～12个月。此方法的急症止血率为97%，近期再出血率仅5%。并发症发生率为5.1%，主要有咳嗽、脾梗死、小支气管动脉栓塞、脓毒症、短暂偏瘫等。此方法可用于胃底曲张静脉破裂出血的治疗。

（4）介入治疗止血：介入治疗包括脾动脉部分栓塞术（PSE）、经皮肝食管胃底曲张静脉栓塞术（PTVE）和经颈静脉肝内门腔静脉分流术（TIPSS）。后两者可用于急症止血治疗。

1）PTVE：1974年由瑞典人Landerquist和Vang首先应用于临床。在局部麻醉下经皮穿刺肝内门静脉，插入导管选择性地送入胃冠状静脉，注入栓塞剂堵塞曲张静脉可达到止血目的。常用栓塞剂有无水乙醇、吸收性明胶海绵和不锈钢圈等。这种方法适用于药物、三腔管和内镜治疗无效而肝功能严重失代偿的患者。PTVE 的急症止血率为 70%~95%，与内镜治疗相当。技术失败率为 5%~30%。早期再出血率为 20%~50%。并发症有腹腔内出血、血气胸和动脉栓塞（肺、脑、门静脉）等。由于 PTVE 不能降低门静脉压力，再出血率较高，故它只是一种暂时性的止血措施。待患者病情稳定、肝功能部分恢复后，还应该采取其他的治疗预防再出血。

2）TIPSS：1988 年由德国人 Richter 首先应用于临床。它是利用特殊的器械，通过颈静脉在肝内的肝静脉和门静脉之间建立起一个有效的分流通道，使一部分门静脉血不通过肝而直接进入体循环，从而降低门静脉压力，达到止血的目的。常用的金属内支架有 Wallstent、Palmaz、Streckerstent 及国产内支架等。适应证有：肝移植患者在等待肝供体期间发生大出血；非手术治疗无效而外科手术风险极大的出血患者；外科手术后或内镜治疗后再出血的患者。如肝内外门静脉系统有血栓或闭塞则不适用。据资料报道，TIPSS 术后门静脉主干压力可由（29.3 mmHg±2.4 mmHg）降至（16.5 mmHg±1.5 mmHg）。血流量可由（13.5 cm/s±4.8 cm/s）增至（52.0 cm/s±14.5 cm/s）。曲张静脉消失率为 75%，急症止血率为 88%，技术成功率为 85%~96%。并发症有腹腔内出血、胆管损伤、肝功能损害、感染和肝性脑病等。TIPSS 术后支架的高狭窄率和闭塞率是影响其中远期疗效的主要因素。6 个月、12 个月的严重狭窄或闭塞发生率分别为 17%~50%、23%~87%。若能解决好这一问题，则 TIPSS 可能得到更广泛的应用。

（5）手术止血：如果选择适当，前述的几种治疗方法可使大多数患者出血停止或者减轻，顺利地度过出血的危险期，为下一步预防再出血治疗创造全身和局部条件。所以，目前多不主张在出血时行急诊手术。当然，如果经过 24~48 小时非手术治疗，出血仍未被控制，或虽一度停止又复发出血，此时过多的等待只会导致休克、肝功能恶化，丧失手术时机。因此，在这种情况下，只要患者肝功能尚可，如没有明显黄疸和肝性脑病，转氨酶正常，少量腹腔积液，就应该积极地施行急症手术以挽救生命，手术方式以创伤小、时间短、止血效果确切的断流术为主。据资料报道，断流术的急症止血率为 94.9%。

（三）预防再出血

如前所述，门静脉高压症患者一旦发生出血，1 年内再出血率可达 70%，2 年内接近 100%。每次出血都可加重肝功能损害，最终导致肝功能衰竭。所以，预防再出血不仅能及时挽救患者的生命，而且能阻止或延缓肝功能的恶化，是治疗过程中的重要举措。

1. 内镜治疗　由于技术和器械的进步，内镜已经成为预防再出血的重要手段。其优点是操作容易，创伤小，可重复使用，在一定时期内可降低再出血风险。缺点是曲张静脉复发率高，因此长期效果不甚理想。相比硬化剂注射，套扎术更加适合用于预防再出血。

2. 药物治疗　β-受体阻滞剂是预防再出血的主要药物。与内镜相比，药物具有风险低、花费少的优点，但再出血率较高。因此，现在多数是将药物和内镜治疗联合应用。文献报道，套扎术联合 β 受体阻滞剂的疗效优于单独使用药物或内镜治疗的疗效。

3. 介入治疗　PSE 可以用于预防再出血。优点是创伤小、并发症少、适应证广，特别适用于年老体弱、肝功能严重衰竭无法耐受手术的患者。但是，PSE 降低门静脉压力的作用是短暂的，一般 3~4 天后就逐渐恢复到术前水平。因此其远期疗效不理想。而且脾动脉分支栓塞后，其所供应的脾组织发生缺血、坏死，继而与膈肌致密性粘连，侧支血管形成，增加以后脾切除术的难度。因此，对于以后可能手术治疗的患者来说，PSE 应当慎用。

TIPSS 相当于外科分流手术，也可用于预防再出血。但是，TIPSS 术后的高狭窄率和闭塞率是影响其中长期效果的主要因素，所以目前主要应用于年老体弱，肝功能 Child C 级不适合手术，或者在等待肝移植期间有出血危险的患者。

4. 手术治疗　虽然肝移植是治疗门静脉高压症的最好方法，但是由于供肝有限，治疗费用昂贵等原因，肝移植还难成为常规治疗手段。因此，传统的分流或断流手术在预防再出血中仍然占有重要地位。尽管手术是一种治标不治本的方法，但相对于其他治疗手段来说，其预防再出血的长期效果仍有优势。

（1）手术时机：手术时机的选择非常重要，因为出血后患者的全身状况和肝功能都有不同程度的减退。表现为营养不良、贫血、黄疸、腹腔积液和凝血功能障碍。过早手术不仅会使手术本身风险增加，而且会增加术后并发症发生率和死亡率。但是过长时间的准备可能会等来再次出血，从而错失手术时机。依某学者的经验，有上消化道大出血史的患者，只要肝功能条件允许，宜尽早手术。近期有大出血的患者，在积极护肝、控制门静脉压力的准备下，宜在 1 个月内择期手术。

（2）术式选择：以往的经验是根据肝功能 Child 分级来选择手术方式。对 A、B 级的患者，可选行分流或断流术。对 C 级的患者应积极内科治疗，待恢复到 B 级时再手术，术式也宜选择断流术。若肝功能始终处于 C 级，则应放弃手术。但是肝功能 Child 分级反映的是肝功能储备，强调的是手术的耐受性，它没有考虑门静脉系统的血流动力学变化。

随着对门静脉系统血流动力学的认识加深，现在的个体化治疗是强调根据术前和（或）术中获得的门静脉系统数据来选择手术方式。术前主要依靠影像学资料，其中最简便和常用的是磁共振门静脉系统成像（MRA）和彩超，从中可以估计门静脉血流量和血流方向，为术式的选择提供一定的参考：①如果门静脉为向肝血流且灌注接近正常，可行断流术。②如果门静脉为离肝血流，可行脾 - 肾静脉分流术、肠 - 腔静脉侧侧或架桥分流术，不宜行断流术、肠 - 腔静脉端侧分流术及远端脾 - 肾静脉分流术。③如果门静脉系统广泛血栓形成，则不宜行断流术或任何类型的分流术。术中插管直接测定门静脉压力是最简单、可靠的方法，比较切脾前后的门静脉压力改变对选择术式、判断预后具有较强的指导意义。如果切脾后门静脉压力小于 35 mmH_2O，仅行断流术即可。如大于 35 mmH_2O，则宜在断流术基础上再加行分流术，如脾 - 肾或脾 - 腔静脉分流术。

（3）分流术：分流术是使门静脉系统的血流全部或部分不经过肝而流入体静脉系统，降低门静脉压力，从而达到止血的目的。分流术的种类很多，根据对门静脉血流的不同影响分为完全性、部分性和选择性 3 种（图 5 - 4）。完全性分流有门 - 腔静脉分流术；部分性分流有脾 - 肾或脾 - 腔静脉分流术、肠 - 腔静脉分流术及限制性门 - 腔静脉分流术等。选择性分流有远端脾 - 肾分流术（Warren 术）和冠 - 腔静脉分流术。这样的分类是有时限性的，如部分性分流随着时间的推移可转变为完全性分流，选择性分流到后期可能失去特性而成为完全性分流。血管吻合的方式也很多，有端侧、侧端、侧侧和"H"型架桥，主要根据手术类型、局部解剖条件和术者的经验来选择。许多分流术式由于操作复杂、并发症多和疗效不甚理想而已被淘汰。目前国内应用比较多的有脾 - 肾静脉分流术、脾 - 腔静脉分流术、肠 - 腔静脉侧侧或"H"型架桥分流术和远端脾 - 肾分流术。

1）脾 - 肾静脉分流术（图 5 - 5）：1947 年由 Linton 首先应用于临床。方法就是脾切除后行脾静脉与左肾静脉端侧吻合，使门静脉血通过肾静脉直接进入体循环。它的优点在于：直接降低胃脾区静脉压力；减少脾脏回血负荷，同时有效解除脾功能亢进症状；维持一定的门静脉向肝血流，减少肝性脑病的发生；脾静脉口径相对固定，不会随时间推移而明显扩张；保留门静脉和肠系膜上静脉的完整性，留作以后手术备用。适应证：肝功能 Child A、B 级，反复发生上消化道出血伴中度以上脾肿大和明显的脾功能亢进，食管胃底中重度静脉曲张，术中脾切除后门静脉压力 >35 cmH$_2$O，脾静脉直径 >10 mm，左肾静脉直径 >8 mm，左肾功能良好。禁忌证：年龄 >60 岁，伴有严重的心、肺、肾等器官功能不全；肝功能 Child C 级；急性上消化道大出血；有食管胃底静脉曲张，但无上消化道出血史；有胰腺炎史或脾静脉内血栓形成。

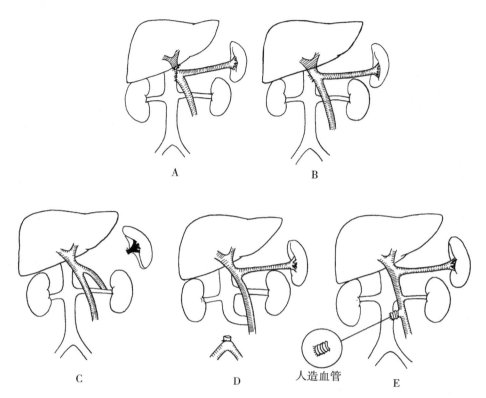

图 5-4　门体分流术

A. 端侧门腔静脉分流术；B. 侧侧门腔静脉分流术；C. 脾肾静脉分流术；D. 端侧下腔-肠系膜上静脉分流术；E. 侧侧下腔-肠系膜上静脉 H 架桥分流术

2）脾-腔静脉分流术（图 5-6）：1961 年由麻田首先应用于临床，是脾-肾分流术的变种，适用于肥胖、肾静脉显露困难和肾有病变的患者。由于下腔静脉管壁厚、管径大，故无论是解剖还是血管吻合均较肾静脉容易。另外，下腔静脉血流量大，吻合口不易发生狭窄或血栓形成。其疗效优于脾-肾分流术，而肝性脑病发生率低于门-腔分流术。但是，由于脾、腔静脉距离较远，所以要求脾静脉游离要足够长，在有胰腺炎症或脾蒂较短的患者，解剖难度较大。另外，在吻合时要尽量避免脾静脉扭曲及成角，防止吻合口栓塞。所以，从解剖条件上来看，能适合此术式的患者并不多。适应证和禁忌证同脾-肾分流术。

3）肠-腔静脉分流术：20 世纪 50 年代初由法国的 Marion 和 Clatworthy 首先应用于临床。现在多用于术后再出血和联合手术中。该术式的优点是操作简便、分流量适中、降压范围合理、术后肝性脑病发生率低。常用的吻合方式有"H"型架桥（图 5-7）、侧侧吻合（图 5-8）和端侧吻合。后者由于存在术后下肢水肿和严重的肝性脑病而被弃用。"H"型架桥有两个吻合口，且血流流经此处时呈直角状态，所以容易导致血流缓慢、淤滞，血栓形成。这在选用人造血管架桥时更加明显。侧侧吻合时血流可以直接从高压的肠系膜上静脉注入下腔静脉，不需要转两个直角，降压效果即刻出现且不容易形成血栓。因此，目前首选侧侧吻合，吻合口径小于 10 mm。此方法受局部解剖条件的限制较多，如肠系膜上静脉的外科干长度过短或肠、腔静脉间距过宽，易使吻合口张力过大，甚至吻合困难。所以在解剖条件不理想时，宜采用"H"型架桥。适应证：反复发生上消化道出血，食管胃底中重度静脉曲张，且脾、肾静脉局部条件不理想；断流术后或门 - 体分流术后再出血。

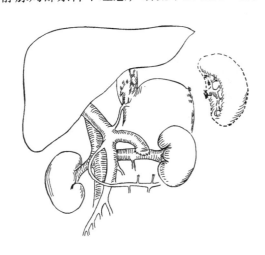

图 5 - 5　脾 - 肾静脉分流术

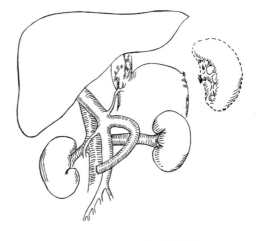

图 5 - 6　脾 - 腔静脉分流术

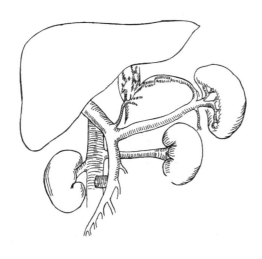

图 5 - 7　肠 - 腔静脉"H"型架桥术

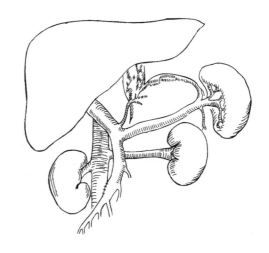

图 5 - 8　肠 - 腔静脉侧侧吻合术

4）远端脾 - 肾静脉分流术（图 5 - 9）：1967 年由 Warren 首先应用于临床，故又称"Warren 手术"。1989 年 Warren 又提出应在分流前完全离断脾静脉的胰腺属支。因此，现在的 Warren 手术应包括远端脾肾分流术 + 脾胰断流术，它属于选择性分流术。在门静脉高压状态下，内脏循环分为肠系膜区和胃脾区，两者在功能上保持相对独立。Warren 手术能够降低胃脾区的压力和血流量以防止食管胃底曲张静脉破裂出血，同时保持肠系膜区的高压状态以保证门静脉向肝血流。为防止术后脾静脉"盗血"，要求术中结扎脾静脉的所有属支、肠系膜下静脉、胃右静脉、胃网膜右静脉和胃左静脉。虽然此术式在理论上最符合门静脉高压症的病理生理改变，但在实践中仍存在不少问题，比如手术操作复杂，手术时间长，术后易产生吻合口血栓、腹腔积液、淋巴漏和乳糜漏等，临床效果远不如报道的好。因此，目前主要用于肝移植等待供体以及有保留脾脏要求（如青少年）的患者。

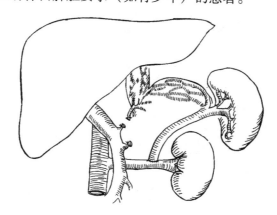

图 5 - 9　远端脾 - 肾静脉分流术

（4）断流术：断流术是通过阻断门、奇静脉之间的反常血流，达到止血的目的。近年来国内应用广泛，目前已占到门静脉高压症手术的90%。与分流术相比，断流术有以下特点：术后门静脉压力不降反升，增加了门静脉向肝血流；主要阻断脾胃区，特别是胃左静脉（冠状静脉食管支）的血流，针对性强，止血效果迅速而确切；术后并发症少，肝功能损害轻，肝性脑病发生率低；手术适应证相对较宽；操作简单易行，适合在基层医院开展。断流术的方式很多，国内主要应用贲门周围血管离断术（Hassab 手术）以及联合断流术（改良 Sugiura 手术）。

1）贲门周围血管离断术（图 5 - 10）：1967 年由 Hassab 首先应用于临床，故又称"Hassab 手术"。原方法仅游离食管下段约3 cm，没有切断、结扎高位食管支和（或）异位高位食管支。虽然操作简单，急症止血效果确切，但术后再出血率较高。因此，裘法祖等对其进行了改进，要求至少游离食管下段5 ~ 7 cm，结扎冠状静脉食管支、高位食管支和异位高位食管支。经过多年的实践，此术式更趋完善，逐渐成为治疗门静脉高压症的主要术式。操作上主要有以下几方面要求。①有效：紧贴胃食管外壁，彻底离断所有进入的穿支血管；②安全：减轻手术创伤，简化操作步骤；③合理：保留食管旁静脉丛，在一定程度上保留门 - 体间自发形成的分流。适应证：反复发生上消化道出血；急性上消化道大出血，非手术治疗无效；无上消化道出血史，但有食管胃底中重度静脉曲张伴红色征、脾肿大和脾功能亢进；分流术后再出血；区域性门静脉高压症。禁忌证：肝功能 Child C 级，经过积极的内科治疗无改善；老年患者伴有严重的心、肺、肾等器官功能不全；门静脉和脾静脉内广泛血栓形成；无上消化道出血史，仅有轻度食管胃底静脉曲张、脾肿大和脾功能亢进；脾动脉栓塞术后。

联合断流术（改良 Sugiura 术）：1973 年由 Sugiura 首先应用于临床。Sugiura 认为食管胃底黏膜下曲张静脉内的反常血流占到脾胃区的1/8 ~ 1/6，这是 Hassab 术后再出血率较高的主要原因。因此，他主张在 Hassab 手术后再横断食管下端或胃底的黏膜下静脉网以降低再出血率。Sugiura 报道671 例的手术死亡率为4.9%，术后再出血率为1.4%，无肝性脑病。由于 Sugiura 术式要分胸、腹二期施行，患者往往无法耐受，手术死亡率高。因此，许多学者对 Sugiura 术进行了改良，目前常用的方法（即改良 Sugiura 术）是完全经腹行脾切除 + Hassab 术，然后再阻断食管胃底黏膜下的反常血流。阻断方法有：食管下端或胃底横断再吻合术；食管下端胃底切除术；食管下端或胃底环形缝扎术；胃底黏膜下血管环扎术；Nissen 胃底折叠术等。目前这部分操作基本上由吻合器或闭合器来完成。改良 Sugiura 术是治疗门静脉高压症的理想术式。手术适应证和禁忌证同贲门周围血管离断术。

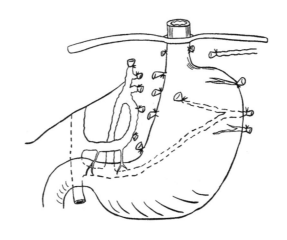

图 5－10　贲门周围血管离断术

（5）联合手术：由于分流、断流术的疗效不能令人满意，因此，从 20 世纪 90 年代开始有人尝试行联合手术，以期取长补短，获得较分流或断流单一手术更好的临床效果。所谓的联合手术就是在一次手术中同时做断流术和分流术，断流术采用贲门周围血管离断术，分流术采用脾－肾静脉分流术，肠－腔静脉侧侧或 H 型架桥分流术。目前认为分、断流联合手术具有以下优点：直接去除引起上消化道出血的食管胃底曲张静脉，减少再出血的机会；缓解离断侧支后的门静脉高血流状态，降低门静脉压力；减轻和预防门静脉高压性胃病。第二军医大学长征医院总结了 12 年 117 例联合手术的效果：与术前相比，门静脉直径平均缩小 0.4 cm，压力平均下降 16%；无手术死亡，近期无再出血，远期再出血率为8.3%，肝性脑病发生率为 16.6%；5、10 年生存率分别为 98.3% 及 84.6%。吴志勇等指出在各种联合手术中，脾切除、脾－肾静脉分流加贲门周围血管离断术不受门静脉血流动力学状态的限制，手术适应证宽。而且可预防脾、门静脉血栓形成，保持肠系膜上－门静脉的血流通畅，为将来可能的分流术或肝移植保留合适的血管条件。认为这种术式可作为联合手术中的首选。但也有学者提出，门静脉高压症的手术效果取决于患者的肝功能状况，与术式关系不大。既然如此，就没有必要在断流术的基础上再加分流术，这样只能增加手术难度和创伤，延长手术时间，加重肝功能的损害。至今，究竟分、断流联合手术有何优势，尚需要更多前瞻性临床研究进行深入的探讨。

（任智慧）

第三节　门静脉高压症的手术方式

一、三腔管

1. 适应证　适用于药物止血措施难于控制的门静脉高压症合并食管胃底静脉曲张、静脉破裂出血。其止血率约为 85%，并发症发生率为 5% ～10%，再出血率为 25% ～50%。①经输血、补液或应用止血药物难以控制的出血。②手术后、内镜下注射硬化剂或套扎术后再出血，治疗无效者。③不具备急诊手术的条件或内镜下行硬化剂注射或套扎术的条件，或内镜下紧急止血操作失败者。

2. 禁忌证　患者神志不清，不能配合完成操作。

3. 操作方法及步骤

（1）向患者说明放置三腔管的重要性和必要性，要求患者配合。

（2）检查管腔是否通畅、气囊是否完好。

（3）用液状石蜡充分涂抹在三腔管上，抽空胃囊和食管囊后常规由患者鼻孔置入。如果经鼻孔置入困难或者预计需要压迫牵引时间较久者，也可经口腔置入。

（4）判断置管是否到位　置管深度应超过 60 cm，胃管内应该可以抽出胃液或血液，或经胃管注入空气在剑突下听诊确认。

（5）经胃囊开口注入空气 150 ~ 200 mL，囊内压力达到 50 ~ 70 mmHg。向外牵引有弹性阻力感，表明胃囊已经填压于胃底和贲门部。可以通过滑轮装置以 0.5 kg 重物牵引，或者用 5N 的力牵引后直接用宽胶带固定在鼻孔侧下方。在三腔管引出患者体外处设标记（图 5 – 11）。

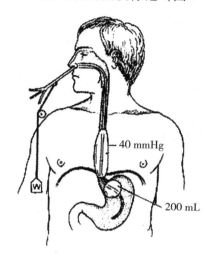

图 5 – 11　三腔管放置示教图

（6）通过胃管冲洗胃腔后观察止血效果　如果出血继续则食管囊不需充气，否则食管囊需要充气以压迫食管下段。食管囊充气 100 ~ 150 mL（囊内压力为 10 ~ 40 mmHg）。经过上述处理如果胃管内仍能抽出血液，则可能合并胃黏膜病变出血，可经胃管用去甲肾上腺素冰盐水洗胃、局部应用止血药物和胃黏膜保护药。

（7）三腔管一般放置 24 小时，如果出血已经停止，可先排空食管囊，观察无出血迹象后解除牵拉，再排空胃囊。再观察 12 ~ 24 小时，如确定已止血，嘱患者吞咽 20 mL 液状石蜡后，将三腔管缓慢拉出。

4. 注意事项

（1）置入三腔管治疗的患者需要进行加强护理，严防并发症的发生。一旦出现异常情况，要立即进行处理。

（2）置管时操作宜缓慢，切忌快而粗暴。将患者头偏向一侧并开通负压吸引器，随时吸出患者的呕吐物，防止反流引起窒息和吸入性肺炎。

（3）囊内压力不足和牵引不当是导致治疗失败的常见原因。置管期间要严密观察气囊有无漏气和滑出，定时用水银血压计测定囊内压力。

（4）患者一旦出现呼吸极度困难、烦躁不安，甚至窒息时，应注意是否有胃囊滑脱进入食管压迫气管。应立即解除牵引抽出囊内气体或剪断三腔管自动排出气体。

（5）患者置管后应侧卧或头偏向一侧，以利于吐出唾液和排出咽喉部的分泌物，防止发生吸入性肺炎。

（6）患者出现胸骨后不适、心律失常等症状时，先观察三腔管的固定标志是否向外移动，另外需要观察食管囊内的压力是否过高。此时可将食管囊气体释放，如果症状不见改善，应先移除牵引物，移除外固定后，将胃囊退入胃腔后放气。必要时可重新充气压迫。

（7）三腔管一般放置不超过 3～5 天，否则食管和胃黏膜可因受压过久而发生缺血、溃烂、坏死和穿孔。每隔 12 小时应将气囊放空 10～20 分钟，如果出血继续，可以再充气压迫。放空胃囊前切记先解除牵引。

（8）经三腔管压迫止血后再出血发生率较高，应尽早选用其他确定性的止血措施防止再出血。拔除三腔管后仍应禁食观察，然后逐步由流食、半流食过渡到软食。

二、食管静脉曲张出血内镜治疗术

1. 适应证　各种原因所致的门静脉高压症引起的食管静脉曲张出血。

2. 禁忌证

（1）食管狭窄、食管扭曲、食管憩室者。

（2）肝硬化门静脉高压胃病出血者。

（3）凝血功能障碍及有关疾病者。

3. 操作方法及步骤

（1）术前准备

1）禁食 8～12 小时。

2）与患者沟通并说明行内镜结扎术的理由，减少患者紧张。

3）急性出血患者应建立好输液途径，备好 1～2 U 的同型血，以备急用。

4）用口咽部表面麻醉或口服利多卡因乳剂。术前给予哌替啶 25～50 mg，阿托品 0.5 mg 肌内注射，一般在术前 5～10 分钟给药。

（2）操作方法及步骤

1）患者取左侧卧位，下颌放置弯盘一个，以便盛放操作过程中的血性液及口咽部分泌物。

2）护士站在患者的头侧，一手轻扶患者头部，以保持头部轻度前屈位置，左手扶持好置入患者口中的牙垫。

3）完成必要的食管、胃十二指肠诊断性检查，准确记录食管曲张静脉的密度、走向、色彩、范围、出血的部位，有无白色、红色血栓和食管溃疡等。

4）确立诊断并决定进行食管静脉曲张结扎或钳夹手术后，退出胃镜，并将选用的多环结扎器安装在内镜的头端。

5）再次置入带有结扎器的胃镜，将胃镜送入胃内后轻轻退出，恰在胃食管交界处 Z 线的上方，开始搜寻曲张静脉，将内镜与要结扎的靶静脉呈 360°接触后，启动吸引器，产生 60～90 kPa 负压，将靶静脉吸入结扎器内。

6）保持上述负压，直至结扎器内充满吸入组织，转动套扎器旋钮，使橡皮圈释放并结扎在吸入结扎器内的曲张静脉的基部。

7）停止抽吸，移动内镜，紧靠原结扎点 0.5~1 cm 处再进行结扎。如此反复，完成结扎手术。

8）由于结扎后的组织团块凸出在食管，有反射性痉挛，所以结扎从食管远端开始向近端进行。结扎范围一般包括食管胃交界处以上 5 cm 内，1 次可结扎 6~10 个部位。一般此部位食管静脉有效结扎后，食管中、上端静脉曲张会立即减轻或消失。

9）若为活动性出血，完成结扎后，除胃内残留积血反流入食管外，食管腔内液体应为清亮，无活动性出血。

10）术后应严密监测患者血压、脉搏。禁食、补液，24 小时后改进流质，72 小时后可进半流质，1 周后可进软食。

11）每隔 12~14 天再行结扎治疗，直至曲张静脉被根治。治疗后 3 个月、6 个月定期进行内镜复查。

4. 注意事项

（1）食管静脉曲张出血内镜结扎术应在患者入院后 6~8 小时进行，在积极输液、输血应用升压素的同时，待循环稳定后就尽早安排内镜诊断性检查，诊断一确定就予以内镜结扎治疗。

（2）三腔管填塞可使 85% 的患者止血，但放气后，50% 的患者会再出血。但在复苏时，如不能控制食管静脉曲张出血，为了抢救患者生命、争取时间、稳定病情，则仍需置入三腔管暂时止血，以等待进一步内镜治疗。

（3）在食管静脉曲张出血时，如果大出血不能被有效控制、氧饱和度不能维持在 90% 以上，甚至伴有肝性脑病，为防止误吸，应及时进行气管插管。

（4）必须强调，要根治静脉曲张，往往需要连续几次治疗（通常 3~4 次）。静脉曲张可能复发，应长期进行内镜监测。

（5）急性静脉曲张出血时，由于肠道菌群移位和肠道运动功能的紊乱，常易发生细菌感染，应及时预防性地使用抗生素，提高治愈率，减少并发症。

（6）约有 10% 的患者，结扎治疗不能控制静脉曲张出血，有下列情况应及早进行手术治疗：①经两次以上结扎治疗仍不能控制急性静脉曲张出血者。②内镜治疗静脉曲张，短期内有复发性大出血，不能为内镜结扎控制者。

三、经颈静脉肝内门体静脉分流术

应用介入放射方法，经颈内静脉通路在肝内静脉分支向门静脉分支穿刺，用静脉导管扩张肝实质通道，然后置入支架，支架展开后直径达 8~12 mm，实现门-体分流。这实际上是一种无须开腹的门腔侧侧分流。

1. 适应证

（1）曲张静脉破裂急性出血，经药物和内镜治疗无效，患者肝功能差、不能耐受开腹手术。

（2）门静脉高压所致的顽固性腹腔积液。

（3）预防正在等待肝移植患者再次出血。

（4）肝硬化并发肾功能不良者。

2. 禁忌证

（1）绝对禁忌证：心力衰竭，肝囊性病，中央型肝细胞癌，肾功能衰竭，肝功能衰竭等。

（2）相对禁忌证：①肝功能不全，严重黄疸不适宜行肝移植者。②肝性脑病在 Ⅰ 级以上。③心肺功能不全。④凝血机制障碍。⑤颈内静脉、腔静脉血栓性闭塞，门静脉海绵窦样形成。⑥肝动脉灌注不足或有明显的腹腔动脉干及肝动脉狭窄或阻塞者。⑦肝内大血管周围的肿瘤。

3. 操作方法及步骤

（1）术前：介入治疗前对患者的肝功能和肝脏血管解剖诊断；非急诊病例的内科准备同外科手术分流（抗感染、纠正水和电解质紊乱、预防肝性脑病、备血）。

（2）术后：观察和预防可能出现的并发症并及时处理（出血、肝性脑病等）；抗凝治疗；检测 TIPS 通畅和必要的介入处理。

（3）常用器械：Richter 穿刺针。特点：可以用超声导向；Rups–100（Cook），穿刺针尖小，损伤小。

（4）操作方法：颈静脉穿刺，选择性肝静脉插管，肝内门静脉穿刺并建立操作通道，测定门静脉压力和分流通道的安全性，分流通道的扩张及内支架置入，门静脉测压造影及调整内支架。

4. 注意事项

（1）穿刺门静脉分支为 TIPS 的技术难点：肝静脉与门静脉之间的空间关系复杂，而解剖变异和肝硬化的病理改变又可使其空间关系改变，使门静脉穿刺定位困难。因此，首先应了解正常的解剖关系及可能存在的变异。术前超声静脉定位及术中超声、CT 引导穿刺。穿刺最佳部位为门静脉右干距分叉 1.5～2.0 cm 处，过于靠近周边分支则难以达到理想的分流效果，过于靠近门静脉干则极易发生穿透致严重腹腔内出血。

（2）支架安放的位置至关重要：理想的位置应是支架端在血管腔内 1～2 cm 而又不凸出血管腔，靠近肝静脉侧并使之略成喇叭状。肝组织内通道长短不一，取决于肝脏的大小和穿刺部位，这一分流通道必须全部由支架支撑，才会有利于完整的内膜形成。

（3）分流口径大小要根据患者的肝功能分级、术前肝血流动力学及门静脉压等情况而定，一般为 10 mm 左右。Wallstent 所用支架的口径是固定的，只能在放置术前预选支架口径。Palmaz 所用支架可随气囊扩张大小控制在 8～12 mm 范围内。

5. 并发症

（1）分流对肝功能的损害，特别是肝性脑病问题。

（2）分流道狭窄、阻塞。

四、门体分流术

（一）脾肾分流术

1. 适应证　有明显门静脉高压，伴有广泛的食管和胃底静脉曲张，并有反复多次曲张静脉破裂大出血者。

2. 禁忌证　①术前影像学检查或术中发现脾静脉直径 <1 cm 者，或脾静脉炎明显、静脉壁薄厚不均或十分脆弱者。②以前曾行脾切除及断流术者。③肝脏功能 Child–Pugh C 级者。④术中操作不当，破损及修补处较多者。

3. 操作方法及步骤

（1）切口：左侧腹直肌中切口、正中切口下端横行折向左侧，左侧肋缘下切口等。

（2）进腹后：先测门静脉压力，然后探查肝、脾、网膜、左肾等情况，注意有无粘连、门静脉的宽度及有无栓塞。

（3）游离脾脏：先结扎脾动脉，自胃和横结肠脾曲之间进入网膜囊，显露胰腺体尾部，分离脾动脉并结扎之。结扎切断脾结肠韧带，游离脾下极，结扎切断脾肾韧带，拖出脾脏，依次切断并缝扎脾膈韧带、脾胃韧带，完全游离脾脏。

（4）切除脾脏和游离脾静脉：于切口外托住脾脏，于近脾门处依次分离脾静脉主干及脾动脉，钳夹切断，并分别以丝线结扎。分离胰尾，若分离困难，可切除胰尾远端。脾切除后第二次测量门静脉压力。

（5）游离肾静脉：于左肾门处切开后腹膜，找到并显露肾静脉，贴近静脉壁剥离前侧约 2/3 周径、长 4 cm 一段备吻合用。

（6）脾肾静脉端侧吻合：同时用两把大平镊夹持肾静脉前壁，用三叶钳的相应一叶夹紧肾静脉前壁约 2/3 周径，将三叶钳的另一叶张开，拉下脾静脉残端，以越过钳叶间 2 cm 为宜。剪去脾静脉残端，并修剪切缘。松开脾静脉三叶钳，放出血块后再次扣紧，使残端和肾静脉接近且无张力。尖刀刺破肾静脉前壁，根据脾静脉口径，适当扩大肾静脉切口。3 - 0 prolene 线牵引肾静脉切口前缘，显露后壁。以 5 - 0 prolene 线连续外翻缝合后壁，再连续外翻缝合前壁，针距为 1 mm 左右。完成前壁 2/3 吻合时，缓缓放松脾静脉侧三叶钳，完全冲出积存血块，迅速扣紧，用肝素稀释液冲洗吻合口，继续完成前壁的吻合。依次放开肾静脉、脾静脉的三叶钳，如有喷血点，可予以加缝一针。止血满意后，进行第三次测压。

（7）缝合腹壁切口：生理盐水冲洗腹腔后，确切止血。后腹膜切口不需缝合。左膈下置双套管引流，术后接负压吸引。逐层缝合腹壁。

4. 注意事项

（1）术前注意改善肝功能，纠正凝血异常，术前应置胃管、尿管。

（2）术中止血彻底，静脉吻合准确、迅速、轻巧，力求一次吻合满意，尽量减少加针数量。

（3）术后不用止血药，胃肠减压至胃肠功能恢复。

（二）肠系膜上静脉 - 下腔静脉侧侧（"桥式"）吻合术

1. 适应证

（1）门静脉高压伴有广泛的食管和胃底静脉严重曲张，或曲张静脉反复多次破裂大出血者。

（2）门静脉高压症出血已行脾切除术患者。

（3）门静脉血栓形成肝外门静脉高压症者。

2. 禁忌证

（1）肠系膜上静脉血栓形成，壁厚薄不均和有静脉周围炎。

（2）小肠系膜肥厚、水肿、缩短，降低肠系膜静脉的顺应性，吻合后张力大。

（3）慢性胰腺炎；胰头肿大；十二指肠第三段降低，使肠系膜上静脉与下腔静脉间距离增大。

（4）肠系膜上静脉分支过早，无可供吻合用的外壳干。

（5）肝脏功能 Child - Pugh C 级者。

3. 操作方法及步骤

（1）切口：一般采用右侧腹直肌切口。

（2）提起横结肠，切开横结肠系膜根部的腹膜，显露肠系膜上静脉，检查其扩张程度、有无血栓形成及闭塞，若该静脉壁厚且呈硬索状，则不能行此手术。

（3）充分游离十二指肠第2、3段及胰头，剪开Treitz韧带，使胰头和十二指肠右移，缩短肠系膜静脉与下腔经脉间的距离。

（4）分离肠系膜上静脉：从右侧切开肠系膜上静脉外面的结缔组织，在鞘内将肠系膜上静脉从血管床充分游离，上至胰颈后，下至其肠系膜血管的分支处。

（5）游离下腔静脉：切开横结肠系膜腹膜后，用钝性分离法充分游离十二指肠第3段，并将其向右上牵起。剪开下腔静脉前方的结缔组织，并妥善结扎下腔静脉外鞘上的血管和淋巴管。游离下腔静脉的长度为6~7 cm。

（6）吻合：以匹配的Satinsky钳或下腔静脉钳部分夹持下腔静脉前壁和肠系膜上静脉后外侧壁，靠拢两血管钳进行吻合，避免两血管间有张力。吻合口长径一般为2 cm，以5-0 prolene线连续外翻缝合前、后壁。（图5-12）

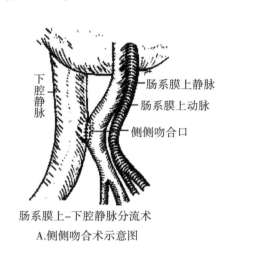
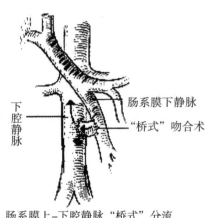

肠系膜上-下腔静脉分流术

A. 侧侧吻合术示意图

肠系膜上-下腔静脉"桥式"分流

B. "桥式"吻合术示意图

图5-12 肠系膜上静脉-下腔静脉侧侧吻合术示图

（7）严密止血，逐层关腹。腹腔内不放置引流。

4. 注意事项

（1）在分离肠系膜上静脉时，应注意结扎其周围扩张的淋巴管，以免术后发生淋巴瘘或乳糜腹腔积液。

（2）游离肠系膜上静脉是本手术的关键，必须充分游离。

（3）确保吻合口之间无张力。

（三）限制性门腔静脉侧侧吻合术

1. 适应证

（1）适用于治疗肝内型门静脉高压症、食管胃底静脉曲张、静脉破裂出血静止期伴脾大脾功能亢进的患者。

（2）对于肝内型门静脉高压症、食管胃底静脉曲张破裂急性大出血患者，经短时间综合非手术治疗无效时，应争取在出血后24小时内急诊手术。

（3）对于曾行脾切除及其他手术而复发食管胃底静脉曲张破裂出血患者，如门静脉畅通，无血栓形成者亦可实行本手术。

2. 禁忌证

（1）术前影像学检查，或术中发现门静脉血栓形成者。

（2）肝功能 Child – Pugh C 级者。

3. 操作方法及步骤

（1）切口：行两侧第 11 肋顶点连线的上腹部横切口，两端达腋前线。已行脾切除术者，可采用右上腹经腹直肌切口。

（2）进腹后经胃网膜右静脉较粗大分支插管，测定自由门静脉压。探查有无腹腔积液、肝脾大小及其硬变程度以及腹内粘连情况。经小网膜孔，探查门静脉壁的厚薄、弹性及有无血栓，以估计行分流术的可行性。

（3）按常规方法行脾切除后再测门静脉压。于胆总管后方剪开肝十二指肠韧带表面，分离寻找门静脉外侧壁，一般游离 2/3 周径、3 ~ 4 cm 的一段门静脉即可。切开小网膜孔后面之后腹膜，钝性分离扩大切口，直至显露下腔静脉前壁。游离 1/2 周径、5 ~ 6 cm 的一段下腔静脉，注意勿伤及肝下缘后方的细小肝短静脉。

（4）在已分离好的门静脉、腔静脉壁上分别缝两针，用 5 – 0 prolene 线作为牵引线，针距为 12 mm 左右，以确定吻合口位置，使其方向与门静脉走行方向一致。置放无损伤三翼血管钳，将门、腔静脉壁部分拉合钳闭。用月形剪分别在牵引线间于门、腔静脉壁上各剪一椭圆形小孔，其直径为 10 ~ 12 mm。用 5 – 0 ~ 6 – 0 prolene 线连续外翻缝合门静脉、腔静脉后壁，一般针距为 1.5 mm，缝合 5 ~ 6 针即可。前壁以 5 – 0 ~ 6 – 0 prolene 线间断外翻缝合 5 ~ 6 针。

（5）吻合完毕后，先开放腔静脉侧三翼钳叶，再开放门静脉侧钳叶。如无漏血，即可轻提前壁缝合线，同时轻轻退出三翼钳。如针距间有明显漏血，于漏血处可修补 1 针。至于针眼处的少量渗血，可用热生理盐水纱布压迫即止。然后将已准备好的套有长 32 mm 塑料或硅胶的导管，用 7 号丝线绕过吻合口后方，使导管正好位于吻合口处将丝线打结。导管即成为一直径为 10 mm 的圆环套于吻合口处，以便术后吻合口扩大。

（6）常规取肝组织活检，在仔细检查肝下和脾窝处无渗血后，脾窝置烟卷引流管，再测门静脉压，关腹。

4. 注意事项

（1）术前全面检查评估心、肝、肺、肾功能；积极保肝治疗，严重贫血、低白蛋白者，术前应适当输血、血浆或白蛋白。

（2）术中注意避免损伤血管、胆管等。

（3）术中注意结扎门、腔静脉周围分离组织，以免造成淋巴外漏。

（4）防止术后发生门静脉炎及吻合口血栓形成。可常规使用小剂量低分子肝素抗凝药。

五、贲门周围血管离断术

贲门周围血管离断术用于门静脉高压症的手术治疗。断流术是用手术阻断门静脉奇静脉间的反常血流，以达到控制门静脉高压症并发食管胃底静脉曲张破裂出血的目的。断流手术方法很多，目前应用较多且疗效最令人满意的断流术有贲门周围血管离断术、食管下端横断术、胃底横断流术、食管下端胃底切除术等。从广义上讲，经皮经肝冠状静脉栓塞术和内镜下硬化剂注射食管下段曲张静脉或食管曲张静脉套扎术也属断流术。断流术既能确切控制食管胃底曲张静脉破裂出血，又可保持肠系膜血管向肝血流，术后肝功能损害小，肝性脑病发生率低，但术后有较高出血复发率。

贲门周围血管可分成4组，即冠状静脉、胃短静脉、胃后静脉和左膈下静脉。冠状静脉又可分为胃支、食管支和高位食管支。熟悉贲门周围血管解剖，特别是高位食管支的行走，才能彻底手术阻断门奇静脉的反常血流。（图5-13）

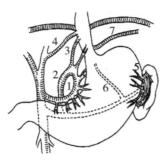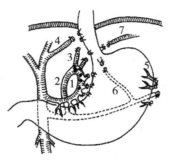

A.贲门周围血管离断术局部示意图　　B.贲门周围血管离断术整体示意图

图5-13　贲门周围血管离断术示意图

1. 适应证

（1）门静脉高压症合并食管胃底曲张静脉破裂出血患者，肝功能分级为 Child-Pugh A、B 级。

（2）患者肝功能较差，术前已有肝性脑病前兆或症状，不能耐受分流术或分流术后会加重肝性脑病症状。

（3）急诊手术：应严格规定急诊手术适应证。发生上消化道大出血48~72小时，肝功能属 Child-Pugh A、B 级，经积极的内科治疗仍不能控制出血者。

（4）择期手术：肝功能分级属 Child-Pugh A、B 级患者出血停止后2周左右，或原属 Child-Pugh C 级患者出血停止后3~4周，且功能改善至 Child-Pugh A、B 级。

2. 禁忌证　肝功能 Child-Pugh C 级，即有黄疸、腹腔积液、凝血机制障碍和肝性脑病等。

3. 操作方法及步骤

（1）体位、切口：根据开腹或腹腔镜下手术决定。

（2）探查：先探查肝、胆、胰腺、胃十二指肠及内脏静脉曲张情况，然后了解脾脏与邻近器官的关系、有无粘连、粘连的性质和部位、脾脏的活动度等。同时应关注肝脏的大小及其硬化程度、脾脏的位置、有无占位病变等细节。

（3）首先切除脾脏：沿胃大弯向上游离胃脾韧带，直到胃体完全游离，同时结扎切断所有的胃短静脉。分离结扎脾动脉，游离脾结肠、脾肾韧带，切除脾脏，缝扎和结扎脾蒂，连续缝合脾床止血。

（4）切开膈下食管贲门前浆膜：在戳孔处用长弯血管钳自夹层间的疏松组织进钳，先分离结扎、切断小网膜前层，并顺势切断贲门的前浆膜，即可显露曲张的食管周围静脉，有3~5支，予以逐一结扎切断。食管周围静脉多起始于胃底和胃体，并与胃左静脉的食管支和胃支相连，可形成曲张的血管丛。食管周围静脉紧贴食管壁，分布于食管下端，从胃底向上行走，经食管裂孔进入胸腔。

（5）离断胃左静脉的胃支和进入胃壁的分支：切开肝胃韧带、膈下食管贲门前浆膜和离断结扎食管周围静脉，即可显露浆膜、食管下端和胃小弯的右侧壁。将胃小弯拉向左前方即可显露胃胰壁。切开胃胰壁可显露胃左静脉主干，沿胃左静脉主干向左前下方分离可显露胃左静脉的胃支。胃支沿胃小弯的侧壁向右下方行走。在食管、胃交界处，靠近胃壁分离、切断、结扎胃左静脉的胃支及伴行的胃左动脉分支。先用7号线结扎，再用4号线贯穿缝针，然后逐一结扎、切断胃支和进入胃壁的分支。其目的是保留胃左静脉的主干以及食管旁静脉的完整，以保证部分门静脉血经胃冠状静脉→食管旁静脉→半奇静脉的分流。

（6）离断进入食管壁的穿支静脉：穿支静脉从食管旁静脉发出后呈垂直状进入食管下端，有5~6支，长约0.5cm，一般较细。有重度食管静脉曲张者，食管穿支静脉较粗，直径可达0.5cm。以纱布条向左前下方牵拉贲门和食管下端，长弯血管钳钳夹胃左动脉胃支的断端并向右前下方牵拉，使胃左动静脉的胃支起始部与贲门食管下端分离，用长弯血管钳自夹层间的疏松组织进钳，从下向上逐一离断结扎两者之间的穿支静脉。分离食管下段5~10cm范围，并用细针线缝补食管旁静脉左侧缘的前、后壁浆膜层，包埋穿支静脉的断端，以阻止新生血管长出并进入食管下端。

（7）离断胃后静脉：以纱条将胃体向右上牵引和翻转，显露胃后壁，在紧靠胃小弯侧分离胰腺上缘的脂肪组织，即可找到胃后静脉。胃后静脉短而粗，有时不止一支，予以结扎切断。因胃后静脉短、手术视野小，一旦线结滑脱便难以找到退缩的血管断端，因此两端均应双重结扎或缝扎，以免线结滑脱而发生大出血。

（8）结扎离断左膈下静脉：将胃体向下牵拉，显露胃膈韧带，以右手示指从胃大弯向胃底钝性分离胃膈韧带中的疏松组织，即可找到左膈下静脉，左膈下静脉并不太粗，予以结扎切断。在离断上述血管时，可根据术中具体情况交替、配合进行，先处理易于显露的血管。在胃底贲门区的逐步离断过程中，手术视野亦随之扩大，一旦发生术中出血，亦易发现出血点。离断血管时要循序渐进，切勿贪多求快，要求勿损伤血管，并应结扎牢靠。还要指出，离断上述静脉的同时也需离断其伴随的动脉，即胃左动脉的胃支、胃网膜左动脉、胃后动脉和左膈下动脉，保留左动脉主干、胃右动脉及胃网膜右动脉。

（9）胃大、小弯浆膜化：以细线间断缝合胃大、小弯前后壁的浆膜，如有肌层损伤应修补创面，线结不牢的应加固。左膈下置橡皮管引流。

（10）检查脾窝、血管离断处有无明显出血及食管胃游离区的血液循环：将大网膜覆盖脾窝和腹后壁膜的创面，应彻底止血后再关腹。

4. 注意事项

（1）术前加强护肝治疗，补充血容量，纠正水和电解质、酸碱平衡紊乱，尽快纠正休克。纠正凝血机制障碍，有腹腔积液者应用利尿药。

（2）彻底离断门奇静脉间的反常血流是断流术成败的关键。

（3）防止术中和术后腹腔出血，加强术后监护。观察膈下引流的颜色和量。预防和治疗感染，加强代谢和营养支持。

（武丽丽）

第四节　门静脉高压症术后常见并发症的防治

门静脉高压症患者，由于肝硬化导致肝功能受损并累及全身其他脏器，同时有食管胃底静脉曲张、腹腔积液或其他并发症的存在，术前一般情况较差，加之外科治疗的手术时机不同、术式繁多、创面广、损伤大，因而术后并发症较多而严重。

一、术后腹腔内出血

腹腔内出血是门静脉高压症术后严重的并发症之一，发生率一般为 0.5% ~ 1.5%，可高达 2% ~ 4%，如抢救不及时可危及患者生命。

1. 原因

（1）术后腹腔出血的主要原因是手术时止血不完善，如脾动脉、小动脉结扎不紧，随着血管搏动逐渐向前推进以致滑脱，或术中渗血未得到完全控制、血管吻合口渗漏等。

（2）分流术后可因血管张力过大或术后过早起床活动致吻合口撕裂引起大出血。

（3）肝活检创面止血不可靠，导致术后出血，或关腹腔时缝破腹膜外曲张静脉，当时未发现，致术后腹腔内出血。

（4）凝血机制障碍：肝病常伴有凝血障碍，至少有 85% 的肝病患者出现凝血试验异常，正常肝脏能合成几乎所有的凝血因子，纤溶系统的纤溶酶原和纤溶酶的抑制物也在肝内合成。肝脏还能清除已激活的凝血因子和纤维蛋白原降解产物。肝病凝血功能障碍与凝血因子合成减少、纤溶亢进及清除障碍有关，当有充血性脾肿大时，血小板减少也是容易发生出血的主要原因。

1）凝血因子的合成减少：凝血因子 II、VII、IX、X 属维生素 K 依赖性凝血因子，肝病本身可引起维生素 K 的摄取、吸收和利用发生障碍。

2）凝血因子的消耗增加：在肝硬化时，由于肝细胞损害而释出"凝血活酶"样物质，同时肝脏清除此类物质的能力降低，因而引起血管内凝血 - 纤维蛋白溶解。

3）血循环中抗凝物质增多：类肝素和纤维蛋白降解产物（fibrin degradation products，FDP）等物质有较强的抗凝血作用。

4）纤维蛋白聚合异常、血小板量的减少和质的异常均可降低凝血功能而导致出血。

2. 临床表现　有腹腔内出血的症状，患者均有烦躁不安，或有腹部胀痛。引流管短时间（12 小时）内流出大量较新鲜血，每小时流量 >100 mL，患者可出现低血容量休克。

3. 诊断

（1）实验室检查：①凝血酶原时间（prothrombin time，PT）及蝰蛇毒时间（russel viper venom time，RVVT）测定均异常。②抗凝血试验（ATIII测定、蛋白 C 和蛋白 S 测定）。③血小板试验。

（2）B 超检查：腹部 B 超检查中发现腹腔内有大量积液，腹腔穿刺抽出不凝血液，即可及早确诊。当出现典型低血容量休克才明确诊断者，预后较差。

4. 治疗

（1）术后引流管内出血量不多，患者病情稳定，可暂时严密观察引流袋引流量的多少和颜色变化，复查血红蛋白无下降，可继续观察，暂不考虑再手术，但需积极采取有效止血措施。

（2）出血量较多，应在迅速补充血容量的同时，尽快从原切口剖腹探查。迅速清除腹腔积血，并可收集血液予自血回输。寻找出血点有时较困难，要耐心细致，避免造成新的出血而掩盖原出血点。首先察看脾蒂残端、胃短血管结扎处、断流的创面或分流吻合口，如一时未发现出血点，应等血压上升后再仔细寻找。对出血或可疑出血处均作可靠的结扎和缝扎。不能发现确定的血管出血，疑是膈面或脾床渗血，可用电凝、局部喷洒止血药或医用胶止血。常规放置膈下引流管。

（3）术后加强抗感染、保肝治疗，补充血小板、凝血因子、维生素 K 等。

5. 预防

（1）术前改善肝功能、纠正凝血功能障碍，停用一切抗凝药物。

（2）术中操作细致、彻底、牢靠。处理脾蒂、脾胃韧带血管时分别用结扎 + 贯穿结扎；在脾窝及创面渗血处用 3 - 0 ~ 4 - 0 prolene 线进行缝合止血，再用速即纱覆盖创面。

（3）在术中分离脾窝粘连时，必须在直视下进行，组织分离后必须一一结扎或缝扎。开腹手术时尽可能少用超声刀切割组织和血管。

（4）分流术后 3 天内避免起床或翻身，以防吻合口撕裂，但四肢应多活动。

二、术后发热

门静脉高压症手术后发热与感染是一个较常见的问题，手术后发热的原因包括手术后的吸收热以及胸部并发症，如肺炎、肺不张、左侧胸腔积液，手术切口感染等；一般将术后 10 ~ 14 天以内的发热称为术后反应热或吸收热，而将术后 2 周以上，体温持续超过 38℃，并排除局部或全身感染并发症的不明原因发热，称为"脾热"。

1. 原因

（1）脾切除后左膈下有较大腔隙，若手术后引流不畅，易致脾窝积液、积血，或止血时大块结扎导致残留的组织局部坏死、感染。

（2）门静脉高压症手术后门静脉系统血栓形成及血栓性静脉炎是一个不可忽视的问题，是引起手术后发热、腹痛，乃至手术失败，导致患者死亡的主要原因。

（3）脾切除时处理脾蒂易误损胰尾，脾肾分流术为使操作方便常切除部分胰尾，由于胰腺残端胰液的渗漏在脾窝内，若引流不畅而造成非化脓性炎症反应或继发感染，形成脓肿。

（4）脾切除后机体免疫功能下降，致使人体抗感染能力降低，因毒素或异性蛋白质等作用，导致发热反应。

2. 临床表现 最常见的是感左上腹及季肋部不适或疼痛、寒战、高热，部分患者伴有呃逆。左上腹部压痛或季肋部叩痛，全身中毒症状明显；腹痛、腹胀、腹腔积液突然增加，甚至可发生黄疸和上消化道出血，患者预后差。

3. 诊断 脾切除术后发热，特别是 2 周以后，应首先考虑感染问题。常见的术后感染性并发症有左膈下积血、积液并发感染、膈下脓肿、胰尾脓肿、肠间脓肿、腹腔积液感染、切口感染、胸腔积液或脓胸、肺部感染及泌尿系感染。少数血吸虫性肝硬化患者，术后血吸虫活动也可引起类似急性发热。

实验室检查：白细胞总数、中性粒细胞明显升高。X 线胸腹部透视或摄片可见左横膈抬高、运动减弱或消失，左膈下见气液平面，左胸腔或双胸腔积液。B 超或 CT 检查发现膈下积液中有大小不等的光点回声。可作膈下或胸腔穿刺抽液及细菌培养等，及早做出诊断或排除常见的感染。

4. 治疗 绝大多数仍与感染、炎症因素有关，因此在对患者进行动态观察和反复寻找发热原因的同时，仍需应用抗生素。对术后 2 周以上，温度在 38 ~ 38.5℃ 之内，排除常见感染而一般情况尚好的患者，可在应用抗生素的同时加用糖皮质激素治疗，如泼尼松 10 mg，1 日 3 次，口服。体温正常后渐减量，一般用 7 ~ 10 天。停用激素后 1 周内不再发热，可停用抗生素，对无明显感染征象的患者，不需特殊治疗，经过数周或数月，体温也可逐渐恢复正常。

对左侧胸腔或膈下积液较多者，应在 B 超或 CT 定位下穿刺置管引流或切开对流冲洗，脓液细菌培养选用敏感抗生素。

5. 预防

（1）避免大块结扎、胰尾损伤，减少膈下、胸腔积液，保持引流管畅通。

（2）防止血栓性静脉炎。

三、术后消化道再出血

手术治疗是预防门静脉高压上消化道出血较有效的手段，但无论何种术式，术后仍存在不同程度的再出血率，其发生率为4%～42%。术后再出血可发生于术后近期或远期。

1. 原因

（1）手术固有的局限性：断流术是不减压的手术，对肝功能的影响相对较小。但术后出血率相对较高，文献报道为6.8%～20%。断流术后患者总体上仍处于门静脉高压状态，按人体血液循环的客观规律，高压的门静脉血流总要找到一定的途径汇入体循环。国内已有动物实验证实，断流术后3个月，已发现有食管胃底静脉的再生。

（2）手术操作不当：断流术的范围与彻底性直接影响手术效果。断流术的基本要求是断流尽可能彻底，尤其是门奇静脉和高位食管支的切断、结扎，并环形切开胃底的浆肌层，缝扎黏膜下血管，阻断胃壁内血流。但实际操作中往往由于各种原因未按要求完成，导致术后出血。另外，患者的自身条件也很重要。在分流术中，血管吻合口渗漏，或术后随着时间推移，吻合口逐渐狭窄、栓塞，因而达不到分流降低门静脉压力的效果，都可导致术后近期和远期出血。

（3）门静脉高压性胃病（portal hypertensive gastropathy，PHG）：成为断流术后再出血的重要原因，占出血患者的30%～40%。门静脉高压胃黏膜循环功能障碍，引起的胃黏膜缺血、缺氧是PHG发生的根本原因，与下述因素有关：①胃黏膜缺血、缺氧，代谢障碍，黏膜屏障功能受损，胃腔内氢离子反向弥散增加，诱发胃黏膜局部活性物质的释放，造成黏膜受损。②胃黏膜前列腺素的合成减少，使胃黏液分泌降低，发生门静脉高压上消化道出血。③循环血流量减少，可加重胃黏膜缺血、缺氧，随着循环血量的恢复、休克的纠正，机体必然经历缺血再灌注过程，使机体受到双相性损伤；在断流术后此种状况不仅没有改善，反而加剧。

（4）肝脏代偿功能：肝功能不良是术后早期出血的一个重要因素，而且死亡率高。晚期断流术不能使门静脉压力明显降低，新的侧支循环可重新形成，肝硬化不能逆转，凝血机制障碍发生上消化道出血。

（5）其他因素：糖皮质激素可诱发食管胃底静脉曲张破裂出血；阿司匹林和吲哚美辛等可诱发急性胃出血；酗酒也是引起术后再出血的常见原因；劳累是食管静脉曲张出血的诱发因素。另外，腹内压增高的各种因素，如剧烈咳嗽、大量腹腔积液、妊娠等。

2. 临床表现　门静脉高压术后1～2天内往往伴有轻度上消化道出血，出血量一般不大，持续时间短；若为活动性出血，患者又发生呕血、血便，脉搏增快，血压偏低，患者情绪紧张可伴有休克早期表现。

3. 诊断　急诊纤维胃镜检查是明确出血原因和部位的首选方法，对选择治疗方法和决定手术时机均起关键作用。纤维胃镜诊断精确性取决于检查的时机，在具有活动性出血时诊断率可达95%以上，出血后48小时内检查诊断率亦很高。急诊纤维胃镜在曲张静脉处可发现喷射性出血或渗血，出血间隙或停止时可发现糜烂、瘀血或血凝块附着。有的患者曲张静脉壁上可见扩张小静脉，即所谓的"红斑征"或"蓝色征"，只有不到1/3的患者仅有曲张静脉。若为门静脉高压性胃病出血，在胃镜检查时可发现胃底、胃体黏膜充血、水肿，呈红白相间的条纹状，并可伴有散在的红斑。也可采用三腔管填塞试验作粗略定位检查。胃囊充气填塞后，胃管内无血液抽出，常为食管胃底曲张静脉破裂出血所致。

4. 治疗　将近半数的食管胃底曲张静脉破裂出血可以自止，门静脉高压性胃病出血则更具有自限性，经过保守治疗后约90%的患者可停止出血。而急性大出血的患者常有各种并发症，如肝性脑病、腹腔积液、营养不良、凝血机制障碍和肾功能衰竭等，不仅手术耐受性差，手术死亡率高达20% ~ 50%，而且术后再出血率亦高达30% ~70%。因此术后近期内再出血患者应先采用非手术治疗为主。

（1）积极治疗和预防休克：术后再出血不仅能引起休克，还可诱发肝功能衰竭及多器官功能障碍综合征（multiple organ dysfunction syndrome，MODS），而且患者对失血的耐受性明显低于术前，因此补充血容量对防治休克甚为重要。由于患者多伴有凝血机制障碍，除输入等渗溶液外，还须输入新鲜血液及血浆，并维持红细胞压积在30%左右。

（2）氧的供给：肝硬化患者有肺内分流、门肺分流、胸膜分流、肺高压、受损的低氧性肺血管收缩和通气－灌注失调，因而大多患者因动脉低氧血症、血红蛋白降低，具有呼吸功能不全表现。加上严重失血，极易造成肝脏及各重要器官的缺血、缺氧。因此，无论是否有呼吸困难或缺氧表现，均应常规给氧，以积极联合药物保护和促进肝功能的恢复，防止诱发肝昏迷。

（3）药物降低门静脉压力：门静脉血流量及其阻力增加是形成门静脉高压症的两个主要因素。门静脉血流量形成门静脉压力的40%，减少门静脉血流量就可降低门静脉压力，而门静脉血流量又取决于心排血量和内脏小血管的张力。因而，血管活性药物已成为降低门静脉压力的主要药物，如β－受体阻滞剂（普萘洛尔）、α－受体阻滞剂（苯氧苄胺、哌唑嗪）、血管收缩药（垂体加压素及衍生物、生长抑素）、血管扩张药（甘油酯类）、钙通道阻滞剂（硝苯地平、粉防己碱）等。因各种药物的作用机制不同及有一定的不良反应，目前普遍认为应长期持续联合用药。

（4）局部止血药及胃黏膜保护剂的应用：口服去甲肾上腺素液、孟氏液、凝血酶，以及云南白药等中药制剂，对出血量不大的患者，有助于止血，又可加速黏膜修复，尤其是糜烂病灶的修复。

（5）三腔管压迫止血：三腔管是利用充气分别压迫胃底和食管下段破裂的曲张静脉，以达到止血目的，其与内科治疗相结合，可使85% ~90%的患者停止出血，但停止气囊压迫后近期出血复发率高达22% ~50%。此法对于食管胃底静脉曲张出血者，仅在急性大出血药物止血无效而又无其他有效措施时，作为应急性治疗方法。因此，三腔管压迫止血适用于：①药物或内窥镜硬化剂注射或结扎治疗失败者；②由于技术原因不能进行硬化剂注射或结扎治疗，或对药物治疗无效者；③胃底静脉曲张破裂出血，不适宜硬化剂注射或结扎者。④不适于手术治疗者，或作为术前稳定患者情况的一种暂时性措施。

（6）内窥镜治疗：①静脉曲张经内窥镜硬化剂疗法（EVS）。在欧美和日本，硬化剂注射法目前已成为治疗食管静脉曲张出血的首选疗法，其止血效果和持续时间均明显优于药物治疗和气囊压迫止血。急性出血的止血率可高达90% ~97%，但近期出血复发率也很高，约为30%。为避免局部并发症，硬化剂治疗时多不主张在一点一次大剂量注射，而推荐首次注射后3 天重复注射1 次，以后间隔1 个月1 次。如经多次注射后仍有出血，则应考虑手术治疗。②经内镜食管曲张静脉套扎术（EVL）。经内窥镜直视下使用弹性橡皮圈结扎食管曲张静脉，使之缺血坏死，血管内血栓形成后脱落。优点是创伤更小，经机械作用使曲张静脉形成无菌性炎症而栓塞，可有效地控制急性出血。急性出血时，经详细的内窥镜检查，排除了非食管静脉曲张破裂的大出血，无论是否显示曲张静脉的出血部位，均可从胃食管交界处向上5 cm，每次结扎6 ~12 处不等，再次EVL 一般间隔2 周。这种治疗方法适用于肝功能差以及经各种手术与硬化剂注射治疗后再出血的患者。与硬化剂注射治疗相比其并发症轻，胸骨后不适、疼痛以及吞噬哽咽噎感在短期内均可消失。尤其适合于手术后消化道再出血不能耐受手术治疗的患者。

（7）经颈静脉肝内门体静脉分流术（TIPS）：经颈内静脉肝内门体分流术是20世纪90年代治疗门静脉高压症的新方法。该方法创伤小、成功率高、并发症低、适应证广，降低门静脉压力显著，控制食管静脉曲张出血疗效可靠。TIPS作为门静脉高压症治疗措施之一，特别适用于晚期肝硬化患者，在门静脉高压症治疗中有着极为重要的作用。

（8）手术治疗：术后近期内复发出血者，应力争控制出血后再考虑择期手术。非手术治疗观察时间应根据患者术后出血复发时间、复发次数、出血量、肝功能代偿状态以及患者的全身情况具体考虑。非手术治疗后出血仍不能控制，或出血虽已控制但短期内有可能复发者，即使肝功能Child-Pugh C级，只要没有严重黄疸、腹腔积液、肝性脑病或心肺肾严重并发症，仍应在积极准备后考虑手术治疗。

手术方式的选择应根据患者首次手术方式、肝功能、全身情况以及医院和手术医师的技术情况而定。如首次手术仅行脾切除，则可加行断流术或分流术；已行断流术者，可加行分流术；已行分流术者，加行断流术或其他分流术。如患者情况差，难以耐受较长时间手术，或其他原因无法施行较大手术时，可采用食管胃底静脉结扎或食管下段横断。因此，要求外科医师应尽可能掌握各种分流术和断流术的操作技术，以便选择最符合患者情况的术式。

（9）肝移植：门静脉高压上消化道出血是肝硬化的晚期表现，是肝移植的主要适应证之一。肝移植去除了形成门静脉高压症的根本因素，能有效地防止再出血，近、远期疗效满意。

5. 预防　预防食管、胃底静脉曲张复发出血的关键是手术中的处理。断流术要尽可能彻底离断门静脉与奇静脉之间的交通支，并设法阻止术后新生血管的长入。分流术则要尽量保证吻合口的通畅，并防止术后远期吻合口的狭窄和堵塞。

四、术后肝性脑病

术后肝性脑病主要见于各种分流术后。其是在肝实质损害的基础上，因门-体静脉分流术后肠道毒素吸收增多和直接进入体循环等多种因素，从而对脑产生毒性作用并出现精神神经综合征。术后近期发生率为1.5%～6.5%，死亡率高达50%～70%。

1. 原因　术中输血后发生的病毒性肝炎；围手术期使用药物（如麻醉中应用的氟烷等）所致的肝坏死；大出血、重症感染以及心力衰竭等引起低血压，导致肝脏处于缺氧状态；肝功能损害的基础上受到手术打击等。其发生率除与术前肝功能分级、术式、年龄等因素有关外，对分流吻合口的大小也起着重要作用。

2. 临床表现　肝性脑病的临床表现往往因原有肝病的性质、肝细胞损害的轻重缓急以及诱因的不同而很不一致。急性肝性脑病常见于急性重型肝炎，有大量肝细胞坏死和急性肝功能衰竭，诱因不明显，患者在起病数日内即进入昏迷直至死亡，昏迷前可无前驱症状。慢性肝性脑病多是门-体分流性脑病，是大量门-体侧支循环和慢性肝功能衰竭所致，多见于肝硬化患者和（或）门腔分流手术后，以慢性反复发作性木僵与昏迷为突出表现，常有进食大量蛋白食物、上消化道出血、感染、放腹腔积液、大量排钾利尿等诱因。在肝硬化终末期所见的肝性脑病，起病缓慢，患者昏迷逐步加深，最后死亡。

3. 辅助检查

（1）血氨：正常人空腹静脉血氨为40～70 μg/dL，动脉血氨含量为静脉血氨的0.5～2.0倍。空腹动脉血氨比较稳定可靠。慢性肝性脑病尤其是门-体分流性脑病患者多有血氨增高。

（2）脑电图检查：脑电图不仅有诊断价值，且有一定的预后意义。典型的改变为节律变慢，主要出现普遍性每秒 4 ~ 7 次的 θ 波，有的也出现每秒 1 ~ 3 次的 δ 波。昏迷时两侧同时出现对称的高波幅 δ 波。

4. 诊断　肝性脑病的主要诊断依据为：①严重肝病和（或）广泛门体侧支循环。②精神紊乱、昏睡或昏迷。③肝性脑病的诱因。④明显肝功能损害或血氨增高。扑击样震颤和典型的脑电图改变有重要参考价值。

对肝硬化患者进行常规的简易智力测验可发现亚临床肝性脑病。

5. 治疗

（1）保肝支持疗法：①甘利欣 150 ~ 300 mg，一日 1 次，静脉滴注，另可用葡醛内酯（肝泰乐）200 mg，一日 3 次，口服。②根据患者需要补充各种维生素。常用的有酵母片、复合维生素 B、维生素 K 制剂。③对肝功能严重损害、一般情况较差的患者可应用促进代谢类药物。如三磷腺苷（ATP）20 mg、辅酶 A（CoA）50 U、胰岛素 4 ~ 8 U 和 10% 氯化钾 10 mL，加入 10% 葡萄糖溶液 500 mL，一日 1 次，静脉滴注，疗程 2 ~ 4 周。

（2）减少肠道产氨和氨的吸收：急性出血是诱发肝昏迷的重要原因。治疗出血时，除加强保肝治疗外，应注意预防肝昏迷。①清除结肠积血：生理盐水 1 000 mL，加食醋 100 mL，一日 1 ~ 2 次，灌肠（不用肥皂水），或甘露醇 200 mL，一日 2 次，口服。②减少肠道细菌：口服抗生素或大黄等。③28.75% 谷氨酸钠 80 mL、乙酰谷氨酰胺 250 mg 等，一日 1 次，静脉滴注。④营养支持主要用葡萄糖和支链氨基酸等。

（3）肝肾综合征：早期应确定有无可逆性血容量不足，积极扩容维持有效血容量，排除引起肾功能衰竭的其他可能原因，如感染、休克等。积极治疗肝脏原发病，供给高热量、低蛋白饮食，停止和避免使用对肾脏有损害的药物，合理使用利尿剂，以每天减轻体重 0.5 kg 为宜，禁忌大量放腹腔积液。纠正水、电解质和酸碱平衡紊乱，应用血管活性药物；扩张肾血管，增加肾血流量，口服考来烯胺阻止内毒素的肠腔内吸收。肾功能衰竭时，常有代谢性碱中毒存在，此时肾小管细胞内氢减少，不能与大量氨（NH_3）结合从尿中排出，血氨升高。如患者尿量正常、肾功能无损害，应尽快补钾，使血钾浓度维持在 4 ~ 5 mmol/L。

（4）防治脑水肿：急性型肝性脑病患者中 50% 可发生脑水肿，早期使用脱水疗法可明显降低死亡率，用于慢性肝性脑病患者则能提高清醒率。常用甘露醇，每次 1 g/kg，于 30 分钟内静脉点滴，每 6 小时 1 次，可连续 7 ~ 10 次，与呋塞米交替或同时使用。

（5）非手术疗法无效者可考虑手术治疗：①原为门腔端侧分流者，可加作门静脉动脉化手术。②吻合口较大者可将其缩小至 1 cm 以下并加断流术，但缩小吻合口的手术宜早，应在 1 ~ 2 年内进行。

6. 预防　加强术前准备、正确掌握手术适应证、合理选择术式、恰当控制分流术吻合口大小、避免或消除各种诱发因素等，是预防或减少术后肝性脑病发生的主要措施。

加强围手术期保肝措施对预防术后肝功能进一步损害非常重要，如应用支链氨基酸或肝安注射液等，以预防和纠正芳香类氨基酸和支链氨基酸的比例失调。临床上，影响肝功能的药物很多，如麻醉药、抗生素、消炎镇痛药等，应避免使用。药物性肝损害多于用药后 1 周出现。低血压、休克及大量出血导致缺氧时，肝脏所受的影响最大，尤其是既往已有肝损害者。当血氧饱和度降至 40% ~ 60% 时，即可发生肝小叶中央坏死。术中、术后给予吸氧以提高血氧饱和度对预防肝性脑病有一定帮助。

五、术后腹腔积液

（一）术后门静脉高压性腹腔积液

腹腔积液是肝硬化门静脉高压症的典型临床表现。引起肝脏损害或负担的各种因素均可能导致术后腹腔积液。

1. 原因

（1）手术创伤、术后感染及输入过量的液体。

（2）大出血、休克、血液严重稀释、缺氧，或水、电解质及酸碱平衡失调。

（3）手术未能解除肝窦高压，如脾切除加断流术，有时甚至使门静脉压力更高而发生较难控制的腹腔积液。

2. 临床表现和诊断　大多数患者感到腹胀，尿少，若放置腹腔引流管可流出大量淡黄色腹腔积液，如未有效治疗可进行性加重。因蛋白丢失，可伴有贫血、乏力、消瘦。

3. 治疗

（1）采用低钠高糖、高蛋白质和富含维生素的饮食，每日应严格控制钠摄入量。

（2）严格限制液体摄入量，每日不超过 2 000 mL，若有水肿及血钠降低，则应控制在每日 1 000 ~ 1 500 mL。

（3）如患者有低蛋白血症，可用血浆 200 mL 或 20% 人血白蛋白 50 mL，静脉交替滴注。还可给予促进蛋白质合成代谢的生长激素（思真）4 mg，皮内注射，一日 2 次，共用 5 天。

（4）应用利尿剂以加强水和钠排泄，常用的有：呋塞米针 40 ~ 60 mg，静脉推注，一日 1 ~ 2 次；氢氯噻嗪片 50 mg，一日 2 ~ 3 次，口服；螺内酯 40 mg，一日 2 ~ 3 次，口服。同时注意水、电解质和酸碱平衡。

（5）增长迅速的严重腹腔积液，可通过迅速控制出血、补充血容量、纠正贫血及低蛋白血症、充分给氧、及时纠正代谢紊乱、应用有效抗生素、保肝支持治疗，以及必要时配合短疗程利尿药物等积极的综合治疗，大多数患者腹腔积液可逐渐缓解或消除。

（6）腹腔积液患者应积极保肝支持治疗和全身应用有效足量的广谱抗生素，必要时行腹腔穿刺释放炎性腹腔积液。

4. 预防　改善肝功能是最根本的预防措施。有明显腹腔积液经一般保肝支持治疗不能控制，或停用利尿药物后腹腔积液很快回升者，应暂缓手术。既往反复发生腹腔积液者，最好不施行断流术，条件允许可行分流术或分流加断流术。

（二）术后乳糜腹腔积液

乳糜腹腔积液是术后较少见的并发症。主要是手术损伤因肝硬化形成的扩张的肠系膜根部淋巴管，导致大量淋巴液流入腹腔。

1. 原因　肝硬化时肝静脉流出道阻塞，压力增高，肝内及肠道淋巴管内压力也随之增高，淋巴流量增大，淋巴管腔扩大。手术中分离后腹膜组织，特别是分离肠系根部及大血管周围组织时，极易损伤这些扩张的淋巴管，导致大量淋巴液流入腹腔而形成乳糜腹腔积液。

2. 诊断　腹腔穿刺抽得乳白色液体，并可发现大量脂肪滴，乙醚及苏丹染色（乳糜）试验为阳性。

3. 治疗　门静脉高压症术后乳糜腹腔积液的治疗非常困难，较为有效的措施为限制脂肪摄入，给予高蛋白质和高糖饮食，以减少小肠淋巴管及胸导管内流量。如仍无效则应禁食，采用全胃肠外营养（total parenteral nutrition，TPN）维持营养，补充血浆或白蛋白，使用有效抗生素防止感染，必要时行腹腔穿刺减压。上述非手术疗法无效，可考虑再手术，探查缝闭损伤的淋巴管。

4. 预防　手术操作应轻柔细致，以防止或减少术后乳糜腹腔积液发生。分离后腹膜组织，特别是分离肠系膜根部及大血管周围组织时，无论是否看见淋巴管，均应钳夹、切断后结扎，以免术后发生淋巴漏。

六、术后门静脉系统血栓形成

门静脉高压症手术导致门静脉系统血栓形成较其他手术多见，其发生率为 20%～40%。凝血功能亢进、血流淤滞和血管壁损伤是血栓形成的 3 个基本要素。

1. 原因

（1）凝血功能亢进主要表现为凝血因子增加、Ⅷ因子相关抗原明显升高、抗凝血酶活性降低、纤溶功能低下、纤溶抑制因子增加、血小板数量增加及聚集性增强、全血和血浆黏度增高、脾肝等网状内皮系统抗凝血活性物质的排出功能降低，治疗或预防出血而使用多种大量止血药，或术后补液不够而血液浓缩等。

（2）血流淤滞主要表现为麻醉或肌松剂的应用使动、静脉血流速度减慢，术后体位不当造成静脉血流淤滞，门静脉高压时门静脉系统梗阻，血流缓慢和淤滞，门静脉及其属支内膜病变等。

（3）腹部手术及外伤：各种腹腔的手术均可导致门静脉系统的血栓形成，特别是脾切除术后最常见，这可能与术后血小板增多和血液黏稠度升高有关。脾切除术后门静脉血流量减少，门静脉压力下降加速了血栓的形成，此外，术后扩张的脾静脉内血流缓慢，在高凝状态下又促成了脾静脉血栓形成。

2. 临床表现

（1）临床分型

1）急性型较少见，常发生于：①脾切除后。②门－腔静脉吻合术吻合口处血栓形成。③脾静脉血栓形成的延续。④化脓性门静脉炎。⑤腹部外伤。

2）慢性型较常见，多数继发于凝血异常及门静脉血流淤滞。最常见为男性肝硬化患者，肝细胞癌常为促发因素。

（2）临床症状

1）肠系膜静脉血栓形成腹痛是最早出现的症状。腹痛多为局限性，少数为全腹弥漫性。腹痛呈间歇性绞痛，但不剧烈。可持续较长时间，50% 的患者有恶心和呕吐，少数患者有腹泻或便血。如突然产生完全性梗阻，可出现脐周剧烈腹痛，呈阵发性，多伴有明显恶心、呕吐，有排气排便，此时查体无明显体征，如病情进一步发展可出现肠坏死的表现，有持续性腹痛、腹胀、便血、呕血、休克及腹膜刺激征等。腹穿可抽出血性腹腔积液。

2）脾静脉血栓形成表现为脾脏迅速增大，脾区痛或发热。

3）门静脉血栓形成临床表现变化较大。当血栓缓慢形成，局限于肝外门静脉，且有机化，或侧支循环丰富，则无或仅有轻微的缺乏特异性的临床表现，常常被原发病掩盖。急性或亚急性发展时，表现为中重度腹痛，或突发剧烈腹痛，脾大、顽固性腹腔积液，严重者甚至出现肠坏死、消化道出血及肝性脑病等。

3．检查

（1）血液及粪便化验：白细胞计数增多，大便潜血阳性。脾切除术后的患者有时血小板明显增高。

（2）腹部 B 超：显示门静脉血栓形成的部位、大小及范围。主要发现门静脉主干、脾静脉残端内和肠系膜上静脉主干增宽，静脉内有异常回声，为实质性不规则性强光点或等回声光点。有门静脉海绵样变者，门静脉主干及分支消失，门静脉为小而不规则的管状结构所代替。

（3）腹部 CT：包括常规平扫及增强扫描（动脉期和静脉期），门静脉血栓的 CT 典型征象是门静脉腔内出现不强化低密度条状或块状病灶，并可见侧支静脉及异常肠段，正确率超过 90%，同时可发现脾大或脾厚。

（4）血管造影：直接或间接门静脉造影可显示血栓形成的位置、范围，诊断率为 63%～91%。

4．诊断

（1）腹痛、腹部胀肿，门静脉高压，上消化道出血等。

（2）在临床诊治肝硬化门静脉高压的过程中，对于急性起病，有不明原因的腹痛、腹胀、血样便，无明确原因的上消化道大出血或脾肿大，不明原因的麻痹性肠梗阻，合并有血液高凝状态。特别对于门静脉高压症断流术后的患者，应警惕并发门静脉系统血栓形成的可能，但确诊还要依靠彩色多普勒超声或 CT 检查，诊断困难者行磁共振血管成像、门静脉造影。

5．治疗

（1）如未发生肠坏死，可行溶栓和抗凝疗法　常用药物溶栓剂：尿激酶每日用（20～40）×10^4U 加入 5% 葡萄糖溶液或低分子右旋糖酐 250～500 mL，每日 2 次，静脉点滴，共 3～5 天。抗凝剂：肝素 5 000～10 000 U/次，加入 5% 葡萄糖溶液或生理盐水 100 mL，静脉点滴，20～30 滴/分，每 8 小时 1 次，共 7～10 天；以后可改用华法林口服 5～10 mg/d，维持 2 个月左右。

（2）一旦发生肠坏死，应行肠切除术，将坏死肠管及其系膜作广泛切除。手术适应证为：病程在 1 周以内的早期患者；伴有高度水肿及动脉血行障碍的重症血栓形成；年龄在 70 岁以下；无全身严重并发症。手术的困难之处是如何确定切除范围，既尽量保留肠管，又避免术后血栓复发。肠切除范围可距坏死肠管上、下各 20～30 cm 处。如有怀疑可将切断线再移向正常肠管，术中观察肠管色泽、血管搏动，并可用多普勒超声测定肠系膜血管血流情况。如坏死与正常肠管界限无法确定者，可行肠切除并行双口外置造瘘。

6．预防　术前作彩超等检查，门静脉已有血栓者，应选择合适的术式。如能利用脾静脉作分流术，则可避免脾静脉残端血栓形成和向门静脉延伸，又可疏导门静脉血流，减少血栓形成机会。手术操作应轻柔、准确，断流时避免钳夹、损伤血管，分流时吻合血管应避免血管内膜受损。术后尽量不使用多种大剂量止血药，并防止血液浓缩。行脾切除者术后易导致血小板短期内明显升高，因此要定期复查血小板，一般多主张术后血小板计数 >1 000×10^9/L 时应用肝素等抗凝剂预防治疗。

七、术后胰瘘

脾脏手术后腹腔引流量每天超过 50 mL，引流液淀粉酶大于 1 000 U/L，引流时间超过 2 周者，即可诊断为胰漏。Sano 等认为，术后密切监测腹液淀粉酶含量变化，能够及时确定胰漏的发生及其转归趋势。

1．原因

（1）解剖因素：50% 左右的人胰尾距脾门在 1 cm 以内。约 1/3 的人胰尾与脾门紧贴，处理脾蒂时易损伤胰尾。

（2）病理因素：血吸虫性肝硬化者胰脾间常有慢性炎性粘连，长期饮酒和慢性胰腺炎者，胰腺呈纤维硬化改变，胰尾损伤后易发生胰漏。

（3）手术因素：游离脾蒂时，钝性分离脾肾韧带常易造成胰尾撕裂伤；用"整钳法"在脾蒂处易夹伤胰尾；脾－肾或脾－腔分流术时切除胰尾未妥善处理。

2. 诊断　术后如同时出现左上腹肌紧张、左侧胸腔积液和肺不张、腹腔引流液为透明或稀薄浑浊液体、膈下脓肿引流后经久不愈，应怀疑有胰漏可能。血淀粉酶和脂肪酶水平升高，或引流液淀粉酶水平明显升高即可确定诊断。

3. 治疗　胰漏的治疗原则首先是抑制胰腺分泌，包括体外营养支持、抑制胰酶活性和使用生长抑素类似物；其次是胰漏引流，包括各种经皮置管引流、手术引流和经内镜引流。

（1）非手术疗法

1）外引流：通畅的持续闭式引流是避免并发症和促进胰漏愈合的关键措施。引流管应在淀粉酶正常、引流液量＜20 mL/d 时拔除。

2）营养支持疗法：应禁食并采用 TPN，或作营养性空肠造口，将引流出的胰液和要素饮食注入空肠，可抑制胰腺外分泌的作用，并要多次输新鲜血浆和白蛋白。

3）生长抑素类药物：胰漏治疗中应用生长抑素类似物的主要作用为抑制胰腺分泌和松弛肠道平滑肌，其可显著减少胰漏的发生和加快漏口的闭合；抗胆碱药物，如消旋山莨菪碱（654－2）等有一定效果；TPN 为最有效的抑制分泌措施之一。

（2）手术疗法：手术治疗的适应证，引流量多（＞200 mL/d），经非手术治疗 2 个月以上未愈；经造影证实近端胰管狭窄、梗阻或引流不畅。

1）内引流术：适合于近端胰管不通畅者。可采用胰尾－空肠 Roux－en－Y 吻合术和瘘管－空肠吻合术。

2）切除术：适合于近端胰管通畅者。可行瘘口远侧胰尾切除，清除瘘管及坏死组织，置引流管。手术简单，并发症少，一般于术后 1 个月左右可愈合。

4. 预防

（1）避免术中损伤胰尾，规范脾蒂处理。先结扎脾动脉，直视下锐性分离脾肾韧带；尽量不用"整钳法"处理脾蒂，改用紧贴脾门分钳逐一切断和结扎脾动、静脉分支；作脾－肾或脾－腔分流术则应避免切除胰尾或切除后要作妥善处理。

（2）术中如损伤胰尾，注意寻找是否损伤主胰管并预予结扎，然后用丝线"U"形缝合胰尾，并可喷涂医用胶水、防止渗漏，并置左膈下引流管。术后检测引流液淀粉酶，如不增高，于术后 4～6 天进食后再测淀粉酶，如仍不高可拔除引流管。

八、术后胸腔积液

1. 原因　脾切除和断流术后左侧胸腔积液较为常见，多为膈下腹膜被广泛损伤所致；亦有左侧膈下感染所致，大多为反应性积液。术后双侧胸腔积液较少，可能是低蛋白血症或双侧膈下感染的表现。

2. 诊断　术后如有胸闷、气促、发热，疑有胸腔积液，可行胸部 B 超或 X 线检查即可确诊，同时需行腹部 B 超或 CT 检查，以及时发现可能存在的同侧膈下感染。对于有高热的胸腔积液患者，可行诊断性胸腔穿刺并作细菌培养，判断胸腔积液是否并发感染。

3. 治疗　术后胸腔积液，大多可自行吸收。如积液较多，影响呼吸或导致肺不张，或胸腔积液并发感染，可在 B 超或 CT 定位下行胸腔穿刺抽液（引流），一般需数次可愈。对于并发感染者，还需根据细菌培养和药敏试验应用有效抗生素。

4. 预防　手术操作应轻柔，膈下用电凝止血时火力不宜大，避免缝扎过深或过度牵拉。常规置左膈下引流管，以预防积血、积液和感染。

九、术后肺不张

1. 原因

（1）术后疼痛、腹带包扎及肠胀气等导致腹压增高，胸腔容量变小。

（2）肝功能损害导致术后腹腔积液，使膈肌抬高，肺泡通气量不足。

（3）术后支气管内分泌物多，慢性支气管炎及长期吸烟者的分泌物更多而黏稠，导致支气管阻塞。

2. 诊断　大多数于术后 2~3 天出现症状，主要为呼吸困难、发绀、脉搏增快及相应体征与 X 线特征。

3. 治疗　迅速排出支气管内分泌物促使肺膨胀，同时配合抗感染及对症处理。可采用下列排痰措施：①鼓励咳嗽、经常翻身拍背。②应用糜蛋白酶作雾化吸入化痰。③体位引流，即患者取头低胸高位，以便支气管内分泌物因重力作用向外排出。④排痰困难而严重影响呼吸者有时需经纤维支气管镜吸痰，甚至要做气管切开后经纤维支气管镜吸痰。

4. 预防　吸烟者术前至少戒烟 1 个月并应无咳嗽；原有慢性支气管炎患者尽量选用硬膜外麻醉。鼓励患者做深呼吸、咳嗽、多翻身，早期起床活动。

十、术后肺炎

1. 原因　脾切除和断流手术后的肺炎几乎均发生在左下肺叶。由于手术和创伤后，肺通气不足，膈肌活动差，咳嗽反射受损或受抑制，支气管痉挛和脱水，均可引起支气管分泌物滞留，导致肺段不张，进而发生肺部感染，引起各种炎症。术后疼痛限制呼吸是引起术后肺炎的原因之一。

2. 诊断　术后患者有发热、咳嗽、咳痰。肺部听诊呼吸音减弱，胸部 X 线检查、痰液和支气管分泌物的细菌学检查即可明确诊断。

3. 防治　根据细菌培养和药敏试验结果应用有效抗生素。在此之前，一般选用广谱青霉素类或头孢菌素类抗生素治疗。同时鼓励患者做深呼吸和咳嗽、咳痰。如因呼吸道痰液阻塞致肺不张，需经纤维支气管镜吸痰。

术前戒烟并应无咳嗽，鼓励原有慢性支气管炎患者术后做深呼吸、咳嗽、多翻身，早期起床活动。

（武丽丽）

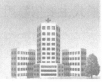

第六章　射频消融

第一节　射频消融概述

一、射频消融治疗肿瘤的基本原理

射频消融基本设备由射频发生器、射频电极针和分散电极板（双极射频电极针无需分散电极板）组成，三者与患者肌体共同构成闭合回路。在影像引导下，将射频电极针穿刺进入肿瘤内，通过电缆连接射频发生器，应用频率<30 MHz（通常为375～500 kHz）的电磁波，在射频电极针的活性尖端周围形成高频交变电磁场，电极针周围肿瘤组织内的离子在交变电场的作用下高速往复运动，相互碰撞而摩擦产生热量，热量沉积并向外传导，超过肿瘤细胞的耐受程度而使其发生凝固性坏死，肿瘤组织内的小血管因热损伤而闭塞，从而阻断肿瘤血供，受到亚致死温度作用的肿瘤细胞也会发生凋亡，肿瘤抗原释放发挥抗肿瘤免疫作用。这是射频消融治疗肿瘤的主要机理。

射频消融治疗时，电极针局部温度可达到80～100℃，然后主要依靠热传导将热量向周围组织扩散，达到一定时间和温度后，形成一个预定大小的凝固性坏死灶。如果组织温度上升过快，或紧邻电极针周边的组织温度远高于100℃，组织将快速脱水干燥，甚至炭化，从而阻滞热量的传播，影响消融范围和治疗效果。另外，由于射频消融主要依赖热量自电极针向周围传导，组织加热为被动加热方式，因此，组织特性（如含离子的多少、血流灌注丰富与否）及周围结构（是否邻近大血管、胆管、支气管等）对射频消融的范围和治疗效果影响较大（热沉降效应）。

二、射频消融的硬件基础

目前市场上存在多种 FDA 及 SFDA 认证的射频消融设备，射频针的设计多样，许多新产品正在设计生产中。其机制在于改善能量沉积深度和分布，并且发生器可发射各种幅度和频谱的射频能量。市场上多种主要射频发生器按照不同运算方式使能量传递与组织特性相匹配，并应用不同指标设定治疗终点。

1. 基本原理　肿瘤射频消融治疗仪发射的电磁波频率范围为375～500 kHz，分为单极系统（需要在患者皮肤贴回路负电极板）和双极系统（电极针自身含正负极或两个电极之间形成正负极，不需要在患者体表贴回路电极板）两大类。

2. 电极针类型　射频消融电极针较多，由早期的单针、集束针和多针尖伸展型电极，发展出中空冷却型电极和灌注电极以及适形伸展电极。主要目的是避免电极周围组织炭化、提高消融效率和消融范围。

3. 射频发生器　单极系统的消融治疗模式主要依靠时间、温度反馈和阻抗控制，双极系统的治疗模式主要依靠阻抗调节功率和能量沉积。

三、射频消融的临床应用

射频消融是应用较早、技术成熟、研究深入、相对普及的肿瘤热消融治疗技术，在肝脏肿瘤、肺肿瘤、肾和肾上腺肿瘤、甲状腺结节、乳腺肿瘤、骨与软组织肿瘤的局部治疗中均有较多应用。

对于原发性肝细胞肝癌，2017 年美国国立综合癌症网络（NCCN）指南和我国制订的《原发性肝癌诊疗规范（2017 年版）》均指出，局部消融治疗适用于单个肿瘤直径≤5 cm，或肿瘤结节不超过 3 个、最大肿瘤直径≤3 cm，无血管、胆管和邻近器官侵犯以及远处转移（证据等级 1），肝功能分级为 Child - Pugh A 或 B 级的肝癌患者，可以获得跟外科手术切除相同的根治性治疗效果。对于不能手术切除的直径 3~7 cm 的单发肿瘤或多发肿瘤，可以联合 TACE 治疗（证据等级 1）。

对于非小细胞肺癌，射频消融治疗最早于 2000 年由美国的 Dupuy 医生报道，此后逐渐得到普及应用。2007 年 12 月，美国食品药品监督管理局（FDA）批准了射频消融可以用于肺部肿瘤的治疗。2009 年以来，NCCN 指南、中国《原发性肺癌诊疗规范（2011 年版）》（卫办医政发〔2011〕22 号）、中国《原发性肺癌诊疗规范（2015 年版）》均推荐射频消融可以用于早期不能耐受手术切除肺癌患者的治疗。

2018 版 NCCN 指南指出，对于 T_{1a} 期的肾癌，首选部分肾切除，但是对于不能耐受外科手术的患者或者肾功能不全、孤立肾、多发肾癌患者，包括射频消融在内的局部消融治疗是很好的治疗选择。患者的 5 年生存率与外科手术相当。

对于骨样骨瘤，射频消融的疗效很好，现已可以取代外科手术作为首选治疗方式。

除了上述循证医学证据比较确切的应用以外，射频消融在甲状腺良恶性结节、乳腺纤维腺瘤和直径<3 cm 的浸润性乳腺癌的局部治疗方面都取得了较好的疗效，充分发挥了创伤小、并发症少、最大程度保持美观等优点。对于达不到治愈性消融效果的肿瘤，如伴有门静脉癌栓的肝脏肿瘤、侵犯胸壁的肺肿瘤、骨转移癌、巨大软组织肿瘤等，射频消融能够有效降低肿瘤负荷、显著减轻癌痛和肿瘤压迫症状、延长患者生存期，起到了有效的姑息治疗作用。

（罗文辉）

第二节　肝脏射频消融术

肿瘤消融是肿瘤局部微创治疗的一种方式，一般分为以能量为基础的热消融和瘤内注射化学药物的化学消融两大类。其中射频消融（radiofrequency ablation，RFA）是肿瘤局部热消融的主要方式之一，在肝脏肿瘤中得到了广泛应用，其治疗作用和地位逐渐得以公认和确立。RFA 是不适合外科切除或肝移植的早期原发性肝癌的首选治疗方法，对不适合外科切除的中晚期原发性肝癌及肝转移癌，RFA 也是综合治疗方法之一。另外，RFA 也可应用于肝脏良性实体肿瘤如肝海绵状血管瘤的消融治疗。肝脏肿瘤 RFA 的治疗途径有经皮、经腹腔镜和开腹手术 3 种，其中经皮 RFA 是在 X 线透视、超声、CT 和

MRI 等影像引导下对肿瘤进行消融治疗，具有微创、相对安全、疗效确切、可重复应用等优点，是肝脏肿瘤消融治疗的主要方式；对于高危部位如邻近胃肠道和肝门部的肿瘤，可以选择经腹腔镜或开腹手术消融的方式，以提高消融的安全性和成功率。

一、理论基础

　　射频消融基本设备由射频发生器、射频电极针和分散电极板（双极射频电极针无需分散电极板）组成，三者与患者肌体共同构成闭合回路。在影像引导下，将射频电极针穿刺进入肿瘤内，通过电缆连接射频发生器，应用频率 < 30 MHz（通常为 375 ~ 500 kHz）的电磁波，在射频电极针的活性尖端周围形成高频交变电磁场，电极针周围肿瘤组织内的离子在交变电场的作用下高速往复运动，相互碰撞而摩擦产生热量，热量沉积并向外传导，超过肿瘤细胞的耐受程度而使其发生凝固性坏死，肿瘤组织内的小血管因热损伤而闭塞从而阻断肿瘤血供，受到亚致死温度作用的肿瘤细胞也会发生凋亡，肿瘤抗原释放发挥抗肿瘤免疫作用。这是射频消融治疗肿瘤的主要机理。

二、适应证与禁忌证

（一）适应证

1. 原发性肝癌

（1）不适合手术切除或肝移植的直径 ≤ 5 cm 单发肿瘤，或最大直径 ≤ 3 cm 的多发（≤ 3 个）肿瘤，无血管、胆管和邻近器官侵犯以及远处转移。

（2）不适合手术切除的直径 > 5 cm 单发肿瘤，或最大直径 > 3 cm 的多发肿瘤，RFA 可作为根治或姑息性综合治疗的一部分。推荐 RFA 治疗前联合 TACE 或 TAE。

（3）肝移植前控制肿瘤生长以及移植后肝内复发、转移的治疗。

（4）肝癌外科切除、RFA、TACE/TAE 等术后肿瘤残余/复发/新发。

2. 肝脏转移癌　肝外原发病变得到有效控制，肝内肿瘤最大直径 ≤ 5 cm、数目 ≤ 5 个。

3. 肝血管瘤　有临床症状，肿瘤直径 > 5 cm，增大趋势明显，RFA 可作为治疗方法之一。

（二）禁忌证

1. 病灶弥漫。

2. 肿瘤体积巨大，消融后会引起肝功能衰竭者。

3. 伴有肝外脉管癌栓或邻近空腔器官侵犯。

4. 肝功能 Child – Pugh C 级，内科治疗无法改善者。

5. 不可纠正的凝血功能障碍及严重的血象异常，有严重出血倾向。

6. 顽固性大量腹腔积液，恶病质。

7. 肝肾心肺和脑等主要脏器功能衰竭。

8. 急性活动性感染，特别是合并胆系感染者。

9. ECOG 体力状态评分大于 2。

三、操作方法

1. 肝脏肿瘤 RFA 实施方案

（1）术前准备

1）设备和相关药品、材料：①导引设备（超声、CT 或 MRI）。②RFA 治疗仪、RFA 电极针、穿刺架、导引针等。③麻醉药、镇静剂、镇痛药、止吐药、止血药、对比剂等。④手术相关器材及物品、急救药品及急救器材。

2）常规检查：患者需在 2 周内接受血、尿、便常规，肝、肾功能，凝血功能，肿瘤标志物，血型，感染筛查，心电图，X 线胸片等检查。

3）影像学检查：术前 2 周内行肝脏超声（有条件者可行超声造影）、动态增强肝脏 MRI 和/或三期 CT 增强扫描进行肿瘤分期及评价，胸、腹部及盆腔 CT 扫描和/或 PET－CT 有助于转移瘤的检出。仔细阅读病史及相关影像资料，明确病灶位置、大小、数目、形状，与大血管、胆管及周围脏器的关系，预先设计进针入路、消融范围及电极针组合模式。推荐术前至少进行增强 CT 或增强 MRI 一项检查。

4）患者准备：①患者及家属（被委托人）签署手术知情同意书，告知患者手术目的及可能发生的并发症，告知患者可替代治疗方案。②局部麻醉前 4 小时禁饮食，全身麻醉前 12 小时禁食、前 4 小时禁水。③手术区常规备皮。④建立静脉通道。

（2）术中操作

1）麻醉：目前最常用的方式为穿刺点局部麻醉联合术中静脉镇静、镇痛。对于儿童、术中不能配合、预计手术时间长、肿瘤位于疼痛敏感部位的患者，采用全身麻醉。

2）术前定位：术前行影像定位，选择最佳治疗体位及进针路径，进针路径须经过部分正常肝组织，避开大血管、胆管及重要脏器，标记体表穿刺点。

3）RFA 治疗：①选择 RFA 电极针，根据肿瘤位置、大小、数目选择适宜的 RFA 电极针。②进针，穿刺点局部麻醉后，嘱患者屏气，影像导引 RFA 电极针穿刺至肿瘤消融靶区。全麻下采用呼吸机配合屏气，操作步骤同局麻。③治疗参数选择，根据 RFA 治疗仪的类型、肿瘤大小及其与周围组织结构的关系选择参数进行治疗。④调整 RFA 电极针，较大肿瘤需在影像导引下调整 RFA 电极针，进行多位点叠加消融。

4）治疗结束：根据肿瘤消融时超声显示的一过性高回声区、CT 显示的低密度区及 MRI 显示的温度场评估肿瘤损毁大概范围；也可行超声造影、增强 CT、增强 MRI 检查评估。确认消融区达到预消融范围后撤出射频电极针，同时行针道消融，并行影像检查确认有无出血、气胸等并发症。

（3）术后处理：术后用无菌纱布覆盖穿刺部位，24 小时心电监护，如有必要可延长监护时间。术后常规禁食 4 小时。邻近胃肠道的肿瘤消融治疗后，应根据情况适当延长禁食时间。术后 3 天内进行血常规，肝、肾功能，尿常规检查。根据情况补液、保肝、对症治疗。

2. 肝脏肿瘤 RFA 治疗原则

（1）射频消融治疗前须充分评估患者一般状况、重要脏器功能及肿瘤分期。

（2）治疗前进行充分的影像学评估，根据肿瘤部位、大小、浸润范围和毗邻关系等，制定合理的治疗方案和策略，以保证足够的安全范围，尽可能获得一次性适形的完全消融治疗。

（3）制定适宜的综合治疗方案及科学合理的随访计划。

四、注意事项

1. 在适宜的影像技术引导下进行操作，以保证治疗的安全、准确性和有效性。

2. 消融范围应力求包括 0.5 cm 的癌旁组织，以获得"安全边缘"，彻底杀灭肿瘤。对边界不清晰、形状不规则的浸润型癌或转移癌，在邻近肝组织及结构条件许可的情况下，建议扩大肿瘤消融"安全边缘"达 1 cm 或以上。

3. 穿刺路径应经过部分正常肝组织，尽可能避免直接穿刺肿瘤。

4. 穿刺时应准确定位，避免多次穿刺导致肿瘤种植、邻近组织损伤或肿瘤破裂出血等。

5. 如果射频电极针已穿刺至肿瘤内但需调整位置，应原位消融后再进行调整，避免肿瘤种植。

6. 对多个肿瘤 RFA 时，射频电极针如需离开肝包膜重新穿刺定位，须行针道消融。

7. 消融治疗过程中应密切监测患者各项生命体征。

8. 消融术后应注意患者生命体征的变化，对症处理消融后综合征，适当输液、止吐治疗；术后注意肝、肾功能的变化，积极保肝、支持治疗；及时发现并发症，并予积极处理。

五、常见并发症

RFA 引起的并发症按照严重程度分为轻度及重度，按照发生时间分为即刻并发症（RFA 后 < 24 小时）、围手术期并发症（RFA 后 24 小时 ~ 30 天）及迟发并发症（RFA 后 > 30 天），具体如下。

1. 疼痛 一般在术中及术后 1 ~ 2 天出现，持续时间很少超过 1 周。轻度疼痛无需特别处理；中、重度疼痛在排除急腹症等原因的前提下给予镇静、镇痛处理。

2. 消融后综合征 包括低热及全身不适等，为一过自限性症状。其严重程度及持续时间与消融肿瘤体积有关。消融肿瘤体积小的患者可无任何症状。大部分患者症状持续时间为 2 ~ 7 天，消融肿瘤体积较大的患者症状可持续 2 ~ 3 周。对消融后综合征的治疗，主要是对症支持，可给予退热、止吐、补液等处理。

3. 胆心反射

（1）原因：手术刺激胆道系统引起迷走神经兴奋导致的冠脉痉挛和心功能障碍，表现为心动过缓，可伴血压下降、心律失常、心肌缺血，甚至发生心室纤颤或心脏停跳。疼痛也可引起迷走神经兴奋，造成心动过缓。

（2）治疗：即刻停止 RFA 治疗，静脉注射阿托品；对血压下降、心律失常、心脏停跳患者给予相应的急诊抢救治疗。

（3）预防：对肿瘤邻近胆囊、胆管的患者，术前可应用阿托品 0.5 mg 静脉注射降低迷走神经兴奋性；应用镇静、镇痛药，控制疼痛；RFA 可从小功率开始，逐渐调至预定参数。

4. 心包填塞

（1）原因：引导针、射频电极针穿刺及展开子针时误伤心包。

（2）治疗：少量心包积液（< 100 mL），即刻停止消融治疗，密切观察病情变化，进入急诊抢救状态，做好心包穿刺引流准备等；中等量以上心包积液（> 100 mL），急诊行心包穿刺引流和相应抢救治疗。

（3）预防：对邻近心脏的肿瘤，术前制定详细手术治疗计划，优先选择可以实时引导穿刺的影像引导方式，防止误穿。

5. 肝脓肿

（1）原因：RFA 治疗区组织液化坏死继发感染，或消融区形成胆汁瘤继发感染。

（2）治疗：及时行经皮脓肿引流及抗感染治疗。

（3）预防：严格无菌操作，对有感染危险因素（糖尿病、十二指肠乳头切开术后等）及消融体积较大的患者，可预防性地应用抗生素。

6. 肝功能衰竭

（1）原因：术后发生严重并发症，如感染、出血、胆道损伤等。

（2）治疗：积极保肝及治疗并发症（抗感染、脓肿引流、止血、扩容、胆道引流等）。

（3）预防：术中避免损伤胆道、血管；术后预防相关并发症的发生，积极保肝治疗。

7. 肝包膜下血肿、腹腔出血

（1）原因：肝包膜、肝实质撕裂，肿瘤破裂、血管损伤、针道消融不充分等。

（2）治疗：监测患者生命体征，少量出血保守治疗；动脉性活动性出血同时行动脉栓塞或消融止血；对有失血性休克的患者积极抗休克治疗，必要时手术探查止血。

（3）预防：避开较大血管分支穿刺，减少穿刺次数，离开肝包膜调整射频电极针及术毕退针时须消融针道。

8. 气胸

（1）原因：穿刺时损伤脏层胸膜或肺组织。

（2）治疗：少量气胸保守治疗，中至大量气胸行穿刺抽吸气体或胸腔闭式引流。

（3）预防：术前对患者进行呼吸及屏气训练，常规采用平静呼吸屏气下穿刺，穿刺时避免损伤脏层胸膜或肺组织。

9. 胸腔积液

（1）原因：邻近膈肌肿瘤消融治疗损伤膈肌和胸膜组织，消融后坏死组织刺激胸膜，坏死组织液化或胆汁瘤直接破入胸膜腔。

（2）治疗：少量胸腔积液保守治疗，中至大量胸腔积液行穿刺抽吸或引流。

（3）预防：消融邻近膈肌肿瘤时，尽量避免膈肌和胸膜损伤，对邻近膈肌的肿瘤部分可结合化学消融。

10. 胆管及胆囊损伤

（1）原因：射频电极针引起的胆管及胆囊机械性损伤或热损伤。

（2）治疗：无症状体征的轻微胆管扩张，保守治疗；梗阻性黄疸行经皮经肝或逆行胆道引流及胆道成形术；对有症状及逐渐增大的胆汁瘤可行经皮引流术。

（3）预防：消融时避免损伤较大肝内胆管及胆囊；也可行胆管置管，消融时泵入生理盐水保护胆管。

11. 肝动脉 – 门静脉或肝动脉 – 肝静脉瘘

（1）原因：损伤肝动脉及门静脉或肝静脉分支。

（2）治疗：分流量小的肝动脉 – 门静脉或肝动脉 – 肝静脉瘘无需治疗，对分流量大者可行弹簧圈栓塞治疗。

12. 胃肠道损伤

（1）原因：消融邻近胃肠道的肿瘤时，造成胃肠道损伤，甚至穿孔。

（2）治疗：胃肠道穿孔时，禁食水、胃肠减压，及时行外科手术治疗。

（3）预防：精准定位并合理设定消融参数，可通过注入气体（过滤空气或二氧化碳）或液体（5% 葡萄糖或注射用水）分离肿瘤与邻近胃肠道后进行消融治疗，对邻近胃肠道的肿瘤也可结合化学消融。肿瘤已侵犯胃肠道者禁行 RFA 治疗。

13. 膈肌损伤

（1）原因：肿瘤邻近膈肌，消融治疗造成膈肌热损伤。

（2）治疗：形成气胸或胸腔积液者，治疗见"气胸"及"胸腔积液"的处理。

（3）预防：可通过在膈下或胸膜腔注射液体（5% 葡萄糖或注射用水）保护膈肌，对邻近膈肌的肿瘤结合化学消融。

14. 肿瘤种植

（1）原因：主要为反复多次穿刺及针道消融不充分。

（2）治疗：可行种植肿瘤的消融治疗。

（3）预防：避免直接穿刺肿瘤；精准定位，减少穿刺肿瘤次数；射频电极针穿刺肿瘤后，如需调整位置时应原位消融肿瘤后再进行调整。

15. 皮肤损伤

（1）原因：回路电极板粘贴不实或不对称、一侧回路电极板脱落等使局部电流负荷过大；消融治疗时引导针与射频电极针活性端接触，使引导针所经组织及局部皮肤损伤。

（2）治疗：应用烫伤膏，对症处理并预防感染。

（3）预防：负极板粘贴密实、对称；负极板局部冰袋冷却；一侧负极板过热时立即查找原因；消融治疗时避免引导针与射频电极针活性端接触。

16. 其他少见并发症 肋间动脉及肋间神经损伤、胆管，支气管瘘等。

（1）原因：穿刺损伤肋间动脉、肋间神经及肺组织等。

（2）治疗：肋间动脉损伤可应用止血药物，局部压迫、栓塞或消融止血；肋间神经损伤应用营养神经药物及对症治疗；胆管－支气管瘘可行引流或手术治疗。

（3）预防：RFA 穿刺时避开肋间动脉及肋间神经走行区，充分消融针道以降低肋间动脉出血风险；膈顶部位肿瘤 RFA 治疗时应经肝组织穿刺肿瘤，也可结合人工胸水、气胸，避免穿刺肺组织以防止胆管－支气管瘘。

六、疗效评价

肝脏肿瘤 RFA 治疗的疗效评价包括患者一般状态、影像学表现和生存期 3 个方面。

1. 患者一般状态评价 包括症状体征改善、肿瘤标志物变化、有无并发症发生、体力状态评分（KPS 评分法或 ZPS 评分法）等。

2. 影像学表现评价 肿瘤消融治疗的局部疗效评价参照改良的 WHO 可测量病灶疗效评价标准（mRECIST），以肿瘤获得完全消融的体积作为量化指标。完全消融是指病灶已发生彻底坏死，无血供。消融治疗后，肿瘤的影像学表现有一逐渐演变的过程，不同部位的肿瘤，不同的随访复查时间，CT 或 MRI 检查的平扫表现亦各异，但是肿瘤完全消融的共同特征是消融范围应完全覆盖整个肿瘤，增强扫描时肿瘤主体无强化，PET/CT 检查表现为无放射性摄取增高，且随着随访时间的延长，肿瘤应逐渐缩小或保持稳定不变。评价标准分为完全缓解（CR：病灶完全消融，持续 4 周以上，无新病灶出现）、部分缓解（PR：病灶完全消融体积≥50%，持续4周以上，无新病灶出现）、稳定（SD：非PR/PD）和进展（PD：病灶未被完全消融，且增大≥25%或出现新病灶）。目前，对肝脏肿瘤，增强CT或增强MRI是评价消融效果的标准方法，有条件的可使用PET-CT，超声造影可用于治疗结束后初步评价消融效果。一般术后1个月进行首次复查，此后第3、6、9和12个月各复查一次，以后每半年复查一次。复查期间，肿瘤可出现局部复发、新发或转移，应及时进行相应的治疗。

3. 生存期评价　是评价肿瘤消融疗效的最终标准。术后应定期对患者进行随访，采用Kaplan-Meier法计算生存期，包括无进展生存期（PFS）和总生存期（OS）等。

七、进展前景

对于早期小肝癌，射频消融已经成为可替代外科手术切除或肝移植的治愈性治疗手段之一，对于部分类型的肝转移癌，如结直肠癌的肝转移和肺癌肝转移，射频消融也取得了较好的疗效。但是，对于直径大于5cm的大肝癌以及数目多于5个的肝转移癌，单独的射频消融治疗多只能取得姑息减瘤的效果，患者是否能够真正从治疗中获益，目前尚缺乏高级别的循证医学证据。联合治疗（包括TACE治疗与RFA的联合、RFA与放疗/放射性粒子植入的联合、RFA与分子靶向药物的联合等），以及前瞻性的多中心随机对照临床研究是今后应该努力的方向。

（罗文辉）

第三节　胆道内射频消融术

胆道恶性肿瘤是我国常见的消化系统肿瘤，除原发于胆道系统的胆管癌、胆囊癌和壶腹癌外，其他肿瘤如肝癌、胰腺癌、胃癌、结肠癌、淋巴瘤等也容易侵犯胆管，引起恶性梗阻性黄疸，手术切除是目前唯一根治性治疗的方法。但是，仅10%~20%患者适合手术切除，因为大部分患者伴有多发肝脏转移，肿瘤大范围侵犯胆管、血管和周围脏器，以及肝脏储备功能有限等其他不利因素。目前主要的姑息治疗方法是通过经皮肝穿刺进行胆汁引流和通过内镜或放射介入方法植入塑料或自膨式金属支架（self-expand metal stent，SEMS），达到进行胆汁引流的目的。但是，50%以上患者在支架植入术后再次发生胆道梗阻，主要的原因是支架的闭塞和狭窄。延长胆道通畅时间及开通闭塞的胆道支架是一项临床难题，以下介绍胆道内射频消融技术的临床应用。

一、分类

使用高频电流产生凝固性坏死的RFA技术的医学应用是一个正在不断扩展的领域。该技术已广泛应用于实体恶性肿瘤的治疗，甚至成为无法手术切除肿瘤的标准治疗方法，如肝癌、肺癌等，其安全性及有效性也得到广泛认可。早先RFA技术应用于恶性胆道梗阻的治疗受到限制，主要是因为传统的射频导管为单极导管，有发生邻近器官间接损伤、电极处皮肤灼伤和不可预测的电流通路使消融范围无法评估的风险。Khorsandi于2008年首次介绍胆道内射频消融技术，目前常用的射频导管是EndoHPB，该导管是一种双极导管远端拥有相距8mm的两个环状电极，远端电极距针尖5mm，电极直径2.6mm（8F），长1.8m，其应用热量的长度超过2.5cm。胆道内射频消融引起局灶凝固性坏死，通过调节射频能量输出能够安全、可控的损毁更深的组织。

根据导管工作入路的不同，胆道内射频消融术分为以下两种：

1. 内镜下胆道射频消融术 Khorsandi 等对 EndoHPB 导管进行了广泛的体内临床前测试。对小猪模型的初步研究显示该仪器可以安全地置入 SEMS 中，并且可以在支架没有得到明显热量情况下给予腔内组织相当大量的凝固性灼烧。Alan Steel 等报道 2009 年 1 月至 2010 年 4 月共 22 例患者的经内镜射频消融治疗恶性胆道梗阻，其中 10 例为胆道 SEMS 堵塞患者（6 例胰腺癌，2 例胆管癌，2 例转移性肝癌），对 10 例患者进行 13 次胆道 RFA 手术，射频术后狭窄的管腔直径由术前 1 mm 增大为 5 mm，术后胆道支架再次开通的平均时间为 119 天，临床研究结果表明胆道内射频应用于支架再狭窄治疗具有有效性和安全性。

2. 经皮肝穿刺胆管射频消融术 何国林于 2011 年报道国内首例经皮肝穿刺胆道射频消融内支架置入术，其采用经皮肝穿刺胆道内肿瘤射频消融，然后再置入金属内支架治疗胆道梗阻。该技术与经内镜下射频消融相比，经皮肝穿刺胆道内射频消融的优点在于：①患者配合度高，内镜下患者忍耐度较差，易影响手术；②并发症相对内镜路径少，不易引起胰腺炎消化道出血或穿孔等并发症；③穿刺相对于内镜下乳头肌切开更为安全及容易，且穿刺可经 B 超引导，避免损伤到重要组织及血管；④对于高位梗阻来说，经皮肝穿刺射频消融较内镜下操作起来更为容易。Mizandari M 等报道经皮穿刺进行恶性胆道梗阻的胆道内射频治疗，研究结果表明胆道射频治疗能明显延长患者的无症状时间。因肿瘤侵入胆道支架导致的胆道梗阻，通过经皮穿刺进行胆道内射频治疗，可使闭塞的支架再次开放，即使支架再次出现闭塞，仍然能反复进行胆道内射频治疗。

二、基本原理

1. 硬件基础 射频导管为双极射频消融导管（图 6-1），双极射频探头直径 8F（F 数的 1/3 约等于直径毫米数），长 1.8 m，兼容标准侧视内镜，穿过 0.035 英寸的导丝。该导管具有 2 个距离 8 mm 的环状电极，远端电极距离引导边缘 5 mm，能够使长径超过 2.5 cm 的局灶凝固性坏死。工作过程属于热消融范畴。射频导管需配合射频治疗仪使用。

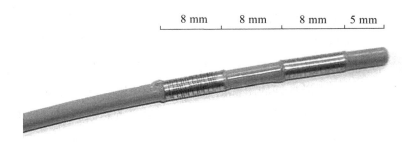

图 6-1 双极射频消融导管

2. 设备器械 影像引导应用 DSA 设备，射频发生器配合配套的导丝和导管。

三、适应证和禁忌证

1. 适应证

（1）无法手术切除的胰腺、胆管恶性肿瘤。

（2）影像学证实有胆管扩张的肝门部胆管癌。

（3）肝功能为 Child A 或 B 级。

（4）预计生存期超过 3 个月以上。

2. 禁忌证

（1）凝血功能障碍。

（2）安装了心脏起搏器。

（3）严重恶病质；肝功能 Child C 级。

（4）心功能不全。

（5）完全性胆道梗阻，导丝无法穿过狭窄的胆道。

（6）良性疾病导致胆道狭窄。

（7）造影剂过敏者。

四、临床操作方法

根据梗阻部位穿刺选用右侧腋中线入路，选取右腋中线第 8~9 肋间作为进针点。在 DSA 透视引导下，用 21G 穿刺针在穿刺点穿刺入肝脏，用 5 mL 注射器抽稀释的造影剂，边注入边后撤穿刺针，直至胆管显影。见树枝状肝内胆管形态，回抽见胆汁即可确认穿刺成功，沿穿刺针送入微导丝后沿微导丝送入扩张鞘。经扩张鞘向胆管内注入适量造影剂，以使狭窄部位上端显示。送入 0.035 英寸超滑导丝后，交换 4FC3 导管，调整导丝通过狭窄段后，将导管沿导丝越过狭窄段后再行造影使狭窄部位下端显示，以准确判断狭窄段的长度。行胆道腔内射频消融术时，撤出 C3 导管，沿导丝送入双极射频消融导管至胆道狭窄段远端，透视下确认射频导管所在位置，避开肠道，接射频发生器，以频率 400 KHz，功率 7~10 W，消融时间 2 分钟，停止 1 分钟，总输出能量范围 1 200~3 600 J，后撤 2 cm 后重复上述操作 2~3 次，消融范围覆盖狭窄段全长。

五、并发症及处理

术后常见并发症腹部疼痛（25%），疼痛部位局限上腹部，表现为剑突下胀痛，术后适当禁食 4 小时，有利于减少胆汁分泌，缓解胀痛症状，如疼痛无缓解，可适当应用镇痛类药物。发热（10.5%）体温通常波动于 39℃，常规应用抗生素治疗，包括术前预防性应用抗生素，胆汁培养明确药敏，使用敏感抗生素。胆汁瘘（1.5%），术后良好的胆汁引流是预防的关键，术后常规留置胆道引流管进行外引流或者内外引流均可，适当的引流可减少胆道支架内坏死物或者胆泥沉积，拔出引流管前行胆道造影，确定胆道通畅后拔出引流管。胆道出血（0.5%），胆道出血可表现慢性出血，可引起术后持续肝功能异常，包括胆红素升高。严重胆道出血可并发于术后 72 小时内，表现为突发血便，鲜血便，伴有失血性休克症状，病情危重，死亡率极高。所有术后患者需留院观察 3 天。术中辨识胆道结构及消融范围非常重要，消融输出功率需控制于合理范围，输出功率超过 12 W 以上，胆道出血明显增高 50%。胰腺炎（1.5%）及胰瘘（0.0%），术前禁食 8 小时以上可以减少胰腺炎的发生，胆道射频术后血淀粉酶轻度升高可应用生长素抑素及肠外营养，血淀粉酶降下来后可适当进食无脂饮食，过程中严格随访血淀粉酶情况，如持续升高需按急性胰腺炎处理，腹部 CT 有助于评估术后情况。胰瘘在文献中以及笔者临床治疗过程中并未发生，但是需引起重视。术中控制输出功率同时避免过于靠近壶腹部，可有效避免胰瘘的发生。

六、疗效评估

患者术前行血常规、肝肾功能、C 反应蛋白（CRP）及血淀粉酶测定，记录相关数据。经 CT 检查确定胆道扩张，是否有胆道支架移位脱落情况，术中胆道造影测量胆道狭窄程度和范围。记录术中消融次数和消融输出功率，术后给予留置胆道引流管 2~3 天，拔除胆道引流管后出院。出院后第 1 周门诊随访，复查肝功能、CRP 和血淀粉酶情况；之后每 2 周门诊或住院随访，复查肝功能及胆红素变化情况。B 超或者是低剂量 CT 判断胆道扩张情况，记录患者生存时间和评估术后胆道通畅时间。

七、临床应用

某中心于 2011 年 3 月至 2012 年 12 月开展胆道内射频治疗支架再狭窄的初步临床研究，通过选择 10 例因胆道支架置入后再次出现黄疸症状或影像学证实支架再狭窄的病例，其中包括胰腺癌 6 例，胆管细胞癌 2 例，肝癌 2 例（男性 6 例，女性 4 例），治疗前胆道狭窄段长度区间 2~5.5 cm，均值为 3.5 cm。我们采用经皮肝穿刺胆道的方法将导丝引导的 EndoHPB 导管（8F）放置于胆道支架狭窄处，平均消融时间控制在 90 秒，消融次数为 3 次，总的能量输出平均为 2 474 焦。术后消融前胆道狭窄内径中位数 0 mm（0~1 mm），术后中位数 4.5 mm（3.5~6 mm），术后 180 天存活的胆道通畅患者 7 例/10 例，狭窄支架的再通畅时间平均为 129 天。

八、临床研究进展

胆道恶性肿瘤疾病导致不同部位的胆管狭窄或闭塞，大多无法行根治性手术，目前治疗手段是通过 ERCP 方式或者经皮肝穿刺的方法置入胆道自膨式金属支架，随着生存时间的延长，SEMS 闭塞是临床常见的情况。目前使用有机聚合物涂层包裹 SEMSs，用合金，如镍钛合金代替不锈钢或覆膜支架的方法都是解决支架狭窄的潜在可行方法。但是相关数据并没有证实这样的结果，反而增加了胆囊炎、胰腺炎的发生率，导致了长时间胆管炎症及胆道出血。因此，需要新技术以能够有效延长支架通畅时间。

RF 技术是一种安全有效的治疗方法，还可以作为其他治疗的辅助和补充手段。该技术已广泛应用于实体恶性肿瘤的治疗，甚至成为无法手术切除肿瘤的标准治疗方法，如肝癌、肺癌等，其安全性及有效性得到了广泛认可。但是射频技术此前从未应用于恶性胆道梗阻的治疗，主要是因为传统的射频导管为单极导管，有发生邻近器官间接损伤、皮肤电极处皮肤灼伤和不可预测的电流通路令消融面积减少的风险。目前新型双极导管可以避免以上问题，用于恶性胆道闭塞姑息治疗。Khorsandi 对 HabibTM EndoHPB 导管进行了广泛的体内临床前测试，对小猪模型的初步研究显示该仪器可以安全的部署于自膨式金属支架中，并可以在支架没有得到明显热量且不会传输给支架外部组织的情况下，给予腔内组织相当大量的凝固性灼烧。使用这种设备的优势在于可以通过延缓肿瘤生长而保持支架较长时间开放，内镜下胆道射频消融术在恶性胆道梗阻及支架再狭窄的治疗已经证实胆道射频技术的有效性和安全性。Figueroa – Barojas P 等对无法行手术根治的患者进行胆道内射频治疗，进一步证实胆道内射频技术的安全性。

Malkhaz M 等通过对 39 例胆道梗阻的患者进行胆道内射频消融，并于术后置入胆道支架，支架平均通畅时间为 92 天，无相关并发症的报道。M. Pai 等于 2013 年报道 9 例因肿瘤侵入胆道支架导致的胆道梗阻，通过经皮穿刺进行胆道内射频治疗，成功使闭塞的支架再次开放，即使支架再次出现闭塞，仍然能反复进行胆道内射频治疗。

胆道支架内进行射频消融治疗显示了初步的临床效果，但是该技术目前无标准化操作流程，存在术中和术后并发症认识不足的问题，尚缺乏正式随机对照研究，无法确定此技术是否比其他治疗方法更有效。根据支架所在位置（肝门部或壶腹部）不同，如何选择 PTC – RFA 或 ERCP – RFA，如何避免因射频导管 – 非覆膜支架接触出现的潜在短路问题，仍然需要通过大量临床病例的累积、研究和分析找到解决方法。以下通过典型病例介绍胆道内射频消融术（图 6 – 2）。

典型病例：

患者，女性，53 岁，胰头癌胆管支架植入术后 3.5 个月。

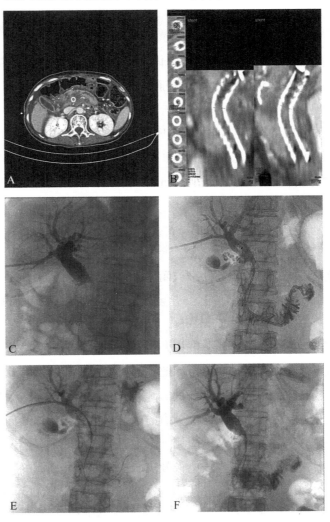

图 6 – 2　胆道内射频消融术治疗实例

（罗文辉）

第七章　放射性粒子植入治疗技术

放射性粒子植入治疗技术是指恶性肿瘤放射性粒子植入治疗技术，包括实体肿瘤经皮影像（超声、CT、MRI 等）引导下放射性粒子植入、经内镜（包括腹腔镜、胸腔镜、自然管道内镜等）放射性粒子植入、空腔脏器粒子支架置入、手术直视下放射性粒子植入。放射性粒子植入技术是微创治疗与放射性治疗的结合，在全世界已经有数十年历史，在我国投入临床使用也有十多年的历史，逐渐走向标准化之路。在这个进程中，中国介入专家们为放射性粒子植入治疗技术的发展做了很多贡献，在引进国外先进技术的同时，又主导了技术创新，注入原创技术如 3D 打印模板、粒子支架、可快速降解粒子链等。这些创新技术，一方面减少了毒副反应，另一方面也加强了对放射性粒子植入治疗过程的质控。放射性粒子的临床应用已经拓展到介入科、肿瘤科、普外科、泌尿外科等诸多领域，获得了很好的疗效。由于国际上目前尚无较为系统的行业规范，我国专门成立了放射性粒子植入治疗技术专家委员会，并组织专家开展培训，制定了《放射性粒子植入治疗技术管理规范（2017 年版）》，规范放射性粒子治疗技术的应用，保证了医疗质量和医疗安全。本章介绍该技术在肝胆胰肿瘤中的应用。

第一节　肝脏放射性粒子植入

一、概述

原发性肝癌（primary hepatic carcinoma，PHC）是临床上最常见的恶性肿瘤之一，首选治疗手段为外科手术切除。对于失去外科手术指征的中晚期肝癌患者，TACE 是主要治疗手段。然而，仍有相当一部分乏血供病例疗效不佳。近年来，不断涌现出许多新的治疗方法，如射频消融、化学原位灭活、放射性粒子植入、氩氦刀冷冻消融等，丰富了肝内恶性肿瘤的治疗方法，提高了有效控制率，延长了患者带瘤生存时间。其中，放射性粒子植入技术在我国发展较快，在前列腺癌、鼻咽癌、肝癌、胰腺癌等实体恶性肿瘤都已广泛应用。目前，碘－125（^{125}I）粒子是临床最常用的放射性粒子。

二、理论基础

^{125}I 放射性粒子植入是通过 CT 或超声引导，将 ^{125}I 粒子直接植入肿瘤组织内，低剂量率的 ^{125}I 粒子持续释放能量为 27.4~31.4 keV 的 X 射线和 35.5 keV 的 γ 射线，在不同细胞周期直接破坏 DNA 单/双链，阻断其有丝分裂。同时具有间接作用：对机体内水分子电离，产生自由基，自由基与生物大分子相

互作用，引起组织细胞损伤。对肿瘤组织内不同分裂周期的肿瘤细胞进行持续性、近距离杀伤，而周围正常组织由于处于细胞分裂的静止期，对放疗不敏感，仅有轻微损伤。与常规外照射治疗相比，^{125}I 粒子植入具有以下优势：粒子半衰期适中（59.6 天）、相对生物效应高、适形度高、射线杀伤半径适当（1.7~2.0 cm）等。其对周围正常组织损伤较小，减少了传统外放疗的全身反应，一定程度上克服了外放疗间隔大于 6 小时而使癌细胞得以再修复与再增殖的缺点，是一种广泛应用的局部治疗措施。

三、适应证与禁忌证

1. 适应证

（1）无法手术切除或拒绝手术的中晚期肝癌。

（2）病灶最大直径≤7 cm。

（3）体力状况评分（ECOG）为 0~3 分。

（4）外科手术失败或切除术后复发者。

（5）预计生存期 >3 个月，重要器官功能欠佳而不能耐受其他治疗方法者。

（6）TACE 治疗后控制不佳者或 TACE 后粒子植入治疗的序贯综合治疗者。

（7）肝癌肝移植术后移植肝肝癌复发者。

2. 禁忌证

（1）弥漫性肝癌。

（2）体力状况评分（ECOG）为 4 分。

（3）严重的全身感染。

（4）严重心肺功能不全者。

（5）肝肾功能不全：肝功能 Child - Pugh 分级 C 级；肾小球滤过率≤29 mL/min，1.73 m^2，血清肌酐 >451 μmol/L，内生肌酐清除率≤19 mL/min。

（6）凝血功能异常：凝血酶原时间 >20 秒，活化部分凝血酶原时间 >55 秒，凝血酶凝固时间 >21 秒，凝血酶原时间国际标准化比值 >2.5。

四、主要设备

1. ^{125}I 放射性粒子　粒子呈圆柱状，长 4.8 mm，直径 0.8 mm；半衰期为 59.6 天，能量为 27.4~31.4 keV 的 X 射线及 35.5 keV 的 γ 射线，初始剂量率 7.7 cGy/h 有效照射距离为 1.7~2.0 cm。

2. 18G 粒子植入针。

3. 治疗计划系统（TPS）。

4. 影像设备　螺旋 CT、B 超。

五、临床操作方法

1. 术前计划制定　术前常规上腹部 CT 平扫、增强扫描，图像层厚为 5.0 mm，患者体位一般选择仰卧或侧卧。将 CT 图像资料导入治疗计划系统，进行靶区和危及器官（organ at risk，OAR）勾画，靶区包括大体肿瘤区（gross tumor volume，GTV）和计划靶体积（planning tumor volume，PTV），PTV 应大于 GTV 边缘约 0.5 cm。靶区与危及器官尽可能不要交联。选取合适的粒子活度（0.4~0.8 mCi），设定适宜的处方剂量（prescribed dose，PD）（100~140 Gy），根据靶区特点，确定植入针数、穿刺针位置、植入层数、粒子数量及位置，计算靶区总活度，预期靶区剂量分布以及周围正常组织或器官的受量，并绘制剂量体积直方图（dose volume histogram，DVH）。

2. 植入过程　常规消毒铺巾，在患者手术体表投影部位放置定位标记栅格，先以层厚 5 mm 对病灶区行 CT 扫描，然后依据术前计划的层数对应扫描出的图像确定需植入粒子的图层，根据计划在 CT 图像上用线段箭头标记出每一针的方向、角度、位置、深度、粒子数量，并做好记录。然后利用 CT 定位激光线和定位栅格的交叉，用画线笔在患者皮肤上标记出每一针的体表穿刺点，再根据穿刺点画出靶区的体表投影。2% 利多卡因局部麻醉，根据术前计划和初始定位扫描时确定的穿刺路径，采用合适的穿刺方式，将穿刺针缓慢插入，注意避开重要血管及神经。穿刺针不可直接到位，应预留一定的距离，再次行 CT 扫描，确定针的方向和针尖位置与术前计划相同，调节植入针的方向和位置，把针穿刺到计划位置。间隔 1.0～1.5 cm 平行布针，与术前计划一致，反复进行 CT 扫描，证实针尖位于计划位置。当所有的针到位后，依次将 ^{125}I 粒子植入至病灶内，每个粒子间隔 0.5～1.0 cm。当所有粒子植入完成后，将靶区完整的 CT 图像立即传输到计划系统中，进行术中快速计划，若有"冷区"，可立即给予补种。操作完成后拔出植入针，局部压迫、包扎。

3. 术后验证　术后立即获取患者粒子植入部位的 CT 图像，输入 TPS，进行术后验证。记录 D_{90}（覆盖 90% 靶体积的剂量），V_{100}（100% 处方剂量覆盖的体积占靶体积的百分比），V_{150}（150% 处方剂量覆盖的体积占靶体积的百分比）等剂量学参数及粒子活度、实际粒子用量，生成术后剂量体积直方图。

六、肝癌粒子植入术注意事项

1. 粒子分布　采用均匀分布或外周稠密、中心稀疏的原则，相邻粒子之间尽量等距，尽量减少靶区中心出现热点和周边出现冷点。

2. 术前计划及术后质量验证评价标准　①D_{90} ≥ 匹配周缘剂量（matched peripheral dose，MPD）＝处方剂量。②V_{100}≥90。③V_{150}≤65。

3. 术前 B 超　术前行 B 超探查，可清楚地显示病灶与肝内管腔（腔静脉、门静脉主干与左、右分支、肝静脉主干和肝内胆管）的立体关系，术中尽量避免误伤这些管腔。

4. 穿刺　若穿刺路径有骨骼、重要脏器阻挡，可相应采用弧线路径进针或斜穿技术。原则上尽量避开肋骨进行穿刺。为了预防气胸的发生，穿刺过程中，在 CT 扫描下定位及选择进针路径，应尽量避免经过肺组织及膈顶。

5. 术后检查　术后给予止血药物，24 小时内观察血压、脉搏。术后一周内检查血常规 1～2 次，肝、肾功能 1 次，并根据检查结果对症处理。对植入 ^{125}I 粒子的患者定期复诊，采集治疗区域图像，观察剂量分布是否出现变异，植入的 ^{125}I 粒子是否有因人体活动和器官运动，引起粒子迁移的发生。

6. 术后防护　术后防护遵从距离、时间和屏蔽防护三原则，即距离越远越好、时间越短越好、屏蔽措施。注意医护人员、患者家属、孕妇和幼儿的防护，距离 1 m 以上。患者相对隔离或植入部位穿防护衣 6 个月以上。

七、粒子植入合并症的预防与处理

1. 疼痛　患者术中出现穿刺部位疼痛，多数为刺激腹膜引起的，大部分患者均可耐受至治疗结束。无法耐受疼痛者处理方法为 2% 利多卡因深部浸润麻醉，部分需于术中应用吗啡 10 mg 皮下注射镇痛。

2. 肝脏或胆管出血　多为穿刺至血管或胆管导致的出血，可先行针尖压迫止血（即时插入针芯），然后局部压迫止血。如术中穿刺进入下腔静脉及腹腔干等，缓慢退针至血管外，置入针芯，针尖压迫止血，或通过针道填塞吸收性明胶海绵并静脉应用血凝酶等止血药物。若出血量大，应密切监测生命体征，并联合其他非手术处理，包括全身及局部止血剂的使用、及时补充血容量、必要时输血等，保守治疗无效则应行血管栓塞术或外科剖腹止血。

3. 恶心、呕吐　术中或术后出现此种情况多数为局麻药物过量引起，给予止吐、镇静，卧床休息后多能缓解。

4. 白细胞计数下降　约12%的患者术后一周内白细胞计数可下降至 $3 \times 10^9/L$，住院期间口服升白细胞药物后可回升至正常范围。

5. 粒子移位　部分患者因人体活动和器官运动，可引起粒子迁移。术后一周内应常规行 X 线检查，一旦发现粒子游走，应行 CT 检查，了解放射线粒子分布情况，注意观察粒子的走向，若不影响重要器官功能，一般不需做特殊处理，可继续观察。如出现严重并发症如肠穿孔等，需外科手术干预。如较多粒子移位，且术后验证提示肿瘤剂量明显降低，则应择期补充粒子植入。

6. 继发感染或肝脓肿形成　应注意严格的无菌操作，术后如有感染征象，应用大剂量抗生素治疗。脓肿局限化后，可行穿刺引流。

7. 放射性肝损伤　放射性粒子对正常肝脏组织的损伤微小，仅有极少数造成轻微的肝功能损害。对放射性肝损伤患者，应让其卧床休息，减少肝糖原的分解，减少体力及热量消耗，进食高热量、高蛋白、高维生素、低脂食物，服用甲氧氯普胺、多酶片等助消化药物，通常多能恢复正常肝功能。如果剂量过高，导致细胞坏死，则难以恢复。

8. 肠瘘、胆瘘、乳糜瘘　较少见，多为穿刺过深，损伤肠管、胆管、胆囊、淋巴管及乳糜池，术后应禁食48小时，并应用静脉营养支持、抗感染治疗。预防措施为随时观察针尖位置，防止穿刺过深，损伤以上器官。

八、临床疗效判定

1. 疗效判定的指标　肝脏 ^{125}I 粒子植入的疗效评估包括：①对比术前、术后临床症状的改善程度及患者功能状态评分，检测患者生活质量。②通过 CT 监测肿瘤影像学、局部复发情况，观察近期疗效。③随访生存率，评价远期疗效。

2. 疗效的评估

（1）近期疗效评估：根据实体肿瘤评价标准（modified response evaluation criteria in solid tumors, mRECIST）。完全缓解（complete response，CR）：所有靶病灶动脉期增强显影完全消失，影像资料上未残存肿瘤或仅存粒子残留影，未出现新病灶；部分缓解（partial response，PR）：所有靶病灶（动脉期增强显影）最长径之和减少≥30%；稳定（stable of disease，SD）：介于 PR 与 PD 之间，即肿瘤增大 <20%，缩小 <30%；进展（progressive disease，PD）：所有靶病灶（动脉期增强显影）最长径之和增加≥20%，或 ^{125}I 粒子辐射范围内出现新病灶。有效定义为 CR + PR。

（2）远期疗效的评估：评估指标除了肿瘤大小的变化外，生存率是一项较好的评价指标。常用的生存率指标有1、3、5 年累计生存率，也可使用中位生存期指标。

九、进展前景

肝脏放射性粒子植入是安全、有效的，对肿瘤起到了局部控制的作用，间接提高了患者的生活质量并延长生存期。由于正常肝脏组织对放射线的耐受量限制了放疗剂量，所以肝癌外放疗的疗效不佳。[125]I粒子植入治疗的应用突破了这一局限。对于不可切除性肝癌患者，首选经肝动脉化疗栓塞，在TACE后结合[125]I粒子植入放疗，疗效更佳；如TACE失败，[125]I粒子植入放疗仍可作为一种有效的补救方法。而对于乏血供的肝脏病灶，[125]I粒子则更为合适。近年来，[125]I粒子的出现对于部分晚期无法手术的Ⅲb期患者，使肿瘤缩小缓解或使其进而获得手术机会；对于Ⅳ期患者，对原发灶或转移性病灶行姑息性植入治疗，可减轻肿瘤负荷，提高患者生存期及生活质量。放射性粒子与外科手术、外放疗结合，可预防复发，提高疗效。

虽然[125]I粒子植入的疗效是肯定的，但目前存在以下问题：①目前主要依靠术者经验进行粒子植入，术后粒子位置及剂量与术前计划难以达到一致，易出现剂量冷点或热点，从而导致肿瘤复发或产生并发症。②对于邻近解剖结构复杂的病灶，通过CT或超声引导难以选择合适的穿刺路径，手术过程中易造成邻近器官损伤，导致出血、胆漏等并发症。目前国内有学者将3D打印技术应用到肿瘤[125]I粒子植入的引导，即将3D打印技术与治疗计划系统相结合，在3D粒子植入系统上选择合理进针路线，进行模拟穿刺，制定粒子植入方案。治疗方案将以3D打印的方式定制成个体化导向模板，在模板基础上行肿瘤[125]I粒子植入手术。多项小样本、单中心临床研究结果表明，3D打印模板引导下[125]I粒子植入，可任意角度选择穿刺路径，在避开危及器官的同时，满足剂量学要求，提高穿刺精度，不依赖术者经验。为证明其有效性和安全性，可进行前瞻性、大样本、多中心的临床研究，有望使放射性粒子植入治疗进入规范化时代，这也符合了目前精准医学时代规范化精准微创的治疗理念。

放射性粒子植入治疗与TACE、射频消融、外科手术和外放射治疗等治疗方法联合运用是一个趋势。粒子植入近距离治疗既可单独使用来缓解症状，也可作为常规放、化疗后的进一步治疗。但需要明确的是，粒子植入近距离治疗只是肝癌综合治疗的一种方法，并不能代替传统手术、化疗和外放疗。

（王健宇）

第二节　胆管粒子支架置入术

一、概述

恶性胆管梗阻（malignant biliary obstruction，MBO）是一类由恶性肿瘤导致的直接或间接胆管梗阻，主要临床表现为高胆红素血症、组织和体液黄染及胆管扩张的疾病。病因复杂，发病隐匿，临床症状常不典型，患者预后较差，3年生存率为18%～52%，5年生存率为5%～31%；且只有10%～20%的患者有机会行手术根治，即使手术，术后肝功能衰竭和肿瘤复发的概率也较高。化疗、姑息性胆道减压、支持治疗可提高患者生活质量。然而，除某些高分化的胆系肿瘤外，化疗整体疗效仍不理想，目前仅有有限的几个临床试验证明，化疗与单纯的姑息治疗相比，可以提高患者的生活质量。胆道周围脏器对外照射治疗敏感、耐受性差，传统外照射治疗的照射野常覆盖邻近未受到肿瘤侵犯的正常淋巴结、血管等组织，容易引起严重的十二指肠/幽门溃疡、狭窄等放射性损伤。由于介入和内镜技术的不断发展，欧洲胃肠道内窥镜学会（European society of gastrointestinal endoscopy，ESGE）推荐对于预期生存大于4个月的患者，首选胆管支架置入术的姑息性治疗方法。

二、理论基础

研究表明对于恶性胆管梗阻患者，全身静脉化疗的效果不佳，动脉灌注化疗对病灶可起到缓解效果，但该方法同时受到黄疸水平的限制。放射治疗被认为是难治性实体肿瘤有效的治疗方法。有学者在经皮胆管支架置入解除患者胆管梗阻后，再采用经皮胆管引流通道，利用后装机（^{192}Ir）或在B超、CT引导下行^{125}I放射粒子植入术对病灶进行局部治疗，取得了明显的疗效，未发现病灶周围脏器的损伤反应；结果显示局部照射安全且能有效延长患者的生存时间。国内学者将粒子支架延伸应用至恶性胆道梗阻，研发出由粒子携带装置和普通胆道支架两部分组成的支架置入联合粒子近距离照射系统，取得了较好的临床疗效。二期单中心、随机对照临床试验结果显示，胆管粒子支架与传统金属支架相比，延长了支架通畅时间及患者的生存期。

三、适应证与禁忌证

1. 适应证

（1）年龄18～90周岁。

（2）经组织学、细胞学活检或前期手术证实的恶性胆道梗阻。

（3）有黄疸等胆道梗阻的临床症状。

（4）Bismuth – Corlette 分型Ⅰ～Ⅲ型。

（5）无法或患者拒绝行外科手术切除病灶。

（6）愿意行胆管粒子支架置入术并签署知情同意书。

2. 禁忌证

（1）良性胆管梗阻。

（2）既往有胆道支架置入术史。

（3）存在胆管穿孔。

（4）存在经皮肝穿刺胆管引流术禁忌证。

（5）合并有活动性肝炎。

（6）Bismuth – Corlette 分型Ⅳ型。

（7）患者一般情况较差，存在严重感染及脏器功能衰竭。

（8）无法配合手术或者未签署术前知情同意书。

四、主要设备

1. 血管造影机。

2. 超声扫描仪，探头频率3.5 MHz，配有穿刺架。

3. 穿刺套装，配有8.5F引流管。

4. 导管及导丝。

5. 碘海醇（碘含量300 mg/mL）。

6. 镍钛合金胆道支架，直径8 mm/10 mm，长度40～80 mm。

7. 粒子携带装置，直径 8 mm/10 mm，长度 40~80 mm。

8. ^{125}I 放射性粒子　^{125}I 密封粒子，粒子呈圆柱状，长 4.8 mm、圆柱直径 0.8 mm；其半衰期为 59.6 天，能量为 27.4~31.4 KeV 的 X 射线及 35.5 KeV 的 γ 射线，初始剂量率 7.7 cGy/h，有效照射距离为 1.7~2.0 cm。

9. 治疗计划系统。

五、临床操作方法

1. 胆管粒子支架置入术操作过程　患者取仰卧位，局麻下经右侧腋中线第 8~9 肋或剑突下为穿刺点，透视或 B 超监视下用经皮胆管引流专用穿刺针穿刺扩张的胆管，推注造影剂显示病变的长度及狭窄程度并作标记，交换超硬、超长导丝、撤出导管。根据病变的长度选择适当的胆管粒子支架，狭窄严重者可先行球囊扩张，然后先将粒子携带装置沿超硬导丝推送至病变部位，采用近端定位法确认定位准确后释放，退出释放器，然后再沿超硬导丝将普通胆管支架释放器推送到胆管梗阻段，并与已膨胀的外支架套叠。要求置入的胆管粒子支架上下缘应超出病变 10 mm 左右。术后留置外引流管并造影了解支架通畅情况，两周后复查造影并拔除外引流管。

2. 胆管粒子支架置入术治疗原则

（1）术前若胆管扩张明显，直径显著超过欲置入胆道支架直径，怀疑支架无法良好贴壁者应先行 PTCD，待扩张段回复后再行支架置入。

（2）^{125}I 放射性粒子的活度、剂量应根据 TPS 系统计算出来。

（3）若胆管明显狭窄，可使用球囊扩张，使胆管支架充分释放，尽量使粒子分布均匀。

（4）置入的胆管粒子支架上下缘应超出病变 10 mm 左右。

（5）特别对于胆汁颜色异常或术前合并胆道感染的患者，注意留取术中的胆汁做培养。

（6）术后留置外引流管，方便术后必要时行胆管冲洗、造影了解通畅情况或再次手术。

六、术中、术后注意事项

1. 感染　术前若怀疑存在感染，应查找感染原因。若感染与胆管梗阻无关，先行抗感染治疗，择期行胆管支架置入；若感染与胆管梗阻有关，应在控制感染症状的情况下尽快行胆管支架置入术。

2. 在 B 超下穿刺　穿刺过程尽可能在 B 超引导下进行，避免反复盲穿损伤血管，减少出血。

3. 胆心反射　术中若出现胆心反射，应及时停止胆管操作，给予阿托品 0.5~1.0 mg 肌内注射或静脉推注，必要时可给予多巴胺、654-2 以及镇静、止痛、吸氧、补液治疗。

4. 护送患者　患者返回病房过程中，由专人护送，手术部位遮盖 0.25 mm 铅当量的铅单。

5. 术后处理

（1）术后对所有患者给予心电监护、吸氧、护肝、退黄、止血、对症等治疗，并注意观察胆汁引流液的颜色、性状及引流量的多少。

（2）术后留置外引流管，连续 3 天用甲硝唑 50 mL 冲洗引流管并夹管，2 周后行引流管造影了解支架通畅情况并拔除外引流管。

（3）术后复查肝功能、血常规、电解质、免疫指标、肿瘤指标、凝血功能以及腹部增强 CT 或 MRCP 等，了解胆道支架是否在位通畅、病灶是否进展。

七、合并症的预防与处理

胆管粒子支架植入术后可能的并发症包括胆道出血、胆道感染、胆汁瘤、胰腺炎、支架移位、粒细胞减少，以及放射性肠炎等。

1. 胆道出血　胆道出血是术后早期常见的并发症之一。胆管粒子支架由于其专门研究设计的"套叠式"支架输送系统，因而能够通过 10F 鞘送入，避免了由于粒子支架系统整体直径较一般胆道支架稍大，植入过程中可能产生的对通道周围产生的机械性损伤。加上不同术者的操作水平和经验的不同，暴力操作可能增加出血的风险。对于胆管造影显示狭窄程度较严重的病例，可以选择使用球囊进行逐次、缓慢的预扩张，然后再输送支架系统。术后若观察到引流出血性胆汁，应该密切观察胆汁颜色变化及引流量。若出血时间短、出血量少，可酌情使用止血剂；若出血时间较长且出血量较多，应当经外引流管造影了解引流管位置，必要时进行调整。

2. 胆道感染　胆道感染是胆道粒子支架术后最常见的并发症。术后应当保持引流管通畅，避免管道的受压折叠、胆汁倒流引起逆行感染。术后及时更换引流袋，避免污染。注意引流液的量、颜色、性状，有无混浊现象。严密观察患者的生命体征，有无腹痛、寒颤、高热及意识改变的情况。若出现上述异常，应考虑胆系感染的可能。抽取血培养、胆汁培养，根据药敏试验调整抗生素的使用。术后进行引流管冲洗时应缓慢注入，防止动作过猛致胆管内压力增高胆汁逆流入肝内胆管，引起胆管感染。严重胆道感染可引起败血症，甚至导致死亡，因而术前需要对于已经存在胆道感染的患者使用相应抗生素，术中注意柔和操作，术后密切观察胆道感染症状。

3. 胰腺炎　胰腺癌、壶腹癌、十二指肠癌引起的恶性胆道梗阻患者，胆道支架术后易诱发胰腺炎的发生。应当观察患者有无腹痛情况，如术后患者出现持续性上腹痛，淀粉酶明显升高，则考虑并发胰腺炎的可能。多数经禁食、胃肠减压、应用奥曲肽等保守处理后可缓解。

4. 胆汁瘤　考虑为反复多次穿刺损伤肝内胆管及肝内胆管压力增高使胆汁外渗到肝实质内，胆汁引流不畅，外渗胆汁量逐渐增多，形成假性囊肿样改变。患者无明显临床症状，考虑存在继发胆道感染及肝脓肿的可能，在 B 超引导下行胆汁瘤穿刺抽吸治疗并予以抗感染治疗，穿刺后护理中注意穿刺处体征改变，定期消毒包扎。

5. 支架移位　胆道粒子支架系统分为内普通金属支架和外粒子携带装置，置入过程中可能因为内外支架规格搭配不当、术者暴力操作等引起内、外支架相对位移，使得粒子支架系统偏离梗阻段。因而术中应当在 DSA 下准确判断支架前端位置，准确释放自膨式支架系统，释放后缓慢抽出输送装置。术后由于粒子携带装置附着的粒子仓与管壁之间摩擦力的存在，观察的支架移位率较常规胆道金属支架低。

6. 粒细胞减少　与外放疗一样，胆道粒子支架也可能引起造血系统的异常，主要表现为粒细胞数目的轻微减少，所有患者均可经观察、对症处理后恢复。

7. 放射性肠炎　对于胆管下段的恶性梗阻患者，由于胆道粒子支架距离十二指肠较近，可能会引起肠壁水肿，多数患者表现为腹胀、腹泻，经禁食或流质饮食，密切观察患者大便性状改变，并给予抗感染、营养等对症治疗后，症状可缓解或消失。目前随访的结果尚未发现明显的放射性肠炎发生。

八、疗效的评估

由于胆道粒子支架植入术定位为姑息性局部治疗，因而术后疗效评估主要观察支架通畅时间，其次观察患者生存质量、生存期等。支架通畅时间分为一级通畅时间和二级通畅时间，一级通畅时间定义为患者自初次胆道粒子支架植入术起到因为各种原因导致的胆道支架再狭窄、死亡或失访；二级通畅时间定义为在支架出现再狭窄后，采用各种干预手段，如球囊扩张、套叠支架置入、消融、光动力治疗等再通胆管。自初次支架置入之日起到再干预后胆道支架保持通畅的时间。胆道支架再狭窄的定义目前没有统一的意见。若术后患者再次出现皮肤黄染等症状，胆红素水平持续升高（排除肝功能异常引起的胆红素水平升高），可怀疑胆道支架再狭窄，进行胆道造影、MRCP、CT 等影像学检查，直观地证实再狭窄的发生。生存期定义为支架置入之日起到患者死亡/失访。患者生存质量的改善可依据 KPS 评分或 ECOG－PS 评分进行判断。

九、进展前景

目前采用胆管支架联合碘^{125}粒子植入治疗恶性胆道梗阻的疗效主要为国内学者报道。手术方式主要分为两种，一是采用胆道支架联合粒子条，二是采用胆道粒子支架系统。姚红响等采用胆道支架联合^{125}I 粒子条植入腔内照射治疗恶性梗阻性黄疸，36 例患者黄疸症状均有明显改善，中位生存期 10.9 个月。戴真煜等选取 28 例恶性胆道梗阻患者行经皮胆道支架联合支架旁碘粒子条植入，术后梗阻性黄疸症状逐步改善，中位生存期为 4.7 个月，平均生存期为 5.7 个月。朱海东等进行的单中心、前瞻性、随机对照研究发现，胆道粒子支架较普通胆道支架治疗无法手术切除恶性胆道梗阻，降低了植入术后并发症发生率，中位生存期也体现出较大优势：粒子支架组为 7.4 个月，普通支架组为 2.5 个月。由于该研究的样本量较小，胆道粒子支架的疗效需要进一步的大样本、多中心、前瞻性、Ⅲ期随机对照研究证实。

（王健宇）

第三节　门静脉粒子支架置入术

一、概述

原发性肝癌是最常见的恶性肿瘤之一，全球每年新发病例 74.83 万，其中约一半发生在中国；原发性肝癌中 70%～85%为肝细胞癌。有文献报道，12.5%～39.7%的 HCC 患者合并有门静脉癌栓（portal vein tumor thrombus，PVTT）。在一组针对 30 项多中心临床研究的 4 335 例肝癌患者的预后分析中，合并 PVTT 是肝癌患者不良预后首位的和独立的因素。此类患者若不经治疗，中位生存期仅 2.7 个月。为改善 PVTT 患者生活质量并延长其生存时间，近年来，国内外学者进行了诸多探索和实践，然而规范化的治疗方案尚未制定。治疗 PVTT 的方法目前主要有外科手术治疗、TACE、放疗、局部消融治疗、系统治疗等，虽取得了一定的疗效，但结果仍然不能令人满意。

二、理论基础

门静脉支架置入术（percutaneous transhepatic portal vein stenting，PTPVS）可迅速开通闭塞的门静脉，增加肝脏的门静脉供血，降低门脉压力，是对合并 PVTT 的肝癌患者进行人工降级的治疗思路。肿瘤组织通过金属网眼向腔内生长是导致支架成形术后再狭窄的重要原因。放射性^{125}I 粒子可通过诱导肿瘤细胞凋亡、促使肿瘤细胞周期停滞和抑制肿瘤血管形成来控制肿瘤。门静脉粒子支架可以开通门静脉，对门静脉癌栓进行局部放疗，同时还可以抑制门静脉支架再狭窄的发生。

自 1999 年国外首次完整报道门静脉支架置入治疗门静脉癌栓以来，门静脉支架置入已经成为国内外学者研究的热点。国内学者分析门静脉支架置入治疗合并门静脉主干癌栓的肝癌患者，支架置入后，门静脉支架有效改善了门静脉高压，降低了消化道出血的风险。中山大学附属第一医院、复旦大学附属中山医院等开展使用 TACE 联合门静脉金属支架、^{125}I 粒子条植入治疗肝癌合并门静脉癌栓，结果安全有效，并且有助于延长门静脉支架的通畅时间，间接延长了患者生存时间。

三、适应证与禁忌证

1. 适应证

（1）18～75 周岁。

（2）有门静脉高压的临床症状。

（3）影像学、实验室检查、组织/细胞学活检或前期手术证实的肝癌所致的门静脉癌栓。

（4）Ⅱ、Ⅲ、Ⅳ型门静脉癌栓。

（5）Child - Pugh 评分 A 或 B/ECOG 评分 0～2 分。

（6）未接受过门静脉癌栓的局部治疗。

（7）愿意完成临床研究并签署知情同意书。

2. 禁忌证

（1）良性门静脉梗阻。

（2）狭窄段无法扩张完全，支架输送装置无法通过狭窄段。

（3）Child - Pugh 评分 C/ECOG 评分 4 分。

（4）Ⅳ型门静脉癌栓。

（5）受试者无法配合或未签署术前知情同意书。

四、临床操作方法

1. 主要设备

（1）血管造影机。

（2）超声扫描仪，探头频率 3.5 MHz，配有穿刺架。

（3）穿刺套装。

（4）导管及导丝。

（5）碘海醇（碘含量 300 mg/mL）。

（6）LumLnexxⅢ/Smart Control 门静脉支架，直径 12 mm/14 mm，长度 50～80 mm。

（7）粒子携带装置，直径 12 mm/14 mm，长度 50～80 mm。

（8）^{125}I 放射性粒子：^{125}I 密封粒子（粒子呈圆柱状），长 4.8 mm、圆柱直径 0.8 mm；其半衰期为 59.6 天，能量为 27.4～31.4 KeV 的 X 射线及 35.5 KeV 的 γ 射线，初始剂量率 7.7 cGy/h，有效照射距离为 1.7～2.0 cm。

（9）治疗计划系统。

2. 术前准备

（1）术前完善常规检查，包括腹部能谱 CT 增强、门静脉二维重建、门静脉 B 超，以及相关实验室检查等。

（2）纠正水电解质平衡、白蛋白水平，改善营养状况。

（3）术前禁饮食，保留静脉通道。

（4）术前签署手术知情同意书。

3. 术前计划

（1）明确诊断和设备：根据术前影像学检查结果，明确诊断并确定门静脉癌栓范围、支架尺寸、粒子数量和剂量。

（2）放射性粒子选择：^{125}I 粒子。

（3）放射性粒子活度：0.6~0.8 mCi。

（4）支架：设计支架，粒子间距 1 cm，根据术前计划，达到处方剂量。

4. 门静脉粒子支架置入术操作过程

（1）患者取仰卧位、局麻下经右侧腋中线第 8~9 肋或剑突下为穿刺点，透视/B 超引导下用 22G 千叶针穿刺梗阻段邻近尚通畅门静脉分支。

（2）推注造影剂显示病变的长度及梗阻程度并作标记，交换 260 cm 超硬、超长导丝并测量门静脉压力后撤出导管。

（3）根据病变的长度选择适当的门静脉粒子支架系统，要求粒子携带装置的粒子段完全覆盖病变，普通门静脉支架要短于携带装置 10 mm，粒子活度 0.6~0.8 mCi。

（4）粒子需用 75% 酒精或高温高压消毒，然后用眼科镊子将粒子固定于携带装置上，装填过程中携带装置套装的中心金属支撑杆不要抽出。

（5）沿超硬导丝将粒子携带装置推送至病变部位，采用近端定位法确认定位准确后释放。

（6）退出释放器，沿超硬导丝将普通支架推送到门静脉梗阻段，并与门静脉粒子装置粒子段重叠，要求粒子支架系统的上下缘应超出病变 10 mm 左右。

（7）术后门静脉造影，测量支架植入术后门静脉主干压力并观察门静脉通畅情况。最后用明胶海绵条堵塞穿刺通道。观察无明显渗血后，无菌纱布覆盖穿刺点。

（8）γ 射线监测仪检测患者、CT 床、器械台、地面、植入器械及术者身体有无粒子残留。由术者、护士、技术员三人在放射性粒子使用登记本上签字，确定粒子的来源、去向、存储等，符合国家放射性物质使用登记。

5. 门静脉粒子支架手术原则

（1）手术要先释放外部粒子携带装置，再释放内部门静脉支架。

（2）粒子支架系统长度与癌栓病变范围要契合，一般长于门静脉梗阻段上下各 10 mm 左右。

（3）门静脉穿刺点要尽量选门静脉二级或三级分支，并与梗阻端保留 1.0~1.5 cm 的空间以便支架及粒子携带装置展开。

（4）门静脉粒子支架置入后要 DSA 造影以确定门静脉通畅情况。

五、术中、术后注意事项

（1）尽量在超声引导下进行门静脉分支穿刺，可减少术者和患者辐射剂量。

（2）穿刺通路务必避开膈肌，需与肋膈角距离 2～3 cm 以上，防止形成气胸。

（3）扩张导管多有两个芯，需将两个芯都拔出后才能引入泥鳅导丝。

（4）明胶海绵条栓塞导管鞘时需适量，栓塞时不可过多导致远端门静脉栓塞，亦不可过少引起出血。

（5）术后要服用抗凝药物，防止支架内血栓形成。推荐术后口服华法林三个月，且术后前三天皮下注射低分子肝素，控制 INR 在 2～3 为宜；抗凝初期间隔三天复查 INR，并注意观察皮下有无出血点、有无血尿等过度抗凝情况出现，如有上述情况则酌情减量或停药，待症状好转后继续服药。

（6）术后密切观察脉搏血压等生命体征。

（7）定期（推荐一个月）彩色多普勒超声随访，评估门静脉通畅程度。

六、合并症的处理

1. 术中、术后穿刺点周围疼痛　多数观察、对症处理即可。诉严重疼痛者，排除腹腔出血、腹膜炎等情况后予以镇痛处理。

2. 出血　穿刺通道封堵不佳者，穿刺点周围可出现少量出血，需再次使用明胶海绵条或其他材料封堵穿刺通道；穿刺或置入支架过程中可能损伤肝动脉分支或门静脉分支，多数出血可自愈。术后密切监测患者血压情况，若出现血压快速波动下降者，需予以止血、补液、输血等处理，必要时 DSA 下栓塞出血血管。

3. 支架移位、粒子脱落　术后定期复查腹部 CT 或腹部平片，观察支架位置，复查 ECT 核素扫描，观察放射性浓聚情况，若出现粒子脱落情况，予以取出。

4. 粒细胞减少　门静脉粒子支架可能引起造血系统异常，主要表现为粒细胞数目的减少，保守或药物治疗可痊愈。

5. 放射性肝炎、放射性肠炎　目前随访的结果尚未观察到粒子支架引起放射性肝炎或肠炎的发生。

七、疗效判定

1. 技术成功率

（1）粒子是否成功安装至粒子携带装置表面粒子仓中。

（2）支架是否准确释放于癌栓段门静脉位置。

（3）内部门静脉血管支架和外部粒子携带装置支架是否重叠良好。

（4）粒子支架系统整体是否完全释放、扩张。

2. 支架通畅时间和患者生存时间

（1）支架通畅时间定义为自受试者接受门静脉粒子支架植入之日起至患者出现支架再狭窄；门静脉支架再狭窄定义为门静脉支架置入段血流量下降至术后最高血流量的 50% 以下（通过彩色多普勒超声检查）。

（2）生存时间定义为自受试者接受门静脉粒子支架置入之日起至受试者死亡/失访。

3. 肝功能和生存质量改善　肝功能评估主要依据 Child - Pugh 评分和分级，并与术前进行对比。患者生存质量的评估主要依据 KPS 评分或 ECOG - PS 评分。

4. 随访　随访时间为术后 1 周，术后 1 个月、2 个月、3 个月、4 个月、5 个月、6 个月、9 个月、1 年，以及 1 年后。其中术后 1～6 个月每次间隔约 1 个月，术后 6～12 个月每次间隔 3 个月。

八、术后检查方法

1. CT 增强扫描及重建 门脉期 CT 不但能间接观察门静脉的通畅情况，亦可评估肝内肿瘤的大小及肿瘤组织的血供变化。推荐进行冠状面和矢状面的二维重建，观察支架是否有移位、断裂、缠绕等异常。

2. 彩色多普勒超声检查 该检查方法简便、无创。可较清楚地显示门静脉支架的通畅情况，并可测算门静脉主干及左右支的血流量，间接评估肝内血供恢复情况；彩色多普勒超声检查亦可较为清晰地显示支架内的增生组织而不受 CT 伪影的干扰。

3. MRI 检查 ^{125}I 粒子外壳及支架材质均为钛合金，可行 MRI 检查，MRI 可观察门静脉癌栓及肿瘤组织的形态变化，使用普美显造影剂增强可以较好地显示肿瘤存活情况。

4. DSA 检查 当因支架再狭窄时，可穿刺门静脉行 DSA 检查，虽有一定的创伤性，但能较为直观清晰地显示再狭窄处癌栓的形态，并可为再次行门静脉支架置入准备条件。

以上几种检查中，CT 增强扫描及重建和彩色多普勒超声检查可作为常规检查。

九、肝内病灶的处理

门静脉癌栓是由肝内肝癌母瘤发展、浸润形成的子瘤，因而肝癌合并门静脉癌栓的综合治疗也可分为针对肝内肿瘤和门静脉癌栓的两方面治疗。门静脉粒子支架主要针对门静脉癌栓进行局部治疗，而针对肝内肿瘤的治疗则可采取肝动脉化疗栓塞术、消融、手术切除等其他治疗方案，针对肝内肿瘤的治疗可以在支架植入之前、同期或者之后进行。

门静脉粒子支架打通门静脉，恢复肝脏血供，改善肝功能，为后续 TACE、索拉菲尼等治疗创造条件。TACE、索拉菲尼等治疗控制肝内肿瘤进展，防止母瘤进展形成新的癌栓，因而门静脉粒子支架植入可视作一种"桥梁治疗"。癌栓局部治疗和肝内原发病灶治疗两方面相辅相成。

十、进展前景

门静脉粒子支架能迅速地改善肝内正常组织的血供，降低门静脉压力，改善肝功能，减少消化道出血发生的概率，内照射治疗癌栓降低再狭窄发生概率，持续开通的门静脉可以为其他治疗方式创造后续手术条件。门静脉粒子支架置入治疗联合其他治疗方式（如 TACE 或索拉菲尼等系统治疗）能改善患者预后，延长患者生存期。目前门静脉粒子支架治疗门静脉癌栓的单中心前瞻性临床研究正在进行中。

（王健宇）

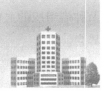

第八章 肝动脉化疗栓塞

第一节 肝动脉化疗栓塞概述

肝动脉化疗栓塞（transcatheter arterial chemoembolization，TACE）是不能手术切除的中晚期原发性肝癌（primary hepatic carcinoma，PHC）和肝转移瘤（metastatic hepatic carcinoma，MHC）的主要治疗手段，该技术 1978 年由日本大阪市立大学医学部的山田（Yamada）教授提出，30 多年来不断地完善和提高，目前已在全球得到广泛应用，由最先的肝叶栓塞到后来的肝段栓塞，进而发展到亚段及亚亚段栓塞。尤其是近年来精准 TACE 技术有了长足的发展。螺旋 CT、高场强（3.0T）MRI 的临床应用为精准 TACE 术前病情分析及制定切实可行的方案提供了有力的保障，同时也为 TACE 术后疗效精准判断和进一步治疗提供临床循证依据。

一、理论基础

肿瘤的生长有赖于肿瘤新生血管的形成，有学者认为当肿瘤生长至一定体积（1~2 mm）时，由于缺氧和局部组织 pH 值的下降，肿瘤便会分泌促血管生成因子，加速肿瘤新生血管的形成，以提供肿瘤生长所需要的氧和营养成分。TACE 治疗肝细胞癌（HCC）主要是基于肝癌和正常肝组织血供的差异，即 95%~99% 的肝癌血供来自肝动脉，而正常肝组织血供的 70%~75% 来自门静脉，肝动脉血供仅占 20%~25%。TACE 作为临床治疗 HCC 的重要方法，主要通过栓塞肿瘤的供血动脉，阻断肿瘤的血供，导致肿瘤缺血，达到抑制肿瘤生长，促使肿瘤细胞坏死、凋亡的目的。

二、适应证与禁忌证

1. 适应证

（1）肝肿瘤切除术前应用，可使肿瘤缩小，有利于切除，同时能明确病灶数目，控制转移。

（2）不能手术切除的中晚期肝癌，无肝肾功能严重障碍，无门静脉主干完全阻塞，肿瘤占据率 <70%。

（3）小肝癌。

（4）外科手术失败或切除术后复发者。

（5）控制疼痛，出血及动静脉瘘。

（6）肝癌切除术后的预防性肝动脉化疗栓塞术。

（7）肝癌患者等候肝移植前应用，以减慢癌症生长，减低在手术中受体肝脏游离时的癌细胞从血液中转移的可能性。

（8）肝癌肝移植术后移植肝肝癌复发者。

2. 禁忌证

（1）肝功能严重障碍，如严重黄疸、凝血机能减退等。大量腹水或重度肝硬化，肝功能属 Child C 级。

（2）门静脉高压伴逆向血流以及门脉主干完全阻塞，侧支血管形成少者。

（3）感染，如肝脓肿。

（4）癌肿占全肝 70% 或 70% 以上者（若肝功能基本正常，可采用少量碘油分次栓塞）。

（5）白细胞计数 $< 3 \times 10^9/L$。

（6）全身已发生广泛转移者。

（7）全身情况衰竭者。

三、操作方法和原则

1. 操作方法

肝癌 TACE 操作过程采用 Seldinger 方法，经股动脉穿刺插管，导管置于肝总动脉造影。图像采集应包括动脉期、实质期及静脉期。若发现肝脏某区域血管稀少或缺乏，则需探查其他血管（此时常需行选择性肠系膜上动脉或膈动脉造影），以发现异位起源的肝动脉或侧支供养血管。仔细分析造影图像，明确肿瘤部位、大小、数目后，超选择插管至肿瘤供血动脉给予灌注化疗。将化疗药物稀释至 150 ~ 200 mL 后缓慢注入靶血管（化疗药物灌注时间不应少于 20 分钟）。然后，注入碘油乳剂和/或明胶海绵栓塞。提倡超液化碘油与化疗药物充分混合成乳剂，经导管缓慢注入。碘油用量应根据肿瘤的大小、血供情况、肿瘤供血动脉的多寡灵活掌握，透视下依据肿瘤区碘油沉积是否浓密、瘤周是否已出现少许门静脉小分支影为界限。碘油如有反流或滞留在血管内，应停止注射。如有肝动脉 - 门静脉瘘和/或肝动脉 - 肝静脉瘘，可先用明胶海绵或弹簧圈堵塞瘘口，再注入碘油乳剂，或将适量明胶海绵颗粒和/或少量无水乙醇与碘化油混合后缓慢注入。

2. 操作原则

（1）先用末梢类栓塞剂行周围性栓塞，再行滋养动脉的近端栓塞。

（2）碘油用量应充足，尤其是在首次栓塞时。

（3）不栓塞正常的肝动脉分支及主干，以保护正常肝组织。

（4）如有 2 支或 2 支以上动脉供应肝肿瘤，应将每支动脉逐一栓塞，以使肿瘤去血管化。

（5）肝动脉 - 门静脉瘘较小者仍可用碘油栓塞，但应慎重。

（6）尽量避免栓塞剂进入非靶器官。栓塞后再次肝动脉造影，了解肝动脉栓塞情况，满意后拔管。穿刺点压迫止血 10 ~ 15 分钟，局部加压包扎。

四、注意事项

1. 碘油栓塞时应始终在透视下监视　若碘油在血管内流动很慢，应暂停注入，缓慢推注肝素生理盐水冲洗，待血管内碘油消失后再注入碘油。若注入肝素生理盐水仍不能使碘油前行时，应将血管内碘油回抽入注射器内。切忌强行注射，以免误栓非靶部位。

2. 注入碘酒　在注入碘油的过程中，患者可有不同程度肝区闷痛、上腹疼痛等症状，经导管注入2%利多卡因可以缓解，一般总量为100～500 mg。少数患者可出现心率变慢（＜50次/分）、胸闷，甚至血压下降，此时应停止操作，并及时给予患者吸氧，经静脉注入地塞米松10 mg、阿托品0.5～1.0 mg，持续静脉滴注多巴胺60～100 mg。待心率、血压恢复正常后，再酌情处理。

3. 特殊患者　对于高龄肝癌患者（≥65岁），或肝硬化较重患者，但不伴门静脉主干或大支癌栓、肝功能指标正常或轻度异常、无或少量腹水者，可超选择插管于肿瘤供养动脉，给予单纯化疗性栓塞，然后再使用2～3条短明胶海绵栓塞。若伴有门静脉主干或大支癌栓，碘油乳剂和明胶海绵的使用均应慎重。

4. 寻找侧支血管进行肝癌的栓塞治疗　多次肝动脉栓塞后，肝癌的原有动脉血供减少或消失，必然会建立侧支循环。如临床上发现局部肝脏动脉血管缺乏、稀少或肿瘤内碘油沉积呈偏向性时应考虑有侧支循环形成可能，需探查其他血管。肝癌的侧支循环较多，分类如下。第一，肝内侧支循环：有肝叶内及肝叶间2种。前者表现为丰富的网状血管连通闭塞的肝动脉分支，而后者则表现为邻近肝叶的动脉增粗经原来叶间动脉的侧支供养病灶或肿瘤直接从邻近肝叶动脉分支获得供养。第二，肝外侧支循环：可来自①腹腔动脉系统，如胃十二指肠动脉、网膜动脉、胃左或右动脉等。②左、右膈下动脉。③肠系膜上动脉系统，常见经下胰十二指肠动脉→上胰十二指肠动脉→胃十二指肠动脉→肝固有动脉，此即为经胰弓动脉供养，常见于肝总动脉闭塞或瓣膜状闭塞。④其他，如胸廓内动脉、肋间动脉、右肾动脉、肾上腺动脉等。此外，中结肠动脉供养也有报道。

5. 拔管后处理　拔管后注意局部加压止血包扎，患者平躺卧床24小时，穿刺肢体制动，并注意观察穿刺肢体末端动脉搏动情况。

6. 术后处理　对于化疗者，术后应适当输液、止吐治疗；术后注意肝、肾功能的变化，积极保肝、支持治疗；术后注意患者生命体征的变化，对症处理栓塞后综合征；注意观察有无并发症的发生，并予积极处理。

五、合并症的预防与处理

1. 栓塞后综合征　80%～90%的患者会有发热、轻微腹痛、恶心、呕吐等症状。轻微反应可不予处理，如有严重的腹痛、发热（≥38.5℃）、呕吐等，应予对症处理。

2. 穿刺部位血肿　如有活动出血者，必须立即再次压迫止血、加压包扎、固定。血肿无活动出血者，可行局部理疗促进吸收。如血肿较大压迫动脉，应切开引流，清除积血。

3. 远端肢体动脉血栓形成　应争取血管造影，溶栓治疗。

4. 动脉内膜损伤、剥离　注意操作轻柔，切忌粗暴，不宜在肝动脉内反复长时间试插。

5. 动脉穿破、假性动脉瘤形成　操作过程中如发现对比剂外溢，应立即后撤导管，立即停止造影剂输入，密切观察患者血压、脉搏的变化，必要时可行穿破处栓塞治疗。如破口较大，应急诊手术处理。

6. 继发感染或肝脓肿形成　应注意严格的无菌操作，术后如有感染征象，应用大剂量抗生素治疗，脓肿局限化以后，可穿刺引流。

7. 肝功能减退或衰竭　栓塞后多数患者有一过性肝功能异常，大多于3～10天内恢复至栓塞前水平，可给予甘草酸类、腺苷蛋氨酸、多烯磷脂酰胆碱等保肝治疗。栓塞前间接门静脉造影如发现门脉主干完全阻塞，而又无侧支形成者，应避免行栓塞治疗，以免肝功能衰竭。肝功能衰竭无法恢复者，条件许可情况下，可行肝移植治疗。

8. 肝癌破裂出血 一旦发生，应扩充血容量，积极给予内科保守治疗，效果不佳者，在血压稳定的情况下，可行急诊肝动脉栓塞止血。栓塞剂一般选择明胶海绵，使用时将其剪成 1~2 mm³ 大小的颗粒，与对比剂混合注入。

9. 食管、胃底出血 TACE 术后止吐、抗酸、保护胃黏膜、护肝治疗可预防或减少食管、胃底出血的发生。在肝癌栓塞治疗前，应仔细观察分析造影表现，判断有无变异的肝－胃动脉。栓塞时应密切观察碘油的流向，避开变异的肝－胃血管，可预防因误栓而致的消化道出血。如系食管、胃底静脉曲张而致的出血，可行内镜下硬化治疗。如此法仍无效，可采用经颈静脉肝内门腔静脉内支架分流术（TIPS）治疗。

10. 胆囊动脉栓塞 应仔细观察胆囊动脉的起源，术中注意观察有无碘化油进入胆囊动脉，如果胆囊壁显影，应调整导管位置，禁用明胶海绵粉末，以免造成胆囊穿孔。一旦胆囊梗塞发生，应行积极的内科保守治疗，效果不佳者，应手术切除胆囊。

11. 胰腺的损害 为栓塞物流入胰腺的供血动脉所致，表现为不同程度的胰腺功能受损，严重者可表现为急性坏死性胰腺炎。此并发症少见，但一旦发生，预后不良，应积极预防。TACE 时避免误栓胰腺供血动脉。坏死性胰腺炎发生时，应及时手术治疗。

12. 脾梗死、脾脓肿形成 应严格执行无菌操作，术中避免明胶海绵等栓塞剂流入脾动脉。脾梗死发生后，应对症治疗，如有脾脓肿形成应使用大量抗生素，必要时穿刺引流或手术治疗。

13. 脊髓损伤 较罕见，在行下位肋间动脉造影时，应仔细观察有无脊髓动脉显影，不应盲目栓塞。脊髓损伤一旦发生，应及时行扩血管、脱水、改善微循环及神经营养治疗。

14. 肺栓塞 多为栓塞剂经肝动脉－肝静脉瘘流入右心，从而栓塞肺动脉所致。TACE 时对存在肝动脉、肝静脉瘘者，应先用明胶海绵或不锈钢圈堵塞瘘口，再行栓塞。或用球囊导管暂时阻断肝静脉再行栓塞，可预防肺栓塞的发生。

15. 其他 少见的并发症还有腹水、胸腔积液、膈下脓肿、肾梗塞等，应予注意。

六、术后疼痛的鉴别与处理

动脉灌注后，疼痛的症状并不是很突出，以栓塞者多见。其原因是动脉栓塞后，引起肿瘤组织坏死，炎症刺激脏器包膜，可致局部疼痛，轻微疼痛无需特殊处理。严重疼痛排除其他隐患（如脏器、血管破裂）后，可应用强效止痛剂，减轻患者的痛苦。护理方面除常规应用止痛剂外，应加强病情变化有针对性地开展心理护理，加强心理疏导，以转移其注意力，亦可行中医针灸镇痛。

1. 肝区疼痛 在释放栓塞剂后立即出现，与肿瘤所在位置有关。越靠近肝包膜，疼痛越严重。

2. 处理 给予止痛剂，如肿瘤已被成功栓塞，疼痛会随肿瘤的梗死而很快缓解、消失。

3. 原因分析 肝动脉为肝癌组织的主要供血血管，TACE 就是切断肿瘤的供血致使高浓度的化疗药局限于对肿瘤细胞的杀灭。由于栓塞剂栓塞了肿瘤的供血血管，引起了该血管供血区缺血，肝区出现组织缺血性疼痛；药物注入后肿瘤肿胀坏死，使包膜紧张引起继发性疼痛，抗肿瘤药物及碘油混合剂作为刺激物刺激血管内膜，引起血管痉挛，造成术中立即疼痛。

4. 护理干预 首先采取药物止痛；其次，注意稳定情绪，做好心理护理。

5. TACE 栓塞时发生误栓

（1）胆囊动脉：误栓后可引起胆囊坏死、急性胆囊炎等，表现为胆囊区肌紧张、腹痛、反跳痛、发热。

（2）肾动脉、脾动脉：误栓后会出现局部疼痛，活动时加重，活动受限，还可发生一过性发热。

七、疗效判定

1. 疗效判定的指标　肝动脉 TACE 的效果，常以肿瘤的大小、肿块内碘油聚积情况、肿瘤血管的变化以及患者的生存率来评价。对于原发性肝癌，甲胎蛋白也是重要的疗效评价指标。

2. TACE 术后检查方法　影像学方法是较理想的随访检查方法。在肝癌介入治疗后有很多随访检查方法，一般应首选 CT 扫描 + MRI 检查，再辅以其他血液检查方法。

（1）CT 检查：CT 不但能观察病变大小的变化和碘油的聚积情况，而且螺旋 CT 双期或三期增强扫描还可观察残留肿瘤组织的血供变化，以及观察门脉癌栓的变化，所以 TACE 术后 3 ~ 4 周 CT 扫描应列为常规。

（2）MRI 检查：MRI 不仅能观察肿瘤的大小，而且成像不受碘油的影响，借助弥散加权、T_2 加权和增强成像的综合研判可更好地显示介入治疗后肿瘤组织的病理变化及血供情况，能更准确地显示术后残留存活病灶及病灶周边脉管侵及情况，是 TACE 术后最重要的影像评价手段。

（3）超声检查：该检查方法简便易行，可观察肿瘤大小改变情况。彩色多普勒血流显像也可观察介入治疗后肿瘤的血流变化，但无法观察肿块的碘油聚积情况。

（4）DSA 检查：其优点在于可显示肿瘤血管的变化，动态观察肿瘤血管和肿瘤染色的情况，为重复 TACE 治疗提供充分的直接证据。然而此法具有一定的创伤性，故不常用作 TACE 术后随访检查方法，而是再次 TACE 术前的验证手段。

3. 近期疗效评估　TACE 术后，根据肿瘤大小的改变、残留肿瘤实体部分血供变化，以及甲胎蛋白的变化，将其疗效分为完全缓解（CR）、部分缓解（PR）、稳定（SD）、进展（PD）4 种情况。

（1）完全缓解：靶病灶或者活性病灶全部消失。

（2）部分缓解：靶病灶或活性病灶最长径总和减少30%以上。

（3）稳定：介于 PR 和 PD 之间。

（4）进展或恶化：病灶或活性病灶最长径总和增加20%以上。

4. TACE 远期疗效的评估　评估指标除了上述肿瘤的大小、碘油的聚积情况、肿瘤血管的变化及甲胎球蛋白的变化外，生存率是一项较好的评价指标。常用的生存率指标有 1、3、5 年累计生存率，也可使用中位生存率指标。

八、重复治疗

为使肝癌组织完全坏死，重复治疗是必要的。2 次 TACE 治疗间隔的时间应根据肿瘤缩小的情况、碘油聚积的情况、肿瘤血管的变化，以及临床情况等综合判断。一般认为首次和第 2 次 TACE 的间隔时间以不超过 1 个月为宜。如肿块明显缩小，碘油聚积良好，无明显新生血管形成，可适当延长间隔时间，定期复查 CT。如重复 2 ~ 3 次 TACE 均未见肿块增大和新病灶发生，肿瘤血管明显减少或消失，碘油均匀聚积，甲胎蛋白持续阴性，近期不必再行重复治疗，注意随访观察即可。

九、TACE 和其他方法联合使用的综合治疗

TACE 是安全有效的，而且还可以改善患者的远期生存，效果堪比外科手术。一项意大利研究用

TACE + PEI（经皮肝穿刺注射无水酒精）治疗 HCC 患者，结果也证明患者得到了生存改善，1 年、3 年和 5 年的总生存率分别为 92%、69% 和 47%，82% 的患者达到了完全缓解。另外还有日本学者比较了化疗栓塞联合射频消融与单纯外科手术对早期 HCC 的疗效，结果显示，联合治疗的患者远期生存率和无疾病生存率都与单纯外科手术切除相似。这一发现提示，TACE 联合其他治疗有可能成为外科手术的替代治疗，为不可切除肿瘤患者带来新的希望。

虽然 TACE 的疗效是肯定的，但也有局限性，比如栓塞不彻底会导致治疗失败，患者身体状况差、对 TACE 治疗不耐受等情况下也不适宜开展 TACE。目前已有一部分学者在尝试使用其他治疗手段进行 HCC 的治疗，比如用碘（^{131}I）和钇（^{90}Y）作为介质进行放疗栓塞，使用药物洗脱微粒进行化疗栓塞等。一项西班牙研究对经选择的 HCC 伴肝硬化患者进行了 ^{90}Y 树脂微球治疗，结果显示，患者的肿瘤缩小。当只考虑放射治疗部位病损时，疾病控制率达到了 100%。但在放疗后，43% 的患者肝内其他部位有继发性的新病损出现，说明该方法还有待进一步改进，其安全性需要进一步提高。

TACE 与灌注化疗、射频消融、外科手术和放射治疗等治疗方法联合运用是一个趋势。此外，TA-CE 结合分子生物学的治疗手段，比如结合靶向治疗（索拉菲尼等）、免疫治疗（胸腺肽等）和基因治疗等也会越来越受到重视。希望在不久的将来，医学基础研究和临床实践能够有力地结合起来，为 HCC 患者找到更加有效的治疗方法。

（余　勇）

第二节　靶向肿瘤内乳酸阴离子和氢离子的动脉插管化疗栓塞术

一、靶向肿瘤内乳酸治疗肿瘤的基本原理

靶向肿瘤内乳酸阴离子和氢离子的动脉插管化疗栓塞术的英文全称为 transcatheter arterial chemoembolization with targeting intratumoral lactic acidosis，为节省篇幅，以下文章将其简写为 TILA - TACE。

1. 肿瘤细胞葡萄糖代谢的特征　肿瘤细胞的一个代谢特征是有氧糖酵解，肿瘤细胞的糖酵解速率很高，将大约 85% 的葡萄糖转化为乳酸，而正常细胞糖酵解速率低，将葡萄糖彻底氧化成二氧化碳和水。这个现象是德国生物化学家 Otto Warburg 发现的，因此肿瘤细胞的这一代谢特征也被称为"Warburg 效应"。

高糖酵解速率被认为是肿瘤细胞快速分裂的代谢基础。糖酵解虽然产生 ATP 的效率远低于氧化磷酸化，一个葡萄糖分子经过糖酵解净产生 2 分子 ATP，而完全氧化则产生 30 或 32 个 ATP 分子，但是糖酵解产生 ATP 的速率快于氧化磷酸化，快速产生 ATP 或许适合快速分裂的肿瘤细胞。糖酵解的中间产物可分流到其旁支代谢，如 6 - 磷酸葡萄糖可通过磷酸戊糖途径产生 5 - 磷酸核糖和还原型辅酶 II（NADPH），前者为合成 RNA 和 DNA 所必需，后者是生物合成的主要还原力。因此高通量的糖酵解不仅提供 ATP，也提供生物合成所必需的中间产物和还原力。

2. 葡萄糖剥夺对肿瘤细胞的影响　葡萄糖提供了肿瘤细胞生存和分裂的代谢基础。剥夺葡萄糖，肿瘤细胞不能进行细胞必需的代谢，因此不能生存。理论上如此，用实验也可验证。在培养基中去除葡

萄糖，肿瘤细胞的死亡与培养时间成正比，到一定时间后100%死亡。

3. 实体肿瘤内葡萄糖浓度低　根据文献报道，实体肿瘤内血管发育不良，可归纳如下：①肿瘤血管形态不规则，肿胀弯曲，有死端；②血管组成结构中有肿瘤细胞；③血管不组织成微动脉、毛细血管网、微静脉的结构；④血管渗漏以致渗血；⑤血流可以来回流动。因此，肿瘤组织内的物质交换非常不充分。

实体肿瘤内葡萄糖浓度很低。根据文献报道，在胃癌和大肠癌中的葡萄糖浓度仅仅为0.1 mmol/L和0.4 mmol/L，而正常血液中的平均葡萄糖浓度是5.5 mmol/L。如此低的葡萄糖浓度很难支持肿瘤细胞的Warburg效应。又根据文献报道，在实体肿瘤中通常伴有暂时性的和长期性的葡萄糖剥夺，即肿瘤细胞在无葡萄糖环境中可生存。

4. 乳酸阴离子和氢离子赋予肿瘤细胞抵抗葡萄糖剥夺　肿瘤内有高浓度的乳酸阴离子和酸性pH。实验证明，当葡萄糖被剥夺时，只有高浓度乳酸阴离子和酸性pH共同存在，细胞会转入一种"休眠"状态，阻滞在G_0/G_1期。当细胞进入"休眠"状态后，细胞对葡萄糖和能量的依赖处于最低状态。乳酸阴离子和氢离子协同启动肿瘤细胞的自噬，自噬是细胞耐受营养饥饿的重要机制。同时，两者协同抑制肿瘤细胞凋亡。

当葡萄糖剥夺时，仅仅用高浓度的乳酸阴离子或酸性pH并不能阻止肿瘤细胞的快速死亡。

5. 乳酸阴离子和氢离子调节肿瘤细胞的葡萄糖代谢　肿瘤内乳酸阴离子和氢离子能有效调节肿瘤细胞对葡萄糖的代谢。当乳酸阴离子浓度低，弱碱性pH时，肿瘤细胞的表型为Warburg效应，快速代谢葡萄糖，葡萄糖利用效率低，将大约85%葡萄糖转化为乳酸；而当乳酸阴离子浓度高，酸性pH时，肿瘤细胞转入了一种非常节约的葡萄糖代谢模式，表现为糖酵解速率低，葡萄糖利用效率高，葡萄糖基本不转化为乳酸。

6. 乳酸阴离子和酸性pH协同作用对肿瘤产生的作用　用高浓度乳酸阴离子和酸性pH协同作用对肿瘤产生两种关键的作用：①当实体肿瘤内葡萄糖剥夺时，乳酸阴离子和氢离子协同保护肿瘤细胞，使之存活；当有葡萄糖供应时，肿瘤细胞恢复生长和分裂。②很多实体肿瘤葡萄糖供应不足，葡萄糖浓度很低，与之相对应的是肿瘤细胞必须调整代谢速率。而乳酸阴离子和氢离子的协同作用使得肿瘤细胞的糖代谢模式从非常浪费的Warburg效应转变成了非常节约的代谢模式，使之适应肿瘤内葡萄糖供应不足的环境。

7. 靶向肿瘤内乳酸治疗肿瘤的基本原理　至少有两种方法来破坏肿瘤内乳酸阴离子和氢离子的协同作用：去除肿瘤内的乳酸阴离子或中和氢离子。用碱如碳酸氢钠中和肿瘤内的氢离子比去除肿瘤内的乳酸阴离子在技术上更可行。用碳酸氢钠是因为碳酸缓冲系统是生理性的缓冲系统。

只要破坏了肿瘤内乳酸阴离子和氢离子的协同作用就可达到两个效应：①当葡萄糖被剥夺时，肿瘤细胞快速死亡。②让肿瘤细胞恢复到极度浪费的Warburg模式，由于肿瘤内葡萄糖供应有限，Warburg模式可能耗竭葡萄糖。这就是靶向肿瘤内乳酸的基本机理。

二、TILA – TACE 提高疗效的基本原理

经动脉的化疗栓塞术的一个主要原理是封堵肿瘤滋养动脉，切断营养包括葡萄糖供应。然而，栓塞也使得肿瘤内的乳酸阴离子和氢离子滞留。栓塞也导致了肿瘤内缺氧。乳酸阴离子和氢离子协同作用使得肿瘤细胞得以生存，缺氧刺激肿瘤细胞释放血管生成因子，促进新生血管。这几个因子共同作用，使得疗效受到很大的限制。

如果栓塞后乳酸阴离子和氢离子协同作用对疗效起了一个决定性的限制作用，用碳酸氢钠中和氢离子，破坏上述乳酸堆积对肿瘤的两大保护机制，使肿瘤内部残存快速耗竭并借助对肿瘤滋养动脉的精准栓塞彻底阻断葡萄糖供给从而使疗效得到很大提高。这就是靶向肿瘤内乳酸的经动脉化疗栓塞术的基本治疗原理。

三、操作流程

TILA－TACE 是以精准栓塞和针对实体肿瘤瘤内乳酸堆积作为目标的精准靶向治疗方法。所以，必须遵循严格的操作规范。

1. DSA 检查　栓塞前必须进行充分的 DSA 检查，明确肿瘤的所有滋养动脉。

2. 肿瘤滋养动脉栓塞

（1）超选每支肿瘤滋养动脉，对所有的肿瘤滋养动脉进行充分、彻底、永久性栓塞，栓塞材料包括碘油、微球和弹簧圈。

（2）针对肿瘤滋养动脉，栓塞前及栓塞中交替灌注 5% 碳酸氢钠溶液，直至彻底栓塞。

3. 留有边际　对肿瘤的栓塞尚需一定厚度的边际栓塞，以利于消除肿瘤边缘的微脉管侵犯。

4. 近程放疗治疗　对肿瘤侵及脉管及癌栓采用适形放疗或放射性粒子植入的近程放疗治疗。

5. 术后复查　术后 4~6 周复查 CT 平扫＋MR 及血常规、肝功能和 AFP，依据复查情况再次治疗或继续随访复查。

（余　勇）

第三节　经肝动脉利卡汀灌注术

一、概述

放射免疫治疗（radio immunotherapy，RIT）是近些年发展起来的应用于不可切除肝癌的一种治疗方法。碘（^{131}I）美妥昔单抗注射液 [Iodine（^{131}I）Metuximab Injection]，即利卡汀，2006 年经食品药品监督管理局批准上市，是目前唯一一个应用于原发性肝癌治疗的放射免疫药物。目前，国内已有多家单位应用并开展了相关的临床研究，效果值得肯定。而且，随着 TACE 的发展，利卡汀联合 TACE 的序贯治疗成为中晚期肝癌患者一种新的有效的治疗手段。

二、理论基础

利卡汀是一种用于导向放射治疗肝癌的 ^{131}I 标记的新型单抗。其治疗原理是通过美妥昔单抗特异性结合肝癌细胞膜上的高表达的 CD147 抗原，将单抗荷载的放射性碘输送到肿瘤部位，从而产生抗肿瘤作用，其本身还可以通过抗体依赖的细胞毒性作用杀伤肿瘤细胞。既往研究表明 CD147 分子在肝细胞癌中表达阳性率高达 70%~80%，因此美妥昔单抗与肝癌细胞具备较高的结合能力。生物分布研究显示，利卡汀明显被肝癌组织摄取，体内其他组织摄取少，随着时间延长，肝癌组织对放射性浓聚持续增强，从而达到对肿瘤组织的长时间、大剂量照射，并且对周围组织损伤小。理论上，利卡汀灌注序贯联合 TACE 有助于放射性同位素长期靶向聚集于肿瘤组织内，同时与化疗药物产生放射增敏的协同作用。

三、适应证与禁忌证

1. 适应证　多发病灶或者单发病灶而不能行手术切除者；肝癌术后肿瘤复发的预防；接受过单纯 TACE 治疗，但效果不明显；小肝癌；合并门脉癌栓，主干完全堵塞需存在侧支循环形成；部分合并肝外转移患者，尤其是骨转移的止痛治疗；肝癌术前应用，创造二期手术机会。

2. 禁忌证　肝功能 Child C 级；合并有其他严重基础疾病者；对利卡汀及其组分过敏者，对复方碘液无法耐受者；妊娠或哺乳期妇女。

四、操作方法

1. 术前准备　封闭甲状腺：治疗前 3 天开始口服卢戈（Lugol）氏液，0.5 mL/次，每日 3 次，连续 10 天。皮试：用药前，需先进行皮试，阴性者方可使用。计算利卡汀剂量：^{131}I 的用量按患者体重计算，剂量为 27.75 MBq/kg（0.75 mCi/kg）。

2. 利卡汀注射操作方法　经肝动脉灌注：患者常规准备后，取仰卧位，双侧腹股沟区消毒、铺巾，局麻后，采用改良 Seldinger 技术从右侧股动脉穿刺插管。插管成功后于腹腔干，肝总动脉或者肠系膜上、下动脉等处造影明确肿瘤位置、大小、数目、血供等情况后，采用微导管超选择插管入肿瘤供血动脉，注入利卡汀（27.75 MBq/kg），5～10 分钟内完成注射，注射完成立即用 0.9% 生理盐水 10 mL 冲洗。

利卡汀经动脉灌注结束后（间隔时间 30 分钟），根据实际情况决定是否行 TACE 术或其他治疗。

五、注意事项

1. 术中注意事项

（1）联合治疗或者药物不应影响利卡汀的生物活性。大剂量的碘化油和化疗药物混选乳剂可能破坏美妥昔单抗的结构，不利于利卡汀与肝癌细胞膜表面抗原相结合。

（2）标记和治疗过程中，医护人员应尽量屏蔽和缩短与药物接触的时间，术中细致操作，防止污染。

（3）是否需要多次利卡汀治疗取决于患者一般情况、肝癌转归等具体情况，两次使用间隔须 1 个月以上，以确保患者身体恢复及疗效观察。

2. 术后注意事项

（1）术后继续口服卢戈氏液，0.5 mL/次，每日 3 次，共一周。卢戈氏液是复方碘溶液，其中的碘被用来饱和甲状腺，以降低甲状腺吸收具有有害放射性碘的数量。这样，既可以保证利卡汀^{131}I 对肝癌细胞的杀伤力，又可以保护人体正常的甲状腺及其功能不受到损害。如果不做好甲状腺封闭，因为甲状腺具有高选择性摄取碘的能力，利卡汀治疗可使部分甲状腺组织受到 β 射线的集中照射，使甲状腺组织细胞产生炎症、萎缩，直至功能丧失等变化。

（2）术后患者应在核医学病房或者防护病房护理。防护措施包括：①有效半衰期内（2～5 日内）的利卡汀治疗患者尽量安排单独的病房，若一人以上同住一间，床间距不小于 1.5 m。②患者自身防护，接受药物注射后，应多喝水，勤小便，保持大便通畅，以减少核素在直肠和膀胱的蓄积。③患者使用铅衣或者铅毯等隔离设备防护。④有效半衰期内（2～5 日内）护理及看护人员对患者的接触时间尽可能短，较长时间接触应穿着防护服。

（3）放射性废物应交核医学科管理。

其他注意事项同 TACE 术。

六、并发症的预防与处理

目前，临床发生的利卡汀有关的并发症主要为一过性的肝功能损伤及骨髓抑制，低剂量是安全的，较大剂量可能出现甲状腺毒性作用，少数患者发生严重过敏反应，予对症处理即可。

七、疗效评价

1. 治疗目标　延长患者生存期，或延缓疾病进展，改善患者生活质量。

2. 评价方法　患者一般情况，单抗浓聚情况，影像学检查，及甲胎蛋白等实验室指标。具体情况同 TACE 治疗后评价内容。

3. 评价阶段　阶段一：治疗 2 周内，在 7 天、14 天通过 ECT 显像观察抗体浓聚情况及患者症状情况，将之作为主要评价指标；阶段二：治疗 2 周到 3 个月，以影像学表现和患者症状情况为主要评价指标；阶段三：治疗 3 个月后，主要观察患者生存时间及生活质量等。

4. 对单克隆药物疗效评价应坚持以终点指标生存期评价为主的客观指标，包括总生存期（OS）、无疾病生存期（DFS）、无复发生存期（RFS）、疾病进展时间（TTP）、生活质量指数、毒性反应等。

其他评估内容同 TACE 术。

八、进展前景

利卡汀序贯联合 TACE 术对于肝癌具备良好的局部控制效果，副作用轻微易于耐受，是不可切除肝癌治疗的有效手段。一项国内研究中，13 例患者经利卡汀序贯联合 TACE 治疗后 1 个月的疾病缓解率达到 69.3%，疾病控制率则为 100%；3 个月疾病缓解率为 69.3%，疾病控制率为 84.6%；6 个月疾病缓解率为 61.5%，疾病控制率为 76.9%；9 个月的疾病缓解率和疾病控制率分别为 60% 和 80%。结果表明利卡汀联合 TACE 治疗晚期 HCC 对于肿瘤的局部控制是有效的。但是，目前在利卡汀序贯联合 TACE 治疗肝癌的研究中，大部分为短期的肿瘤局部控制方面疗效的观察，只有少数研究进行了短期的生存分析，而且缺乏利卡汀用于儿童、老年患者等群体的有效性、安全性方面的研究。另外，对于利卡汀与其他药物的相互作用尚不明确。

经肝动脉利卡汀灌注治疗原发性肝癌是放射治疗、免疫治疗和介入治疗的结合，其初步效果是肯定的，其远期疗效仍需长期的大样本、随机对照试验结果来验证。

（余　勇）

第四节　肝脏肿瘤载药微球动脉化疗栓塞术

一、概述

经导管动脉化疗栓塞术目前已成为中晚期肝癌的主要治疗措施。传统 TACE（conventional TACE，cTACE）常用碘油加阿霉素、顺铂或其他化疗药物混合给药。但是，这种方法存在 2 个主要缺陷：①碘油乳剂的局部沉积有时不能取得令人满意的效果，随着时间的延长，化疗药物对肿瘤组织的细胞毒效应也随之下降。②传统的药物载体是脂质，而化疗药物是水溶性的，这种传统乳剂会导致化疗药物迅速释放入血流中，从而快速进入全身循环系统，增加了全身的不良反应，并且降低了局部效能。但是，在肝癌的治疗中，药物的持续释放及肿瘤内部药物浓度的维持起着重要的作用。近年来，一种新开发的药物洗脱微球（drug-eluting beads，DEBs），可将化疗药物和载体蛋白如白蛋白、明胶、淀粉、乙基纤维素、PVA 等混合在一起，经交联反应或热降解法等制作而成，它具有生物兼容性、亲水性、非吸收性，以及精确定制的性质。微球呈颗粒或球形，直径一般在 50~500 μm，可阻塞至毛细血管前动脉水平。因此，较其他栓塞剂更不容易形成侧支循环，微球到达局部后，逐渐释放其携带的抗癌药物并向周围组织弥散，长时间保留组织内药物呈高浓度状态。DEBs 可以负载阿霉素、表阿霉素、伊立替康等多种化疗药物。与 cTACE 相比，肝脏肿瘤载药微球动脉化疗栓塞术（DEBs-TACE）药物血浆浓度峰值明显高于 cTACE，这降低了全身化疗药物全身毒副反应，同时也可以显著延长进展期肝癌的客观有效率和疾病控制率。

二、临床常用的 DEBs 类型

目前临床常用的 DEBs 主要有 DC/LC-Beads®、HepaSphere/QuadraSpheres®，以及 CalliSphere®。

1. DC Bead®载药栓塞微球　DC Bead®是经过磺酸基修饰的聚乙烯醇（PVA）聚合水凝胶微球，加载阿霉素后在临床上首先应用于治疗肝癌，是第一个获批上市的栓塞微球，2014 年获批在国内上市。

DC Bead®可以快速结合阿霉素，但缓释能力强于其他传统 TACE 栓塞剂。而国外临床上，DC Bead®除了单独使用外，经常和其他技术联用：①与外科手术联用，手术前栓塞使得肿瘤体积缩小，降低手术切除难度。②国外对肝癌患者用射频消融术后用 DC Bead®进行栓塞治疗，肿瘤坏死程度提高了 60%。③与小分子靶向药物合用，例如与拜耳的 BRAF 和 VEGFR 抑制剂索拉菲尼合用，有效地降低了肿瘤的复发率。

DC Bead®在欧美等国家已有 8~10 年的临床应用，安全性和有效性有很高的保证，但在国内还比较陌生，可查的报道并不多。据文献报道，对于不能接受手术治疗的肝癌患者而言，DC Bead®栓塞治疗可显著提高其 5 年生存率，并大幅降低肝功能的损害，弥补诸多碘化油传统栓塞治疗手术的瓶颈问题。国外临床上，一般直径在 4~8 cm 的原发性肝癌使用 1~2 瓶 DC Bead®就能将肿瘤供养动脉完全栓塞，同时经过化疗药物的缓释达到肿瘤细胞的灭活，提高患者的术后生活质量，并有希望提高患者的生存时间。

2. Hepasphere®载药栓塞微球　Hepasphere®是 Biosphere 公司生产的一种新型可加载化疗药物的栓塞材料，能与蒽环类药物（阿霉素或表柔比星等）结合。微球柔软、可变形，有多种不同直径规格的产品。国外已有 Hepasphere®应用于原发性肝癌及转移性肝癌的治疗，取得较为良好的效果。有研究者报道过 Hepasphere®应用于肝脏肿瘤的研究，用 50~100 μm Hepasphere®加载表柔比星治疗 12 例肝脏肿瘤患者，其中富血供肿瘤 4 例（原发或复发性肝癌），乏血供肿瘤 8 例（原发肿瘤非肝癌）。完全缓解 1 例，部分缓解 9 例，疾病稳定 2 例，无疾病进展病例，因此有效率为 83.3%，获益率为 100%。术后所有患者均未出现肝功能衰竭、胆汁漏并发感染、肝脓肿、腹腔出血、肿瘤破裂出血、消化道出血、骨髓抑制及心脏毒性表现等严重并发症。

大多数转移性肝癌的原发肿瘤为乏血供肿瘤，cTACE 未能有明确的治疗效果，同时可能出现胆汁瘤或感染等严重并发症。国外在临床中应用加载阿霉素的 50~100 μm 的 Hepasphere®治疗 15 例转移性肝癌患者，原发肿瘤包括结肠癌、胆管癌、胃癌、胰腺癌、胆囊癌、乳腺癌、喉癌、肺癌、肾癌及胃肠间质瘤等，结果显示疾病缓解率26.7%，疾病稳定率33.4%，只有26.7%的患者疾病进展，证实Hepasphere®治疗转移性肝癌有一定的治疗效果。另外也有国外临床使用加载伊立替康的Hepasphere®治疗结肠癌肝转移患者后肿瘤出现明显的坏死，结果表明该适应证的治疗也是安全有效的。

3. CalliSpheres® CalliSpheres®是以PVA为主链的大分子交联聚合体，其中PVA主链为整个微球的骨架，以共价键和交联剂、活性蓝连接，适用于富血管型实质型器官恶性肿瘤的栓塞治疗。该微球：①呈完美球形、表面光滑、大小均一，有着高度的血管顺应性，利于超选择靶向介入治疗，对肿瘤供血靶血管的栓塞更精确。②有极好的可变弹性，可压缩形变至50%，并能快速恢复到原状，可与血管完美嵌合，栓塞致密牢靠；具有独特的网状结构，可以吸附药物和实现缓释。③具有良好的悬浮性和生物相容性，载药后仍可以在血液悬浮，如果和非离子造影剂（像碘佛醇和碘克沙醇等）联用时1∶1混合悬浮特性更好，也不影响载药性质。④PVA材料不可降解，可以永久堵塞肿瘤血管，减少手术次数，减轻患者经济负担和痛苦。

三、理论基础

多数治疗肿瘤的细胞毒性药分子结构中都含有自由氨基（包括伯胺、仲胺和叔胺），同时都是以盐酸盐的形式存在，因此在血液中就会形成带正电的氨基，在治疗时候可以靶向细胞体内的蛋白质或核酸中富含负电基团的区域，起到杀伤肿瘤细胞的效果。而CalliSpheres®是一个网状的微球结构，微球颗粒溶液（生理氯化钠溶液）和药物混合时，钠离子就会和带正电的整个药物分子置换，这时药物就通过离子作用吸附加载到微球上。

动物研究显示，与单纯动脉给药比较，DC-Beads可使血浆阿霉素浓度降低82%，肿瘤局部药物浓度在3天时达到高峰，并维持至7~14天。与cTACE相比较，DEBs-TACE可明显降低最大血药浓度（Cmax）和曲线下面积（AUC）。研究发现，肝癌患者行TACE治疗后5分钟阿霉素Lmax达到最高，在随后的2小时内迅速下降，之后维持在较低水平，持续释放至24小时以上。值得注意的是，DC-beads栓塞后平均Cmax、AUC和半衰期均高于HepaSphere栓塞。二者载药后药代动力学基本一致，均表现出持续释放药物的特性，并能够保持较低的血浆药物浓度，在降低药物所致的栓塞不良反应方面具有明显优势。

关于有效剂量，体外研究提示局部阿霉素浓度0.97 μmol/L可抑制50%的肝癌细胞增殖；局部药物浓度3.06 μmol/L可诱导50%的肝癌细胞死亡。有研究观察了6例行DC-Beads栓塞后行肝移植患者离体肝脏的药物分布，用药8小时后肝脏局部药物浓度达5.0 μmol/L，9~14天（2.10 μmol/L）仍可发挥抑制效应，提示DEBs能够使化疗药物在局部发挥抗肿瘤效应。DC-Beads在药物释放过程中保持球形，而HepaSphere在药物释放后部分微球完整性受到破坏。粒径大小和药物本身性质均可影响药物释放。以25 mg/mL为例，700~900 μm微球释放速度明显慢于100~300 μm微球；在盐溶液中，阿霉素可持续释放1周以上，而伊立替康可在数小时内被完全释放。

四、适应证与禁忌证

1. 适应证 目前认为DEBs-TACE的适应证和cTACE相似。

2. 禁忌证

（1）肝功能严重障碍，如严重黄疸、凝血机能减退等。大量腹水或重度肝硬化，肝功能属Child

C 级。

（2）肝脏被肿瘤侵犯超过 50%。

（3）门体静脉分流。

（4）任何多柔比星的禁忌证。

（5）心脏左心射血分数小于 50%。

（6）最初诊断时发现的门静脉癌栓并不是绝对禁忌证，但必须要结合考虑肝功能状态。

（7）在没有门静脉癌栓的前提下，在两叶病灶或多病灶治疗中，每次每叶使用 300 ~ 500 μm 或更大微球是安全的。

五、DEBs 的准备

1. DEBs 直径的选择　目前 DEBs 微球的大小有 100 ~ 300 μm、300 ~ 500 μm、500 ~ 700 μm、700 ~ 900 μm、900 ~ 1 200 μm 等多种，直径在 100 ~ 700 μm 的微球可以通过 2.7Fr 的微导管输送，而直径在 700 ~ 900 μm 的微球需要 3F 的微导管输送。目前常规使用的 DEBs 是直径 100 ~ 300 μm 的载药微球。因为这样大小的微球可以打到肿瘤内部或者极其接近肿瘤边缘的部位，有实验表明，使用较大直径的微球所诱导的肿瘤坏死区域比使用小直径微球范围小，原因可能微球直径小，可以到达肿瘤主要供血血管末端，但用较大直径的微球则会使血液沿着没有被栓塞住的侧支血管供应肿瘤。因此，直径较小的微球也许在实现细胞毒效应及导致肿瘤组织缺血坏死方面更有效。然而，不同的患者和不同的肿瘤特性，特别是动静脉分流的识别，考虑到治疗的安全性应该选择合适的微球直径。在肝动脉 - 门静脉瘘或肝动脉 - 肝静脉瘘的情况下，我们推荐在载药微球栓塞前先行明胶海绵封堵瘘口，动脉造影证实瘘不在后，再行载药微球栓塞，易选用较大直径的微球，因此目前认为直径 100 ~ 300 μm 的载药微球是理想的药物载体和精准栓塞材料。体外实验证明，阿霉素的洗脱速率取决于阿霉素的浓度及注射微球的大小。与使用大微球相比，小微球释放的阿霉素 24 小时浓度峰值高了 15 倍。这是因为小微球的总表面积较大，导致阿霉素较快较多的释放。

2. DEBs - TACE 制备　DC/LC - Beads 主要有 100 ~ 300 μm、300 ~ 500 μm、500 ~ 700 μm、700 ~ 900 μm 几种规格，HepaSphere 主要有 50 ~ 100 μm、100 ~ 150 μm 和 150 ~ 200 μm 几种规格。DC - Beads 可负载阿霉素、伊立替康等药物，1 mL 可负载 45 mg 阿霉素。HepaSphere 可负载阿霉素、伊立替康、顺铂、奥沙利铂等正电荷药物，25 mg 可负载 75 mg 阿霉素。

（1）DC Bead® 制备方法：用注射器抽去 DCB 中的磷酸缓冲溶液，采用 4 mL 5% 葡萄糖液溶解于阿霉素中，将阿霉素溶液与 DCB 混合，4℃ 持续 >2 小时。DCB 由最初的蓝色逐渐变成粉红色，最后为红色，溶解阿霉素的液体由最初的深红色逐渐变成粉红色，最后为清亮色。将携载阿霉素的 DCB 与非离子型对比剂按 1 : 1 混合后备用。

（2）HepaSphere® 制备方法：准备 50 mg 表柔比星，用 20 mL 生理盐水溶解共 20 mL 表柔比星溶液（内含 50 mg 表柔比星）。打开 HepaSphere 微球小瓶翻盖，向微球瓶中注入 10 mL 表柔比星溶液。轻轻颠倒溶液 5 ~ 10 次，静置 10 分钟。取含剩余表柔比星的注射器，将 HepaSphere 微球和表柔比星悬液抽出。共计为 20 mL 液体和 50 mg 表柔比星。静置 60 分钟。将注射器竖直让微球充分沉淀，通过三通阀将上层的表柔比星溶液尽量吸出。然后混入 20 mL 非离子型对比剂，将微球悬液全部抽出即可使用。

目前阿霉素剂量的选择各研究设计不尽相同，厂家推荐的剂量及多数实验选择使用的阿霉素剂量是 37.5 mg。采用 DEBs - TACE 方法，即使注射 150 mg 的阿霉素，其血浆浓度峰值及曲线下面积也显著低于 cTACE，并且没有发现与剂量相关的毒性。Poon 等报道临床一期试验所使用阿霉素的剂量梯度为 25 mg、50 mg、75 mg、100 mg 和 150 mg，试验结果均没有观察到剂量相关的毒性。总之，目前各个实验所使用的剂量为 25～150 mg，这些剂量均安全。

六、操作过程

1. 造影过程　与 cTACE 造影方法相同，即 Seldinger 方法穿刺，经股动脉穿刺插管，导管置于肝总动脉造影。图像采集应包括动脉期、实质期及静脉期。若发现肝脏某区域血管稀少或缺乏，则需探查其他血管（此时常需行选择性肠系膜上动脉或膈动脉造影），以发现异位起源的肝动脉或侧支供养血管。仔细分析造影图像，明确肿瘤部位、大小、数目后，超选择插管至肿瘤供血动脉再给予灌注化疗栓塞。

2. 肿瘤供血动脉栓塞　与传统用于 TACE 的栓塞材料碘油相比，DEBs 不具有肝癌细胞亲和性，所以 DEBs - TACE 必须行超选择性肝段动脉插管和超选择肝段动脉造影，明确其确为肿瘤供血动脉后，再经微导管输送 DEBs，以避免损伤正常组织；栓塞时尽量经 2.7F 微导管超选择插管至肿瘤供血动脉内，缓慢注入混有对比剂的载药微球（1 mL/min），待对比剂流速缓慢甚至停滞时，停止栓塞。DEBs 用量应根据肿瘤的大小、血供情况、肿瘤供血动脉的多寡灵活掌握，如有造影剂反流或滞留在血管内，应停止注射。如有肝动脉 - 门静脉瘘或肝动脉 - 肝静脉瘘的情况下，可先用明胶海绵或不锈钢圈堵塞瘘口，一般我们推荐在载药微球栓塞前先行明胶海绵封堵瘘口，动脉造影证实瘘不在后，再行载药微球栓塞，易选用较大直径的微球。目前认为直径 100～300 μm 的载药微球是理想的药物载体和精准栓塞材料。

3. 再次造影　等待 5 分钟后再次造影，如发现仍有肿瘤染色，继续栓塞，直至造影显示肿瘤染色消失。如 1～2 瓶载药微球仍无法有效全部栓塞肿瘤，即可换用更大的微球，逐级使用不同直径的 Embosphere 微球栓塞肿瘤，直至造影证实肿瘤染色消失。

4. 拔除导管及导管鞘　栓塞完毕，拔除导管鞘，压迫穿刺部位止血，包扎伤口。患者仰卧，术侧下肢伸直、制动 6～12 小时。

七、合并症的预防与处理

术后主要监测患者的肝功能，加强护肝。对出现的栓塞后综合征应对症处理。术后反应有一般性发热、肝区疼痛、恶心、呕吐和一过性肝功能异常等。严重的反应虽可恢复，但可造成患者对介入治疗的畏惧，影响其依从性，术后应给予有效的镇痛和止吐治疗。载药微球并发症发生率为 4.2%～11.4%，包括胸腔积液、胃溃疡出血、肝衰竭、胆管炎及脓肿形成及肝破裂、急性肺损伤和胆瘘等急性严重并发症。因载药微球栓塞后形成永久性动脉栓塞，应谨慎选择适应证，严格控制超选择性栓塞，并密切观察术后并发症。其他并发症与传统 TACE 相似。

八、疗效判定与重复治疗

1. 疗效判定的指标　DEBs - TACE 治疗后评价疗效时亦稍不同于 cTACE，治疗后病灶无碘油沉积，而且传统的判断肿瘤治疗反应率的方法依赖于测量肿瘤大小，但事实上，肿瘤坏死的范围与体积的减小是不相关的。因此目前 DEBs - TACE 治疗后的疗效评价多采用改良实体瘤疗效评价（mRECIST）标准评价，分为完全缓解（CR）、部分缓解（PR）、疾病稳定（SD）和疾病进展（PD），疾病缓解率为 CR + PR，疾病控制率为 CR + PR + SD。

2. DEBs - TACE 术后检查方法　　DEBs - TACE 术后应规律的随访观察，有利于评价疗效，早期发现复发或转移病灶和后续治疗方案的确定。术后随访的主要内容为临床症状和生活质量的变化，定期 AFP 检测、血象和肝肾功能的检测，超声、CT 和 MR 等影像学检查。

九、重复治疗

DEBs - TACE 重复治疗是进一步消灭残存癌灶和复发、转移灶的必要手段，但更应重视肝功能的保护和适当治疗时机的选择。一般来说，DEBs - TACE 的治疗间隔应根据病情的转归而定，不应规定具体方法的时间，应做到个体化的治疗。一般应在上次治疗后 1 个月左右行 AFP 检测、肝功能和影像学复查，根据复查显示的资料综合考虑是否进行再次治疗。选择再次 DEBs - TACE 治疗的基本条件是：①前次治疗有效，肿块缩小且液化坏死明显，但 AFP 水平仍较高或升高。②影像学复查显示仍有残存病灶存在活性或发现肿块增大和新病灶者，且肝功能正常或轻度异常，可接受再次治疗者。总的治疗原则是在肿瘤受控、带瘤生存的情况下，尽量减少治疗次数，以提高患者的生存质量和减轻经济负担。

十、进展前景

目前 Ⅰ／Ⅱ 期临床研究已证实 DEB - 阿霉素的安全性，150 mg 阿霉素未见明显剂量限制毒性。关于 DEBs - TACE 的临床疗效是否优于 cTACE，目前已有不少研究报道，但研究结论不尽一致。分析原因：这些研究多为小样本临床研究，来自不同国家和地区，临床分期、肝功能分级、肿瘤直径、微球大小、化疗药物和剂量、观察指标均不尽相同，因此研究结论也不尽相同。尽管部分研究认为 DEBs - TACE 疗效优于 cTACE，但研究设计上存在一些不足，影响研究结果可信性，如组间肿瘤大小异质性大、化疗药物不同。回顾性研究发现两种 DEBs（DC - Beads® 和 QuadraSpheres）的疗效与不良反应无明显差异。

值得肯定的是，载药微球具有持续稳定释放药物的优势，可使局部达到较高血药浓度。部分学者认为载药微球可减少栓塞治疗次数，进而改善患者生活质量，并降低总治疗费用。然而，目前这些研究多集中在欧美地区，亚洲地区报道相对较少。我国原发性肝癌中晚期居多，绝大多数需多次重复治疗，与国外差别较大。加之我国载药微球市场价格过高，与我国现有经济水平不相适应，其推广应用可能受到较大限制。目前多数研究集中于 DEB - TACE 与 cTACE 的比较，关于载药微球与我国现有栓塞材料（如海藻酸钠微球、明胶海绵微粒）的比较研究（疗效、经济效益比）相对较少。载药微球能否给我国肝癌患者带来获益，值得进一步探讨。此外，研发具有我国独立知识产权的栓塞材料，形成符合我国的特色技术，是我国肿瘤专家共同期待和关注的。在没有更有效的靶向药物或免疫疗法上市前，基于现有药物的治疗方法的改造可能会更有效地发挥治疗效果，因此包括 CalliSpheres® 在内的载药栓塞微球的前景值得看好。另外由于目前肿瘤治疗的趋势越来越倾向于综合治疗，栓塞微球与其他治疗方案的联合应用的效应也值得进一步探索和验证。

（徐青怡）

第五节 放射微球治疗肝脏肿瘤

一、概述

放射微球栓塞术利用肝动脉化疗栓塞术原理，经肝动脉途径灌注^{90}钇微球，使肿瘤病灶接受局部高剂量放射治疗及部分栓塞效应。

放射栓塞术自 20 世纪 80 年代末用于治疗肝脏肿瘤，随着大量基础研究及影像技术提高，其安全性及有效性越来越被大家认可。

二、理论基础

1. ^{90}钇微球的物理特性　^{90}钇是一种放射性核素，它的半衰期为 64.2 小时，发出高能量纯 β 射线，最大能量 2.27 MeV（平均 0.936 7 MeV），在组织中最大射程 11 mm（平均 2.5 mm），87% 能量在 8 天内释放出来，2 周内能放出总能量的 95%，有效放射持续 7 个半衰期，即 18 天左右，最后衰变为稳定的锆^{90}。1MBq^{90}钇在每 kg 人体组织释放 50 Gy 射线。当前有两种^{90}钇合成品得到大家认可：一种是产自加拿大的玻璃微球（商品名"Thera – Sphere"），它由不能生物降解的玻璃和^{90}钇合成的微球，直径 20 ～ 30 μm、平均 25 μm，比重 3.6 g/dL，每个颗粒特异活性度在校准时是 2 500Bq，每 3GBq 含颗粒 1.2 × 10^{6}，1999 年被美国食品与药品管理局批准用于不能切除的 HCC 患者的姑息治疗使用；另一种是产自澳大利亚的树脂微球（商品名"SIR – Spheres"），它是由生物相容的树脂和^{90}钇合成的微球，直径 20 ～ 60 μm，比重 1.6 g/dL，每个颗粒特异活性度在校准时是 50Bq，每 3GBq 含颗粒（40 ～ 80）× 10^{6}，2002 年被美国食品与药品管理局批准用于联合化疗治疗大肠癌肝转移。

2. ^{90}钇微球治疗的原理　使用外放射治疗肝癌的疗效不好，主要原因是非肿瘤肝脏耐受外放射的剂量低（30 Gy），但杀灭肝癌细胞的外放射剂量却相对较高（＞120 Gy）。^{90}钇微球主要通过肝动脉起作用，而正常肝脏的主要血液供应是通过门静脉。如果把^{90}钇微球打进肝动脉内，微球就会高度集中和滞留于肝癌的微细血管中，使肿瘤接受局部高剂量放疗并发挥部分栓塞效应，实现高选择性高效杀灭癌细胞。由于^{90}钇只发出 β 射线，因此保护医护人员免受过量辐射也变得十分容易。

三、适应证与禁忌证

1. 适应证

（1）中期肝癌因肿瘤过大、数目过多或门脉栓子形成不适合使用 TACE 治疗者。

（2）晚期肝癌有段或者叶级门脉分支浸润者。

（3）有可能经过放疗栓塞降级治疗而达到接受根治性治疗条件者。

（4）经 TACE 或索拉菲尼靶向治疗疗效不佳、肿瘤仍进展者。

2. 禁忌证

（1）妊娠或哺乳期妇女。

（2）胆红素水平＞3.0 mg/dL，转氨酶水平升高达正常水平 5 倍以上，Child – Pugh 评分＞7 分者。

（3）肝肺血管分流＞15%，或预计单次治疗肺部放射剂量超过 30 Gy 或多次治疗肺部放射剂量超过

50 Gy，肝－胃肠血管分流率高且无法通过预防栓塞纠正者。

（4）肾功能差，肌酐水平＞2.0 mg/dL者。

（5）外周血粒细胞计数＜1.5×10⁹/L，血小板计数＜50×10⁹/L者。

（6）患者有严重的肝外疾病，一般状况差，ECOG评分＞2分，卡氏评分（KPS）＜70分。

（7）因凝血功能差、解剖变异、体质特殊等原因不能行导管介入操作者。

（8）门脉主干大范围癌栓形成者。对于这点尚存在争议。

（9）癌肿占全肝70%或70%以上者。

四、治疗方法

1. 治疗前评估　治疗前1～2周经患者肝固有动脉注射和⁹⁰钇微球大小相当的锝⁹⁹标记聚合白蛋白（⁹⁹ᵐTc－MAA），通过SPECT或PET成像观察mTe－MAA在体内的分布来预测⁹⁰Y微球在体内的分布，并评估肝肺血管分流情况。如肝肺分流率大于15%时，一般认为不适宜接受放疗栓塞疗法。

正式治疗前行腹腔干及肠系膜动脉造影评估门脉血栓及肝－肠胃血管分流情况，对于有血管分流者，常预防性栓塞相应血管，以防止微球经分流血管沉积于胃肠道，造成放射性损伤。

2. 注入剂量　一般来说，肺放射剂量应＜30 Gy，非瘤肝脏放射剂量在正常肝组织＜70 Gy，在肝硬化组织＜50 Gy，而肝癌部位接受的剂量＞120 Gy。常需行三维CT重建计算全肝及肿瘤所占肝体积，通过体表面积来计算剂量：所需的辐射剂量（GBq）＝体表面积（m²）－0.2＋（肿瘤所占肝体积/全肝体积）×100% E⁹。但需注意的是，以上公式基于放射微球在注入放疗靶向区域后分布均匀的假设，而实际情况是，有效放射剂量与血流动力学情况、微血管密度等密切相关，而这两者个体差异较大为准确计算有效放射剂量增加了难度。

3. 介入的操作过程　采用Seldinger方法，经股动脉穿刺插管，导管置于肝总动脉造影。图像采集应包括动脉期、实质期及静脉期。若发现肝脏某区域血管稀少或缺乏，则需探查其他血管（此时常需行选择性肠系膜上动脉或膈动脉造影），以发现异位起源的肝动脉或侧支供养血管。仔细分析造影图像，明确肿瘤部位、大小、数目后，超选择插管至肿瘤供血动脉，然后透视下经导管缓慢灌注准备好的⁹⁰钇微球，栓塞后再次肝动脉造影，了解肝动脉栓塞情况，满意后拔管。穿刺点压迫止血10～15分钟，局部加压包扎，患者平躺卧床24小时，穿刺肢体止动，并注意观察穿刺肢体末端动脉搏动情况。术后应适当补液、对症治疗；术后注意肝、肾功能的变化，积极保肝、支持治疗；术后注意患者生命体征的变化，对症处理栓塞后综合征；术后常规应用抗生素预防感染；注意观察有无并发症的发生，并予积极处理。

五、并发症的预防与处理

⁹⁰钇微球治疗比较常见的不良反应是感冒样症状、寒战、发热、恶心、呕吐，以上症状多可自行缓解。轻微反应可不予处理，如有严重的腹痛、发热（≥38.5℃）、呕吐等，应予对症处理。

严重不良反应：

1. 放射性肝损伤　最常表现为一过性胆红素、转氨酶升高，严重者可出现肝功能衰竭，轻度升高常无需特殊干预，较为明显者可给予维生素、蛋白等保肝治疗栓塞前间接门静脉造影如发现门脉主干完全阻塞，而又无侧支形成者，应避免行栓塞治疗，以免肝功能衰竭。肝功能衰竭无法恢复者，条件许可情况下，可行肝移植治疗；长期行放疗栓塞可使肝纤维化加重，门脉压力升高，有诱发曲张血管破裂的风险，如系食管、胃底静脉曲张而致的出血，可行内镜下硬化治疗；效果不佳者可经自发性脾－肾或胃－肾分流道途径行食管、胃底静脉曲张栓塞术，此法安全可靠，效果满意，为治疗食管、胃底静脉曲张出血较理想的方法，如此法仍无效，可采用经颈静脉肝内门腔静脉内支架分流术治疗。也有肝脓肿发生的可能，应注意严格的无菌操作。术后如有感染征象，应用大剂量抗生素治疗。脓肿局限化以后，可穿刺引流。

2. 放射性肺炎　在有肝硬化基础病变使肝肺分流率高的患者要尤为注意。术前肝肺分流率大于15%时，一般认为不适宜接受放疗栓塞疗法。

3. 放射性消化道损伤　以胃十二指肠炎及溃疡为主，分析其原因可能与治疗中微球异位沉积在胃肠道有关，目前通过术中造影评估肝外流向胃肠道的分支，常规给予胃十二指肠动脉和胃右动脉弹簧圈栓塞，在超选择性插管时，尽可能超选择至肿瘤供血动脉，灌药缓慢匀速。当出现溃疡后最好经胃镜检查确认后给予抑酸等对症处理。

4. 胆道并发症　主要包括胆囊炎、胆管炎、胆汁淤积等。应仔细观察胆囊动脉的起源，尽量避开胆囊动脉，如果胆囊壁显影，应调整导管位置，禁用明胶海绵粉末，以免造成胆囊穿孔。一旦胆囊梗塞发生，应行积极的内科保守治疗，效果不佳者，应手术切除胆囊。

5. 骨髓抑制　多表现为淋巴细胞计数减少，但多不增加感染风险。

六、疗效判定

1. 疗效判定的指标　临床症状、肿瘤大小、血常规、肝肾功能及 AFP 水平。

根据肿瘤大小的改变、肿瘤血管的多少以及甲胎蛋白的变化，将其疗效分为临床治愈或明显好转、好转、稳定、进展或恶化 4 种情况。

（1）临床治愈或明显好转：肿块消失或缩小 75% 以上，肿瘤血管完全闭塞或肿瘤边缘仅残留少许肿瘤血管或肿瘤染色，甲胎蛋白恢复正常。

（2）好转：肿块缩小 30%～75%，肿瘤血管明显减少，甲胎蛋白较术前明显降低。

（3）稳定：肿块缩小不足肿块的 30%，肿瘤血管无明显减少，甲胎蛋白与术前比较无明显变化。

（4）进展或恶化：肿块增大，肿瘤血管明显增多，形成新的肝动脉－门静脉瘘或肝动脉－肝静脉瘘，甲胎蛋白较术前升高。

2. 术后的检查方法

（1）CT 检查：CT 不但能观察病变大小的变化，而且螺旋 CT 双期或三期增强扫描还可观察残留肿瘤组织的血供变化以及观察门脉癌栓的变化，所以 TACE 术后 3～4 周 CT 扫描应列为常规。

（2）MRI 检查：MRI 不仅能观察肿瘤的大小，还可很好地显示介入治疗后肿瘤组织的病理变化。

（3）SPECT 检查：可以间接成像^{90}Y 微球，并且发现异常分流。

（4）PET－CT 检查：可以直接成像^{90}Y 微球，具有定性和定量优势。

（5）DSA 检查：其优点在于可显示肿瘤血管的变化，动态观察肿瘤血管和肿瘤染色的情况，为重复治疗提供充分的直接证据。然而此法具有一定的创伤性。

总之，在放射微球治疗后有很多随访检查方法，一般应首选 CT 或 MRI 检查，必要时辅以其他检查方法。

七、重复治疗

通常大多数接受放射微球治疗的患者只需要治疗一次，如需重复治疗则半年一次。

八、进展前景

^{90}钇微球治疗为不能切除肝肿瘤患者带来了新的契机，大量临床研究证实^{90}钇微球可用于治疗原发性肝癌（特别是肝内多发门脉癌栓患者）及继发性肝转移患者，尤其可作肝肿瘤手术切除的新辅助治疗。近年来大量文献报道经其治疗后病灶降期，正常组织代偿性增大，明显提高了切除率和降低了手术风险。这一优点可作为进一步发展和完善该治疗措施的动力。^{90}钇微球治疗与射频消融、外科手术等治疗方法联合运用是一个趋势。此外，^{90}钇微球治疗结合分子生物学的治疗手段，比如结合靶向治疗（索拉菲尼等）、免疫治疗（胸腺肽等）和基因治疗等也会越来越受到重视。与其他治疗方法如何搭配为适合患者的最佳治疗模式有待做进一步前瞻性的研究。

（徐青怡）

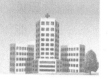

第九章 肝脏外科微创

第一节 肝囊肿的微创治疗

一、超声引导下经皮穿刺治疗肝囊肿

（一）肝囊肿的病理及临床表现

肝囊肿（hepatic cyst）在肝内呈局限性缓慢生长，以右叶多见，可为单腔或多房。患者女性多于男性，大多数为先天性。目前一般认为是肝内胆管胚胎发育障碍所致，也有部分学者认为是脏器退行性病变所致。肝囊肿大小相差较大，其内所含囊液少至数毫升，多至超过万余毫升。肝囊肿的囊壁薄、内衬有柱状或立方状上皮细胞，多有分泌功能。囊腔内充满清亮无色或淡黄色液体，比重多在 1.010 ~ 1.022 之间，含有蛋白质、胆红素、葡萄糖、胆固醇等成分。囊肿周围有较厚纤维组织。

肝囊肿的临床表现根据囊肿大小、生长部位和并发症的不同有很大区别。大囊肿可使局部肝组织受压而萎缩，位于肝包膜附近者则可出现上腹饱胀感或隐痛不适，如囊肿压迫胃肠道，则可表现为进食后不适、恶心，甚至呕吐，文献报道约有 5% 的囊肿位于肝门附近，压迫肝管或胆总管后引起梗阻性黄疸的临床症状。小的囊肿，尤其是位于肝实质深部者则多无明显症状。位于肝包膜附近或较大的囊肿可在体检时扪及肿大的肝脏或表面光滑的肿块，有囊性感，多无压痛。当囊肿并发出血、感染时，则可出现畏寒、发热、白细胞计数增高和右上腹不适加重，甚至出现疼痛。囊肿破裂可引起腹膜炎。

少数肝囊肿是肝脏受压或损伤（如外伤或有肝外科手史）所致，因此被称为"创伤性肝囊肿"。其囊壁内层无上皮细胞，囊液多以血液、胆汁和其他蜕变组织混合组成，常并发有囊内感染。如孤立性的肝囊肿有不规则结节和囊液浑浊，应高度警惕恶性变可能。

在肝囊肿的治疗方面，早在一百多年前，外科医师就已经开始尝试经皮穿刺获取囊液，但由于盲目穿刺的准确性和并发症等问题，一直未能推广使用。自超声成像技术应用于临床后，超声引导下囊肿穿刺即开始广泛推广实施。在早期，多以明确诊断为目的，其后，超声引导下的经皮穿刺囊液抽吸和硬化治疗因其操作简便、疗效确切，逐渐作为一种简便方法被广泛应用。

（二）适应证与禁忌证

1. 适应证

（1）直径大于 5 cm 的单发或多发囊肿。

（2）囊肿引起明显临床症状者。

（3）压迫周围脏器引起继发性并发症者。

（4）囊肿并发感染。

（5）位于肝脏表面，较大或有破裂危险的囊肿。

2. 禁忌证

（1）不能排除动脉瘤或血管瘤的肝脏囊性病变。

（2）与胆道相通的肝囊肿（如外伤或肝脏手术所致的创伤性肝囊肿）。

（3）不能排除多囊肝可能的多发性肝囊肿，除非有明显压迫周围脏器引发并发症者，一般情况下不建议行硬化治疗。

（三）术前准备

1. 化验检查　血常规、肝功能、凝血全套（出凝血时间和凝血因子时间，注意如不正常则应肌内注射维生素 K_3 4 mg，1 次/天，共 3 天，并口服钙剂及维生素 C 或进行成分输血等临床处理，对于存有凝血障碍的肝硬化患者，给予小剂量的重组因子Ⅶa 治疗后，即可予以纠正，然后再进行肝组织活检）。

术前应完善一般检查（应测血压、脉搏并进行胸部 X 线检查，观察有无肺气肿、胸膜肥厚、验血型，以备必要时输血）和心电图、腹部 B 超等检查。

指征：PLT > 50 000/mm³；PT 延长小于 4 秒，如在 4 ~ 6 秒需要输注冰冻血浆。

2. 硬化药物　文献报道用于囊肿硬化治疗的药物种类较多，如无水酒精、冰醋酸、四环素、1% 硫酸铝钾、50% 葡萄糖、平阳霉素等。其中以酒精应用最为广泛，效果较好。大量临床研究表明，注入囊肿液容量 1/5 ~ 1/2 的无水酒精就足以使囊肿闭合。其中多数文献表明，1/4 ~ 1/3 容量效果最为理想，既能使酒精与囊壁上皮细胞完全接触并发生上皮细胞凝固，从而失去分泌功能，又不至于因囊内压过高而使酒精外溢。此外，囊肿越大，抽吸囊液后囊壁的回缩能力越差，如使用硬化药物剂量不够，则将影响治疗效果。因此，在使用硬化剂如无水酒精治疗大的囊肿时，可在患者耐受的情况下，使用相当于囊液量 1/2 的无水酒精进行冲洗，然后再予以抽吸。最后囊内保留的酒精量一般不超过 20 mL。文献报道，> 10 cm 的囊肿常需多次治疗方能达到满意疗效。

常用的硬化药物用量参考见表 9 - 1。

表 9 - 1　常见硬化药物用量

囊液量/mL	无水酒精/mL	冰醋酸/mL	四环素/g
≤100	30	5 ~ 7.5	0.25 ~ 0.50
100 ~ 200	30 ~ 40	7.5 ~ 15	0.5 ~ 0.75
200 ~ 300	40 ~ 50	15 ~ 20	0.75 ~ 1.00
>300	50	20	1.00 ~ 2.00

3. 穿刺针具　肝囊肿的穿刺治疗多用普通穿刺细针，如 PTC 针，这类针具由针芯和针鞘配合而成，前端尖锐锋利，常用于肝囊肿的抽吸及硬化治疗。

（四）操作规程

常规消毒铺巾，1% 利多卡因局部麻醉。在 B 超引导下病例，先用普通探头选择穿刺点。穿刺时，患者取仰卧位或左侧卧位，以避开邻近脏器和大血管及胆管，穿刺路径以穿过一定厚度的肝组织又离皮肤相对较近为佳，并测量进针深度；将穿刺针刺入囊腔深度的 2/3，进针时令患者屏气，而后平静呼吸，拔出针芯，以注射器连接塑料套管，适当进退套管尽量将囊液抽干净，留取标本送检，记录液量。对无明显不适者，基本抽尽为止；对诉有疼痛或其他明显不适者停止抽液，数日后再抽。抽净后再次扫描确定以针尖位置满意后行硬化治疗。缓慢注入无水酒精，总量为抽出囊液量的 1/4 ~ 1/3（不超过 50 mL），保留 5 分钟后抽出，再根据囊腔大小注入无水酒精 5 ~ 20 mL 保留；拔针时边经穿刺针或穿刺套管边注射 1% 利多卡因少许后退针，减少无水酒精对正常组织结构的损伤。对位于肝包膜下的囊性病变，在注射无水酒精前宜注射少量 1% 的利多卡因，以减少酒精刺激肝包膜所引起的疼痛。对邻近肝门区的囊性病变，需小心谨慎，避免穿破包膜而损伤甚至穿通肝门区的动脉、静脉或胆管；注射无水酒精前最好先行造影，了解囊肿是否与上述结构相通，若相通，则不能使用该法。

（五）并发症

超声引导下的肝囊肿穿刺治疗一般很少发生并发症。最常见的并发症为剧烈上腹痛，多见于抽吸囊液后向囊腔内注入酒精所引起的刺激。注入酒精前以及在注入酒精后向囊腔内注入 5% 利多卡因 2 mL，疼痛症状多可得到缓解或避免。其他较为少见的并发症则为肝破裂、动静脉瘘、气胸、败血症等。较轻的并发症或不良反应有感染、黄疸、腹胀、腹痛和醉酒反应。

在肝囊肿的穿刺治疗过程中，明确诊断是非常必要的。Nolsoe 等回顾了 1979—1987 年间其所在医院 8 000 例介入超声中所发生的严重并发症和死亡病例，其中死亡病例多为将肝动脉瘤误认为肝囊肿而用粗针穿刺后出血死亡，或将与胆道相通的坏死性转移病灶误认为单纯性无回声囊性病变而注入硬化剂所致。

单纯性肝囊肿的穿刺抽液治疗复发率较高，Saini 报道复发率高达 100%，因此，以往肝囊肿的治疗多以外科术或囊肿手术切除为主。20 世纪 80 年代中期，Bean 等及大滕正雄等分别在进行抽吸囊液后向囊内注入无水酒精治疗肝囊肿，并取得了满意的疗效。此法便捷安全，对肝功能无影响，不良反应小，逐渐成为治疗肝囊肿的首选方法。

二、腹腔镜肝囊肿开窗手术

（一）适应证与禁忌证

1. 适应证　位于肝脏表面的单发或多发囊肿，均为行腹腔镜肝囊肿开窗引流术的适应证。具体有：①位于肝脏表面直径大于 5 cm 的单发性肝囊肿，除外寄生虫性囊肿、肝囊腺病及先天性肝内胆管扩张症。②肝囊肿并发较大的肾囊肿或脾囊肿，可同时行开窗术。③经穿刺抽液效果欠佳或复发者。④单纯性肝囊肿并发感染出血者，无全身其他脏器严重疾病。

2. 禁忌证

（1）术前影像学检查，发现其与胆道相通者。

（2）怀疑囊肿恶变者。

（3）囊肿自肝脏深部或囊肿表面肝组织较厚者，以及囊肿位于右肝后叶或与膈肌之间有广泛粘连，腹腔镜下难以接近囊肿者。

（4）近期有囊肿穿刺治疗史者。

（5）囊肿位于肝脏中心性位置或肝右后叶位置较深者。

（6）曾有上腹部手术史或有术后肠粘连史者。

（二）操作流程

患者取仰卧位，气管插管全身麻醉后，在脐上缘作 1 cm 切口，气腹针建立气腹后，首先利用脐上 1 cm 镜观察肝脏囊肿的部位、大小，然后根据囊肿的部位决定操作孔的位置。肝囊肿位于肝右叶者，选右肋缘下（锁骨中线及腋前线）分别作 0.5 cm 切口，剑突下作 1 cm 切口，置入相应的套管；肝囊肿位于肝左叶者，可调整相应切口在左肋缘下。用穿刺针穿刺囊肿，观察性质，逐渐减压，利用电钩尽可能切除囊壁，充分敞开囊腔，观察有无胆漏、出血，囊腔用无水酒精纱条或 3% 碘酒棉球擦拭，破坏囊壁细胞分泌功能，切下囊壁常规送病理检查。囊腔内应尽量避免电凝，防止损伤血管、胆管、致出血、胆漏等。常规放置引流管，置于囊腔内，保留 24~72 小时后据术后引流情况拔除。

（三）术中注意事项

1. 术前尽量诊断明确，排除其他疾病的可能　常规行血检包虫试验、B 超和增强 CT 检查，排除肝包虫病、肝脓肿、巨大肝癌中心液化、肝内胆管囊性扩张症等疾病。同时根据 CT 结果，确定肝囊肿数目、大小及位置，了解与周围血管、胆管和其他脏器的关系。

2. 保护肝脏　术中要保护好肝脏，充分暴露病灶，于囊壁上电灼一小孔，可见清亮液体流出，吸尽液体，用电凝钩、电凝剪分离囊壁，开窗，充分引流。电凝勿损伤囊腔内较浅的胆管或血管，以防术后迟发性出血或胆漏。囊肿液体一般多清亮透明，若为金黄色或咖啡色，则可能含有胆汁或并发囊内出血，应仔细处理，必要时及时中转开腹手术。囊腔用无水酒精纱条擦拭，尽量破坏囊壁细胞分泌功能。

3. 囊肿处理

（1）对于肝膈面顶部的囊肿，多不易暴露，可以轻压膈顶部肝组织，尽可能显露囊肿，切开囊壁吸去囊液后即可显露大部分囊腔，有利于手术的进行。囊肿开窗边缘肝组织止血不满意或有感染因素者，腹膜很难在短期内吸收，囊液对腹膜及脏器有一定刺激作用，术后可有发热、腹胀、腹痛等症状。我们的经验是常规放置引流管，必要时将大网膜填入囊腔内引流。

（2）较大的囊肿可能引起下腔静脉受压，抽吸囊液时应缓慢进行。下腔静脉减压可出现血压变化，应密切监测术中血压的变化，如果出现血压较大波动，应暂停操作，等血压稳定后继续手术。

（3）同时并发胆囊结石、脾脏囊肿及肾囊肿者，可以在行肝囊肿开窗引流的同时行胆囊切除术、肾囊肿去顶术及脾囊肿开窗引流术。术中不用担心暴露病灶的问题，也不需进一步延长切口，减少了患者的痛苦，又能最大限度地将肝表面囊肿开窗引流。

（4）多发性囊肿应逐一开窗引流，但如果囊肿个数太多，一次开窗直径大于 5 cm 的囊肿不要超过 5 个，以防术后形成顽固性的腹腔积液。

（5）开窗直径一般大于囊肿的三分之二，对于较大的囊肿，应将腹腔镜深入至囊内进行观察，如有出血灶，可予以电凝止血，如发现有结节或高度怀疑恶变可能，应行术中冰冻切片进一步明确。

（四）并发症

①囊肿复发：多由于窗口过小或窗口位于膈顶部，术后窗口被周围脏器如大网膜、肠管或膈肌粘连所封闭，残余囊肿壁的上皮分泌功能未能被破坏或完全破坏，其所分泌的液体可再次形成囊肿。②漏胆：多由于囊肿与小胆管相通而术中未被发现、囊肿开窗引流后用电凝破坏囊壁时电凝过深、术后电凝组织脱离致胆管内胆汁漏到囊肿内形成胆汁瘘。③出血：多见于伴有感染的囊肿开窗术，此时囊肿壁血管因炎性充血水肿、血管扩张，当囊肿开窗后，囊肿压力骤然下降，引起出血。此外，囊肿壁用于夹闭血管的钛夹如放置不当，术后也可能脱落引发出血。④腹腔积液：常见于多发性肝囊肿，在行开窗引流

时一次性引流囊肿数量过多，残余囊肿壁未能处理完全，导致囊壁的上皮细胞持续分泌囊液，流入腹腔内，形成腹腔积液。如并发有慢性肝功能损害，则可能进一步导致低蛋白血症，从而引发顽固性腹腔积液。

（徐青怡）

第二节　肝脓肿的微创治疗

一、概述

肝脓肿较为常见，主要表现是寒战、高热，肝区疼痛以及肝大，可伴有恶心、呕吐、食欲不振和全身乏力。通过临床表现、实验室检查以及 B 超、CT 等影像学检查容易获得诊断，若能行诊断性穿刺获得脓液即可确诊本病。

二、超声引导下经皮肝穿刺脓肿抽吸及置管引流的方法

（一）适应证与禁忌证

1. 适应证　抽吸治疗适用于直径 3～5 cm 的脓肿；置管引流适用于直径大于 5 cm 或经过多次抽吸冲洗治疗不能治愈者。

2. 禁忌证

（1）严重出血倾向者。

（2）大量腹腔积液者。

（3）无安全进针路径，极可能损伤重要脏器者。

（4）脓肿无明显液化者。

（5）严重心肺疾病不能耐受手术者。

（6）不能排除动脉瘤、动静脉瘘等血管源性疾病者。

（二）器材及患者准备

1. 器材准备

（1）器械：选用高分辨率实时超声诊断仪，探头可选用普通扇阵或线阵探头，可以选择是否应用穿刺适配器，也可以应用专用穿刺探头。

（2）细针：20G 或 22G，用作诊断性抽吸、脓腔造影，以及注入药物等。

（3）粗针：14～18G，根据脓肿的部位、大小选用不同外径穿刺针进行穿刺抽吸或置管。

（4）导丝：直径 0.9 mm 或 1.2 mm，前端柔软，用于引导导管置入。

（5）导管：直径 8～16F、前端带侧孔的直形或猪尾导管。

2. 患者术前准备

（1）血常规、凝血功能、肝功能检查。

（2）心电图检查。

（3）禁食 8～12 小时。

（4）签署知情同意书。

· 181 ·

（三）操作方法

1. 抽吸法　患者多采用仰卧位或左侧卧位，常规消毒、铺巾，局部麻醉。拟定穿刺路径后，在超声引导下将穿刺针刺入脓腔内，拔出针芯，先抽吸脓液，备送细菌培养及药物敏感试验等检查，然后抽尽脓液，以生理盐水和甲硝唑反复冲洗脓腔，直至冲洗液清亮，最后于脓腔内保留适量抗生素。3 天后超声复查，必要时可重复上述治疗。

2. 置管法

（1）导管针法：皮肤消毒、铺巾、局部麻醉后，切开皮肤 0.3 ~ 0.5 cm，超声引导下，以带针芯的 8 ~ 16F 导管针穿刺进入脓腔后，固定针芯，继续推送导管，然后拔出针芯。缝线固定导管，并接引流袋。

（2）Seldinger 法：皮肤准备同前，先用 14G 穿刺针沿超声引导的方向刺入脓腔，拔出针芯见脓液流出或抽到脓液后，经穿刺针将导丝置入脓腔，然后拔出穿刺针，顺引导丝插入扩张导管，取出扩张导管后，将引流管顺引导丝置入脓腔。缝线固定导管并接引流袋。

（3）引流管管理：置管期间，嘱患者保护好引流管，切勿意外拔出。每日以生理盐水冲洗引流管 2 ~ 3 次，保持引流管通畅，同时可将黏稠脓液、坏死组织等及时冲出。冲洗液体量视脓腔大小而定，冲洗过程中应缓慢推注，同时记录出入量。可根据药物敏感试验结果向脓腔内注入抗生素。

（4）拔管时机：拔管时间可由以下四个方面决定。①白细胞计数恢复正常。②患者体温恢复正常 3 天以上。③引流液清亮，引流量在 10 mL/d 以内。④复查超声见脓腔直径 < 2 cm 或已经消失。

（四）并发症的预防和处理

超声引导下经皮经肝脓肿穿刺抽吸及置管引流的并发症较少，主要有出血、局部血肿形成、菌血症、脓液渗漏、气胸以及脓胸等。为避免上述并发症的发生，在穿刺时需要正确选择穿刺路径，必须避开肝内的重要血管与胆管；应该取脓肿前方有正常肝组织的部位进行穿刺；当脓肿位于右肝近膈顶处时，宜用细针穿刺，穿刺点位置应尽量靠足侧，必须避开肺叶的强回声区。

（五）注意事项

1. 穿刺前　应结合全身的抗感染以及抗阿米巴治疗，穿刺前需应用广谱抗生素，然后根据药敏结果调整抗生素种类。

2. 穿刺抽吸

（1）穿刺抽吸应在脓肿早期液化时开始进行。若脓腔增大，脓液变得黏稠并形成脓腔分隔，将影响治疗效果。

（2）穿刺抽吸时负压不可过高，否则易导致脓肿壁小血管破裂出血。

3. 引流

（1）置管引流需尽可能经过部分正常肝组织到达脓腔，以减少脓液溢出形成腹腔感染等并发症的发生。

（2）对多发脓肿也可进行穿刺引流，但对多个脓腔且互不相通者或脓肿分隔形成多房者，则需针对每个脓腔分别置管引流或穿刺抽吸。

（3）对较大的脓腔可置入双引流管引流，必要时可进行持续灌注冲洗，以提高引流的治疗效果。灌注时应注意注入和流出液体的量需保持一致，且注入速度要缓慢。

（4）进行脓腔冲洗时，常常遇到由于脓液黏稠堵塞造成的活瓣作用，使冲洗液不易抽出，此时勿盲目注入过多液体，以防止脓腔压力过大、脓液溢出。当脓液黏稠不易引流时，可注入糜蛋白酶或透明质酸酶，12～24 小时后再进行抽吸。若引流管仍然不通畅，可考虑更换引流管。更换引流管应在 B 超监视下进行。

（5）置管引流后疗效不佳者，需及时行手术切开引流。

（六）临床意义

1. 阿米巴性肝脓肿　超声引导下的肝穿抽脓既是阿米巴性肝脓肿确诊的主要依据，也是其治疗的重要手段。如果能够获得典型的巧克力色脓液，则诊断基本可确立，同时可进行脓腔的引流及抗阿米巴药物治疗。Jha 等对脓肿直径大于 5 cm 的患者进行了前瞻性的研究，22 例抽吸治疗者治愈率为 68.2%，23 例置管引流者治愈率为 100%，患者住院时间以及脓腔缩小 50% 的时间在引流组明显减少，结果显示对此类患者置管引流应当是首选的方式。Guta 等则对脓肿直径 >10 cm 的患者进行了临床的随机对照研究，抽吸组治愈率为 80%（32/40），置管引流组治愈率为 90.5%（38/42），并且引流组症状缓解时间以及抗生素的用量明显少于抽吸组。综合文献报道，穿刺抽吸以及置管引流对阿米巴性肝脓肿均不失为有效的治疗方法，但对于较大的脓肿，则应该首选置管引流。

2. 细菌性肝脓肿　目前超声引导下的经皮肝穿刺治疗基本已经取代了传统的外科手术，细菌性肝脓肿治愈率在 90% 以上。针对较小的脓腔，可以首先进行穿刺抽吸。穿刺抽吸、冲洗治疗的优点是损伤更小，多发脓腔可以在一次治疗的时间内分别抽吸，然而，多次穿刺也同样会给患者带来痛苦。穿刺置管的优点是引流更为彻底，但其并发症较穿刺冲洗稍高。对直径 <5 cm 的脓肿，抽吸与置管的治疗效果相当，但对较大的脓腔，原则上应当首选置管引流。Sing 等对比了抽吸以及置管引流对较大肝脓肿（>10 cm）的疗效，其治愈率分别为 86% 及 97%，临床缓解时间为（10.2±2.0）天及（8.1±2.7）天，抗生素使用时间为（15.5±1.1）天及（10.9±2.7）天，置管引流的疗效明显优于单纯抽吸者。学者对复杂的肝脓肿的穿刺治疗也进行了研究，Liu 等对一组单发、单发多房、多发、多发多房的细菌性肝脓肿进行穿刺引流治疗，发现单发脓肿治愈率为 87%（74/85），多发脓肿治愈率为 92%（22/24），单发多房脓肿治愈率为 88%（30/34），多发多房脓肿治愈率为 90%（18/20），各组住院时间也无显著差异。结果显示，无论对简单的或复杂的肝脓肿，经皮穿刺引流均能获得良好的治疗效果。对于一些普通超声无法选择穿刺路径的患者，还可在超声内镜引导下进行经十二指肠的穿刺引流。

3. 影响穿刺治疗效果的因素分析　尽管超声引导下的穿刺治疗肝脓肿能够获得较为满意的疗效，然而临床中仍然有部分患者难以得到有效缓解。pez－Cano 等对一组 54 例患者的疗效进行分析，结果显示高龄、并发胆道疾病以及一些异常的实验室检查指标（凝血改变、转氨酶增高）均与预后不良相关。当穿刺引流治疗无效时，则需要进行手术引流，Onder 等认为，外科手术引流在下列情况下进行：①穿刺引流无效。②多发脓腔。③脓肿破裂。④并发其他需剖腹手术的疾病。Alkofer 等认为对脓肿腔内存在气体，入院时即有感染性休克的患者需尽早手术引流。

（徐青怡）

第三节　腹腔镜肝棘球蚴病治疗术

肝棘球蚴病是棘球绦虫的棘球蚴寄生在肝脏所致，是牧区常见的一种寄生虫病。虽然手术治疗效果较满意，但肝棘球蚴病复发率及种植率较高，再次手术概率较高。

一、腹腔镜治疗肝棘球蚴病的发展与术式选择

1. 肝包虫囊肿治疗中的分歧　纵观肝棘球蚴病百余年来发展历史，在很多问题上都存在过分歧，尤其是对于肝包虫囊肿能否穿刺的分歧最为激烈。由于最初一些盲目实践的失败，20世纪80年代以前，国外所有的权威教科书都将肝包虫任何形式的穿刺定为禁忌，普遍认为穿刺会导致囊液外溢致过敏性休克、播散种植、引流不彻底复发、残腔继发感染等严重后果。但部分学者一直质疑这种"定论"，80年代初，部分外科医生对包虫穿刺问题进行了理性的探索与思考，并陆续总结出一些克服上述弊端的措施，如改进了穿刺吸引装置和治疗细节，得出穿刺引流治疗不仅可行，而且简便实用的结论。

以上两种对立认识一直争论不休。到90年代初，外科界对寄生虫性肝囊肿经皮穿刺疗法的临床认识和实践已不断深入，在美、法、澳等地取得了完全的成功并已在多中心开展时，有些学者仍持反对观点。不过，反对与争论并不能阻止开拓者的脚步。到1997年里斯本第18届国际棘球蚴病会议就能否穿刺进行专题讨论时，大多数学者认为穿刺治疗是可行的，只不过受到病例选择的限制。

2. PAIR——腹腔镜肝包虫手术的基础　PAIR即肝包虫囊肿在影像引导下行经皮穿刺（puncture）、吸液（aspiration）、注射（injection）、再吸出（respiration）的四步治疗法。这既是穿刺疗法成熟的典范，又是腹腔镜肝包虫手术的基础。1985年，Mueller等就在超声引导下成功开展了穿刺引流诊治入肝包虫囊肿。此后多家医院相继开展了这一技术，并不断改进了穿刺和吸引装置沿用至今。90年代后期，国外还进行了较多临床循证研究，如Khuroo对其与当时"经典"的开腹内囊摘除术进行了前瞻性的随机对照研究，证实对于简单的包虫囊肿和不能耐受开腹手术的患者，疗效相当而并发症降低。Akhan与Odev的研究证实，PAIR有很好的远期疗效，复发率显著降低。国内学者在90年代初开始进行PAIR，近10年已进行了3 000余例，取得了较好的效果。随着经验积累，也扩大了病例选择的范围。

总之，经皮PAIR的成功充分说明科学地穿刺是可行的，且具有微创、安全、经济的优势，为紧接其后出现的腹腔镜内囊摘除引流术打下了坚实基础。

3. 腹腔镜治疗肝棘球蚴病的3种主要术式

（1）腹腔镜内囊摘除术：自1895年阿根廷学者首先创立了内囊摘除术百余年来，其一直作为治疗肝囊性棘球蚴病的主要术式。1992年，我国完成世界第一例腹腔镜肝包虫内囊摘除术，其后这项技术主要在西北的多家医院开展，并不断有大宗病例报道，无一例死亡。国外在肝棘球蚴病高发国的推广也较广泛，Palanivelu等报道腹腔镜治疗肝棘球蚴病过程中，采用特制的穿刺套管系统可有效防止囊液外溢、排空囊内容物，随访过程中无复发。Baskaran回顾分析可行性及安全性后认为，对于治疗选择性病例，腹腔镜可以作为首选。至今在国外的多个治疗中心，腹腔镜内囊摘除术被作为一线标准。

腹腔镜内囊摘除术的手术适应证较经皮PAIR略有放宽，即除那些表浅、边缘、小的简单囊肿外，较大的、伴胆漏感染的、部分非边缘的也成功治疗。治疗机制与影像引导下的PAIR基本相同，且更具优势。主要表现在：①探查、穿刺都在直视下进行，视野清晰、显露彻底。②可以置入20%盐水纱条围绕保护穿刺点，吸引器在穿刺时吸引保护等措施确保囊液外溢。③特制粗长套管吸引器，即使堵塞，可随时用内带活动针芯在封闭状态下捅开，此吸引器有医生曾长期使用，简单实用，效果很好。④可以将腹腔镜伸入包虫残腔及皱襞内直接检查，彻底清除残余。⑤可以直视下直接处理出血、胆漏。⑥普通的腹腔镜常用器械就可完成手术，易于推广。可见操作更加安全、准确、可靠，诊治一体，处理能力增强。

手术过程要点如下：①脐下缘穿入第一戳卡，进镜探查，进一步确定术前影像诊断，确定包虫囊肿

部位、大小、个数及手术方式、穿刺点等。②剑突下穿入第二戳卡，先置入 80 cm 长的 20% 盐水纱条围绕保护穿刺点。③依囊肿位置调整肋缘下 3~4 戳卡位置，置入牵引器，离穿刺点最适宜的部位经皮刺入 14 号三通穿刺针，在剑突下孔置入冲吸器吸引保护下快速穿入囊腔，强力负压吸除囊液减压。④注入 20% 盐水适量，保留 5~10 分钟杀灭头节，吸尽。⑤取出穿刺针，切开部分外囊壁。⑥原位穿入粗约 1 cm 特制的 Y 形带芯穿刺针，吸尽囊内容物，包括内囊碎片及子囊。⑦切除部分外囊壁，将腹腔镜伸入囊腔仔细检查，遇子囊等残余病变彻底清除，遇出血或漏胆电灼或钛夹夹闭。必要时重复⑤。⑧残腔常规置管引流，将不能吸出等残余组织可放入取物袋取出。整个过程遵守"囊液不接触"原则，避免头节污染种植。

（2）腹腔镜肝包虫外囊摘除术：虽然肝包虫术后复发是很复杂的问题，至今尚未完全搞清，但统一认识是术后复发与传统的内囊摘除术中囊液外溢、残腔难以彻底清除有关。另外由于肝包虫的另外一种少见类型泡状棘球蚴病具有恶性的生物学性质，故治疗上一直首选根治性肝叶切除术。所以 20 世纪 80 年代，为求根治效果，有学者将肝叶切除术引用于囊性棘球蚴病的治疗。但手术创伤大，出血多，相对复杂，术后并发症多，不能作为理想术式。后来就发现了相对简单的"根治性"外囊剥除术。

外囊剥离术，又名外囊摘除术、外膜内完整摘除术、外囊切除术、外囊外完整摘除术、外囊完整剥除术等，名称暂未统一。其要领就是自包虫纤维囊外与外膜之间的潜在间隙完整剥离包虫囊肿。该术式最早于 1991 年 1 月由法国 Saint Roch 医院消化外科医生 Katkhouda 等率先开展，成功完整摘除左肝内叶直径 6 cm 的边缘性包虫囊肿，主要分离器械为激光刀和电钩，认为腹腔镜完整外囊摘除术是不仅微创，而且是不切开囊肿而不会播散的理想术式。3 年后 Guibert 等开展时，切除工具改用为超声刀。国内最早由彭心宇描述并应用于开腹手术，指出这种术式由于不切开外囊、完整去除包虫囊肿，不存在囊液外溢、头节种植，避免了术中播散复发的可能。这种新术式很快被国内外主流学者应用于临床。临床循证表明，外囊摘除术要优于内囊切除为主的各种术式和肝叶切除术，具有适应证广泛，根治，安全，简便，复发率及残腔并发症很低等的诸多优点。最近几年来，外囊摘除术已成为囊性肝棘球蚴病的首选术式在国内外推广开来。

腹腔镜肝包虫外囊摘除术术中不切开纤维囊，在纤维囊与其外的外膜间潜在间隙用超声刀分离，小的管道直接处理，大的钛夹夹闭或镜下结扎，完整切下的包虫囊肿装袋后扩大腹壁戳口取出。其余过程与腹腔镜内囊摘除术相似。

腹腔镜外囊摘除术自 1991 年开展以来，手术保持了较高的成功率，围术期亦未见严重并发症。单纯就例数来看，与开腹外囊剥离术相比还很少，尚处于起步阶段，暂无法进行高质量的临床循证研究。但其微创、根治、并发症低、适应证广泛的明确优势，相对于腹腔镜内囊摘除术是科技发展的更高境界，具有重要的临床意义，并昭示了广阔的前景。

（3）腹腔镜肝叶切除术：其适应证只针对肝泡型棘球蚴早期和部分囊性棘球蚴病肝边缘局部被彻底侵犯破坏的病例。目前开展例数很少，全为国外报道，肝切除范围也局限在肝左外叶切除及边缘性不规则切除。腹腔镜内囊摘除术和腹腔镜外囊摘除术由于不涉及阻断肝门、肝脏巨大创面处理和大的管道处理，并不是严格意义上的腹腔镜肝脏切除手术。3 种术式中只有腹腔镜肝叶切除术对手术器械及操作者技术要求最高，手术难度最大，具有不可替代性。

4. 腹腔镜治疗肝包虫的个性化问题　现在是讲究疾病个性化治疗时代，病情不同，采取方法不同，即使同一患者在不同的病程发展阶段，也要灵活采用不同的治疗方式或几种方式的结合。腹腔镜手术治疗棘球蚴病患者时更应如此，应视病灶特点、器械、医师水平等各种实际情况，合理选择术式。由于具有微创、根治、并发症发生率低、适应证广泛等绝对优势，外囊剥离术是目前肝囊性棘球蚴病的首选术式，故腹腔镜外囊摘除术的应用前景更为广泛。

二、手术并发症的预防及处理

1. 残腔感染　肝包虫囊肿术后残腔并发症主要为感染，感染途径主要有以下几种。

（1）胆道逆行感染：肝内小胆管包虫瘘的发病率可达20%左右，内囊摘除术后，当十二指肠压力增高时，肠道中的致病菌可逆行经过胆道而进入包虫残腔导致感染。术中摘除内囊及其内容物，冲洗擦拭干净外囊腔，发现胆瘘汁处应以肠线或合成可吸收线缝扎，既可防治术后胆汁残腔瘘，又可杜绝胆道逆流致残腔感染。

（2）引流管外源性感染：这是术后残腔感染最常见的原因。巨大残腔引流不畅、引流管留置时间长、开放引流、大囊腔闭合不完全而形成几个小的残腔，这样易发生积液及感染。肝包虫内囊摘除术后残腔依赖膈肌及腹压的作用闭合，此时引流要通畅，否则会造成积液及感染。有人主张残腔引流管的放置时间以12天为宜，超过这一时间者感染概率明显升高，3个月以上者无一幸免。术后发现包虫感染者，应同肝脓肿一样处理，彻底清除囊肿内容物，反复冲洗干净，除按包虫囊肿常规处理之外，拔管不能过早。若残腔感染，患者有发热、腹痛等情况时，需再次手术。

2. 残腔胆汁漏　包虫囊肿压迫同样可致胆管破裂，胆汁可逆流入囊肿之内，甚至导致包虫内囊坏死、破裂、感染等；破入较大的肝内胆管时，在囊液冲击下，子囊及内囊壁碎屑可进入胆道而引起绞痛，甚至发生急性梗阻性化脓性胆管炎，术后易发生胆汁漏甚至经久不愈，术中应用洁白的纱布条压迫囊壁，黄染之处即胆汁漏部位，仔细给予缝合。术后若发生胆汁漏，应通畅引流，大多数病例可以随囊腔缩小、闭合而愈合，少数病例可因引流管放置时间延长引起感染。

3. 残腔出血　寄生时间较长的肝包虫囊肿周围宿主肝组织长期受压，纤维化、血管密集，当内囊摘除之后，外囊壁密集的血管部分裸露，由于压力解除，加之在清除囊腔内壁时用干纱布反复擦拭，使之损伤，易致术中出血或术后囊腔内出血；另外，这种血管因为位居纤维化外囊壁上，一旦破裂则难以收缩自行止血。较小的外囊腔当出血到一定程度时，凝血块压迫出血之处可止血，但残腔很大者，出血很难自行停止，故在术中应仔细观察外囊壁，若有裸露血管或出血点，应仔细缝合以防术后残腔出血。术后若发生不能自行停止的出血，可通过引流管向囊腔内喷注肾上腺素盐水等止血剂、介入治疗或通过引流管口将内镜置入残腔进行止血治疗。

4. 残腔钙化不闭合　包虫囊摘除术后外囊腔很快发生钙化，大部分在闭合后钙化，而少数病例则过早钙化，钙化的残腔壁可厚达5～10 mm，甚至更厚。因同周围组织粘连广泛而致密，一般无法切除。防止这种并发症最理想的办法是术中行包虫囊肿完整切除、外囊大部分切除、残留部分内翻缝合、大网膜填塞等，以促进愈合。

5. 棘球蚴病术后复发　肝包虫术后复发率为12%左右，一种可能是术中外囊残腔清理不彻底，囊壁粘有小子囊，术后可继续长大造成原位复发；另一种情况为术中穿刺、打开包虫囊肿时，造成囊液外溢，若清理不彻底，术后可发生种植复发，可导致腹腔多发性包虫，处理十分困难，且可出现多种并发症。术中穿刺及打开包虫囊肿之前，周围应以较厚的包虫纱布垫保护，严防囊液外溢造成过敏性休克和头节种植，穿刺出清亮液体证实为棘球蚴病时，先给囊肿内注入10%甲醛10分钟后吸净囊液，然后以干纱布条和蘸有10%甲醛的纱布及盐水纱布依次反复擦拭残腔壁，清除残余子囊及包虫代谢物，可有效地防止术后复发。术后服用抗包虫药物治疗。

6. 术中过敏性休克 当穿刺和抽吸包虫囊液时，囊液溢出经腹膜快速吸收，产生强烈的抗原抗体反应，或可导致过敏性休克的发生，甚至导致死亡。术中穿刺及抽吸囊液时保护好周围组织，严防囊液外溢发生过敏性休克及播散种植。抽取囊液前静脉注射地塞米松 20 mg，可防止过敏性休克的发生。对于肝包虫囊肿位置较深、囊肿较小者，腹腔镜手术应谨慎。因为囊肿位置深，切开外囊时肝脏血运丰富，沾染囊液后容易发生过敏性休克，甚至超敏反应，造成患者死亡。

7. 术后黄疸 术后黄疸的发生原因有：①残留内囊或子囊碎屑通过包虫囊肿胆道瘘进入胆道，造成胆道堵塞。②缝合胆漏时，缝住了较大的胆管造成胆道堵塞。③残腔壁纤维化过度，压迫邻近的胆管而发生黄疸。④术后肝功能恶化。术中仔细检查外囊壁，漏胆汁的部位给予缝合。在缝合漏胆处时应注意不能缝合过深过多，以防较大胆管缝合在内导致黄疸。闭死残腔时注意邻近的胆管，防止胆管缝合或牵拉使之扭曲引起堵塞。

（张小青）

第四节　肝癌的微创治疗

一、超声引导下经皮微波凝固治疗肝脏肿瘤

微波治疗是指利用多种电磁波，使用频率达 900 kHz 以上的仪器，破坏肿瘤组织。微波通过细胞或其他含水组织时，使单分子快速振荡，产生均匀分布的热能。这种热能是瞬间产生的，持续到治疗结束为止。Yamashiki 等在 2003 年 18 例小肝癌的微波治疗研究证实 89% 完全消融，细胞核淡染、胞浆呈嗜酸性改变是凝固性坏死灶内主要的变化，坏死灶内肿瘤尚保持原有的形态特征。上述研究证实，微波治疗原发性肝癌和转移性肝癌的疗效是肯定的。20 世纪 90 年代初，有学者开始使用超声引导下经皮微波固化治疗肝脏肿瘤取得较好临床效果。目前这一技术已在全国多家医院开展。

超声引导下经皮微波治疗肝脏肿瘤技术是应用超声定位靶目标，确定进针路径后，在超声引导下将微波针经皮穿刺至靶目标，实施消融。

（一）适应证与禁忌证

1. 适应证

（1）原发性单发肝癌 ≤10 cm 或多发性肝癌、肝血管瘤者。

（2）肝癌切除术后肝内肿瘤复发、不宜再手术切除者。

（3）老年患者或全身状态差，不能耐受手术者。

（4）转移性肝脏肿瘤，原发灶已切除者。

（5）位于大血管或胆管旁手术切除困难者。

（6）肝移植术后供肝内出现肿瘤，不宜再移植者。

2. 禁忌证

（1）巨块型肝脏肿瘤 ≥10 cm 者。

（2）严重凝血机制障碍或严重黄疸、肝功能失代偿大量腹腔积液、肝功能储备 R15≥20% 者。

（3）弥漫型肝脏肿瘤者。

（二）操作方法

1. 确定路征　结合 CT、B 超定位肝脏肿瘤（靶目标），确定穿刺进针路径，路径中避开大血管和胆管。设计消融次数和点位。

2. 麻醉切开皮肤　局部消毒、铺巾，穿刺点局部麻醉，切开皮肤 0.2～0.3 cm。

3. 穿刺　B 超引导下将微波针按预设计的路线穿刺进入靶目标底部边缘，连接冷循环和微波输出线。启动主机和冷循环系统，根据参数和靶目标大小，制定微波输出功率和时间。一般≤5 cm 的肿瘤，输出功率 60 W，时间 10～15 分钟，B 超可显示靶目标灰白色强回声影。有学者认为操作中，一次不能将靶目标覆盖完全者可在 B 超引导下调整微波针位置，反复消融，使之能完全覆盖靶目标，并且要超过靶目标边缘约 1.0 cm。对于大血管和胆管旁的肿瘤，操作时应注意微波作用 DL、DS 和 DF 的距离，使用≤50 W 功率，避免损伤血管和胆管。另外对于肝右叶巨块型肝癌，微波消融肝癌组织前，应在肝癌近端排列微波凝固一道隔离带后再微波消融肝癌组织，以防止肝癌的肝内扩散。操作完成后，针道和进针点都应再凝固一次，防止肿瘤扩散和出血。

（三）并发症

出血和漏胆是严重的并发症，但报道尚少。一些学者把局部疼痛、低热和一过性肝功能损害也认为是并发症。有学者认为，微波凝固和射频消融肝脏肿瘤都是通过热效应以达到杀灭肿瘤组织的目的，所以并发症方面也有相似之处。

（四）结论

微波凝固肝脏肿瘤经多年临床应用证实，安全性好，疗效肯定，并发症少，操作简单。尤其将设备改进后，在超声引导下完成操作，使患者免受剖腹之痛苦，扩大了适应证，解决了一些手术切除困难的问题。经皮微波凝固肝脏肿瘤应用于肝血管瘤的治疗，改变了手术切除是肝血管瘤唯一治疗方法的观点，提供了肝脏肿瘤微创化治疗的理念。

二、超声引导下经皮穿刺肝脏肿瘤缓释化疗药置入术

对于已失去手术时机的原发性肝癌和部分转移性肝癌、手术切除后复发的病灶，选择超声引导下经皮穿刺肿瘤内置入化疗药物不失为目前较好的治疗手段。20 世纪 90 年代初期提出间质化疗的概念，即将抗癌药物制备成具有缓释作用的给药系统，经不同方式置入肿瘤组织、瘤周组织的间质中或肿瘤切除前、后的瘤床，从而达到局部持久化疗的目的。置入用缓释氟尿嘧啶（中人氟安）是其代表性药物之一。它是采用氟尿嘧啶做原料、生物组织相容性好的医用高分子聚合物做骨架制成的新型固体缓释植入剂，通过特制穿刺、注射针在超声引导下将药物置入肿瘤病灶，既改变了药物代谢动力学特点，又改变了给药途径。药物进入肿瘤组织后，扩散特点是以置入点为中心在周围组织中逐渐递减，扩散半径 3～7 cm，形成肿瘤组织区域药物浓度高，全身药物浓度低，既达到了靶目标持久高浓度的药物剂量，有效杀伤肿瘤细胞，又降低了化疗药物的全身不良反应。中人氟安的释放度为 24 小时释放 20% 左右，120 小时释放 40%～60%，360 小时释放 75% 以上。

（一）适应证与禁忌证

1. 适应证

（1）不能切除的肝癌，转移性肝癌。

（2）肝癌切除术后复发。

（3）全身情况差（心、肺、肝、肾功能不全）不能耐受手术者。

2．禁忌证或相对禁忌证

（1）全身多处或多脏器转移已出现恶病质表现。

（2）严重凝血机制障碍。

（3）大量腹腔积液。

（二）具体操作

以置入中人氟安为例。禁食、禁水6小时，平卧或右侧卧位（根据病灶部位决定）。超声定位，根据病灶大小、多少确定穿刺点数和穿刺路径。局部麻醉后，超声引导下穿刺针直进至路径病灶最低点（避开胆管和血管），拔出针芯，置入药物，边置药物边向外拔穿刺针，每置入一管中人氟安，穿刺针向外拔出0.3～0.5 cm，直至病灶边缘，使置入药物成一线。根据病灶形态，将药物放置成扇形排列或平行排列均匀分布。植入药物剂量100 mg/cm³。操作完成后，局部消毒。平卧、禁食12小时，对症处理。严密观察腹部体征、生命体征。

（三）并发症

出血、漏胆、感染是此治疗方法的并发症，但发生率低，报道尚少。超声引导下经皮靶目标植入化疗药物方法简单，安全有效，能延长患者生存时间和提高生活质量，不仅应用于肝癌，对脑胶质瘤、黑色素瘤、胃癌、胰腺肿瘤、妇科肿瘤、恶性胸腔积液、腹腔积液等都有应用。

三、超声引导下经皮穿刺冷冻治疗术

肝切除术无疑是治疗能够手术切除的原发性肝癌和局限性的转移性肿瘤的标准治疗方法，但因为患者的自身机能状态、肿瘤的解剖部位及预后因素等，部分患者不宜或不能施行手术切除。然而，许多研究表明，肿瘤的快速生长、进行性的肝功能损害和肝功能衰竭是这部分不能手术切除患者最终死亡的常见因素。如何能控制肿瘤生长，提高患者生活质量和延长生存时间是众多医生面临和需要解决的问题。灭活技术的发展，包括药物、射频、微波固化和冷冻等技术的临床应用，在一定程度上取得了可喜的成就。美国一个研究中心的结果显示，79%的肝癌患者病变局限于肝内，但仅有24%的患者适宜于手术切除，超过一半的肝癌患者适合做肝局部治疗。这些患者中很大部分可采用灭活技术。以下介绍灭活技术中的冷冻疗法——超声引导下经皮穿刺冷冻治疗术，不仅达到了局部灭活效果，而且微创下操作，能最大限度减少患者机体创伤。

（一）冷冻治疗的病理生理改变

正常组织和肿瘤对低温都是敏感的，通过一系列物理及化学机制，包括冷却的速度、温度降低的绝对值、融化的速度、采用的冻融周期数和融化后缺血的延迟效应，最终导致细胞死亡。冷冻研究中发现，当冷冻探针插入肝组织，在形成的冰球内有3个相互重叠的损伤区，即在距离探针最近的区域——快速凝结区，凝结区域和速度与探针的距离增大而相应减低，即中速冷凝区和快速冷凝区。相似地，冰球内部的温度随着与探针距离的增大，下降3～10℃/mm，从探针附近−170℃到仅低于0℃的冷冻区周边部。所以探针周围的损伤区域也随温度的升高而减低。不同温度下细胞死亡的数量也不完全相同。快速冷凝区组织细胞所遭受的破坏是由不同机制共同引起的。当冷却速度为50℃/min时，在紧邻冷冻探针附近的组织细胞中，细胞脱水尚未发生，其内水分已凝结，细胞内冰晶尤其致命，小的冰晶融合时，产生物理的研磨作用。损伤细胞膜和细胞器导致细胞彻底死亡。中度冷凝（1～10℃/min）时，随着细胞外液转变成冰、细胞脱水，温度下降很快。在细胞脱水到一定程度前，细胞内水分凝结，引起不可逆的细胞损伤、细胞内冰晶形成溶质沉淀。细胞内渗透压升高和跨膜渗透压梯度平衡时，细胞内不再进一步脱水，结果是细胞脱水未能达到一定的程度。解冻期内，无溶质流动，细胞免遭第二次致命性损伤，这些损伤继发于解冻期内等渗性再脱水引起的水分内流，在中速冷凝区内的细胞未遭其厄运，所以它们的存活率提高了。在低速冷凝区域内，由于细胞内外成分有显著的差别，细胞内为凝结的水顺渗透压梯度外流，导致细胞内脱水。脱水的后果导致胞内 pH 值及离子浓度改变，蛋白质变性，细胞膜和膜联酶系统破坏，直接使一些细胞死亡。当冷冻损伤区解冻时，细胞外液首先融化，很快产生一个相对低渗的环境，水向高渗的细胞内流动，引起细胞肿胀、破裂或死亡，这种损伤主要发生在低速冷凝区外周的损伤区内。

温度对组织细胞的损伤，不同的组织和温度的敏感性变化相当大。研究表明，当温度低于 -40℃ 时，细胞内水分几乎都是凝固的，组织完全灭活。大多数正常的肝细胞在 -20 ~ -15℃ 间死亡。而 -10℃ 时大多数肝细胞存活。而肝脏的肿瘤细胞倾向于在更低的温度甚至达到 -40℃ 时才能彻底死亡。冷冻治疗中，-40℃ 的同步低温大体位于从探针到冰球边缘的 3/4 距离内。为了达到这种低温水平，可靠近灭活病灶边缘的肿瘤组织，冰球常扩大到肿瘤边缘外 1 cm 的范围。

（二）手术前准备

应该在冷冻治疗前通过术前仔细的影像学检查明确肝脏肿瘤的范围、部位与肝血管和胆管的位置关系。因为冷冻治疗过程中，冰球周围血流将带走部位低温，对全身其他脏器也造成低温状态。所以，如果肝脏体积的 40% 被肿瘤占据的患者不宜做冷冻治疗，以免造成冷冻性休克综合征和术中低体温的严重并发症。对于靠近大血管旁（如肝门静脉、肝静脉）冷冻式也要特别谨慎。超声引导医生和穿刺操作医生应该在治疗前会诊，充分掌握需要冷冻的肿瘤解剖部位和数量、范围及体积大小，是否需要分次冷冻治疗等。

（三）操作

超声定位后，确定穿刺进针路径，局部消毒、铺手术巾，用 0.2% 利多卡因穿刺点局部麻醉后，再在超声引导下按预定路径进针至肿瘤部位（靶目标），启动冷冻装置。通常采用液氮冷却液冷冻治疗。冷冻开始后，超声实时监测凝结过程，凝结的边界呈高回声带伴后方声影。冷冻持续到凝结的边界超出超声下肿瘤边缘 1 cm 为止。根据冷冻治疗系统的工作效率及肿瘤的大小，典型的凝结过程需要 8 ~ 15 分钟，动物实验证明，超声显示的凝结范围其组织学活性完全丧失。冷冻结束后让冰球自然复温 5 ~ 10 分钟再拔去探针。如需多部位冷冻治疗，按上述操作再行冷冻治疗。有学者报告，部分患者开腹手术行冷冻治疗，可同时插入 4 根探针冷冻，而且用于辅助阻断入肝血流以获得更大的冷冻效果。但开腹手术大大增加了对患者的创伤。

（四）并发症

超声引导下经皮穿刺冷冻治疗的并发症报告较少，而开腹冷冻治疗病例有并发症的报告，大体上可分为手术方面的、技术性的和晚期的并发症，主要是报告技术性和晚期并发症与冷冻操作直接有关。总体上并发症发生率为 10% ~ 40%，死亡率为 0.5%。主要并发症有全身性低温、出血、漏胆、冷冻性休克。而死亡病例中，绝大多数死亡的共同病因不是冷冻所特有的，而主要是心、肺并发症。

冷冻治疗原发性肝癌和转移性肝癌已在许多医疗中心开展，有报告对原性肝癌患者单独采用冷冻治疗，5 年生存率约 30%。生存率和肿瘤生物学行为呈正相关，其中肿瘤大小似乎是最重要的。美国的一个治疗中心报告，肿瘤＜5 cm 的患者，5 年生存率为 48%。而肿瘤＞5 cm 的，5 年生存率仅有 25%。与其他灭活技术相比，初步的研究表明，冷冻治疗的效果不比其做非手术切除性治疗措施差。冷冻治疗是安全的，并发症发生率也较低。

四、超声或 CT 引导下经皮穿刺放射性粒子组织内植入术

放射治疗是治疗恶性肿瘤的主要手段之一，始于 19 世纪末期，放射性粒子组织间近距离放射治疗距今也有近 100 年的历史。近 20 多年来，随着新型、低能放射性粒子研制成功，计算机三维治疗计划系统的出现及超声、CT 引导定位系统的发展，使放射性粒子治疗肿瘤的技术获得了新的活力，得到了快速发展和广泛应用。目前，在美国，放射治疗已成为前列腺癌的标准治疗手段。对一些临床现存治疗手段疗效不佳的肿瘤，如前列腺癌和头颈部肿瘤等，放射治疗也取得了令人满意的疗效。

放射性粒子组织内植入治疗属于放射治疗的一种，那么不可避免的是放射计量的考量。在临床实践中，临床计量学原则要求：①肿瘤剂量要求准确。②治疗的肿瘤区域内计量分部要求均匀。③尽量提高治疗区域剂量。④保护肿瘤周围重要器官免受照射。要达到四条原则关键是布种到位，提高植入布种命中率。放射性粒子组织间种植治疗肿瘤需多层面、多角度、多方向，甚至高深度。

作为永久植入物，必须有其在安全、疗效和方便使用方面的要求：①能发射低能量光子，穿透力弱，临床容易防护，植入后不易产生过热点而损伤主要脏器，保护正常细胞。②作用方式为永久存留在瘤体内，直接杀伤肿瘤细胞。从放射生物学角度看，低剂量率，较长时间连续放射更易杀灭肿瘤细胞。③使用方便，能通过多种方式（CT、B 超、内镜引导或直视下）植入。

放射性粒子组织内植入术的^{125}I 粒子半衰期为 59.43 天，γ 射线能量为 27～35 keV，组织穿透距离为 1.7 cm，半价层（铅）为 0.025 mm。其优点是：①靶器官准确，正常组织损伤小；②低剂量（每小时 10 U）、长时间（60 天）连续放射，疗效高；③放射能量得到完全利用；④多种植入方式（经皮穿刺、腔镜、手术中），满足不同患者的需求；⑤适应证广，外科手术的同时与放射疗法综合，可将局部控制率大大提高；⑥治疗费用低廉，患者生活质量高，住院时间短。

（一）适应证

未经治疗的原发癌症；需保留重要功能性组织，或手术将累及重要脏器，如脑深部的肿瘤；不宜或患者不愿行根治性手术；手术中癌症累及重要组织，只能行姑息手术的病例；为预防癌症局部或区域性扩散，增强根治效果的病例，可以进行预防性植入；转移性肿瘤病灶或术后孤立性肿瘤转移病灶而失去手术价值者；外放疗后因剂量或组织耐受等原因致癌灶局部残留的病例；无法手术的原发病例，如巨块型肝癌、鼻咽癌等；应用于三维立体定向脑功能核损毁术治疗癫痫、帕金森氏病等；其他部位某些不能切除的良性肿瘤。

1. 胰腺癌　胰腺癌早期不易发现，手术切除是主要治疗方法。根治性切除术包括 Whipple 术和全胰切除术，手术损伤大，切除率低，术后患者生存期不长。国外大样本分析显示总体手术切除率低于 15%，手术死亡率高达 17%，术后平均生存时间位为 12.7～17.0 个月。放化疗效果总体不良。放射性粒子组之间植入治疗胰腺癌近年来发展较快，目前，主要在术中经超声引导植入，所用的放射性粒子主要是^{125}I，根治性剂量是 110 Gy，但易出现胰漏、胰腺炎、出血、感染、粒子随血流迁徙等并发症。有报道一组粒子植入治疗不可切除的胰腺癌，局部控制率为 71%，平均生存期为 12 个月。

2. 肝脏恶性肿瘤　原发性肝癌是我国常见恶性肿瘤，肝脏也是身体其他部位恶性肿瘤的常见转移

部位，尤其是胃肠道和胰腺恶性肿瘤，所以肝脏恶性肿瘤的有效治疗具有非常重要的临床意义。原发性肝癌治疗手段较多，除了可手术切除外，TACE 和多种热消融治疗技术都是很好的选择，但都有其不足之处。TACE 使用于富血供病灶，而且栓塞不彻底，常常需多次治疗，给患者带来很大的心理压力。各种热消融治疗效果肯定，但对于 > 5 cm 的病灶，一般难以完全灭活。另外原发性肝癌常常伴有不同程度的门脉瘤栓和区域淋巴结转移，这都是 TACE 和各种热消融治疗的盲点。目前放射性粒子植入一般作为原发性肝癌的综合治疗手段之一应用于临床。主要用于少血病灶、反复栓塞术后病灶血管细小或闭塞难以再次 TACE、热消融治疗复发、门脉瘤栓以及区域转移淋巴结的治疗，一般在 CT 引导下经皮穿刺施行，往往起到前述方法难以达到的疗效。转移性肝癌的治疗比较困难，病灶多为少血供，所以 TACE 总体效果不良，常规放化疗也难以起到有效疗效。上述热消融治疗仅适用于病灶数目少于 3 个，单个病灶直径小于 5 cm，所以使用更有限。采用放射性粒子植入，可使得病灶局部得到高剂量的放射性照射，灭活肿瘤细胞，而对正常肝组织的放射损伤小，也可对多个病灶同时或隔期进行治疗。粒子植入治疗的疗效受到多种因素的影响，有报道一组大肠癌肝转移 ^{125}I 粒子植入后 1、3、5 年实际生存率分为 71%、25% 和 8%，中位生存时间为 20 个月。如结合手术和其他治疗手段，治疗效果将进一步提高。

3. 大肠癌　主要与外科手术切除结合应用，在临床上根据具体情况分为根治性手术切除加术中放射性粒子植入、姑息性手术切除加放射性粒子植入，以及术后肿瘤复发的放射性粒子植入三种方式。一般选择 ^{125}I 粒子。植入方式可选择术中经腹腔放射性粒子植入、超声引导下放射性粒子植入以及 CT 引导下放射性粒子植入。其中 CT 引导有定位精确、显示清晰、创伤小等优点，特别对直肠癌术后骶骨复发病灶的粒子植入治疗具有独特的优势。疗效确切，局部控制率及患者生存率均较单一手术治疗明显提高。

（二）方法

所有患者治疗前均进行安全评估，内容为侵入性治疗前常规项目。

1. 制定治疗计划　依据患者最新 CT 或 MRI 影像检查，将影像资料输入 TPS，勾画肿瘤形态大小，建立三维立体图像，同时应勾画出局部靶器官和邻近重要的器官及大血管，规避血管和重要器官。确定靶区直径，制定出植入微粒区域。根据肿瘤体积、位置及与邻近重要器官的关系，依据 TPS 设计完成肿瘤中心、边缘剂量及微粒空间分布，精确制定绘出立体图标、等剂量曲线、吸收剂量指标，制定临床需要的放射源初始剂量率，并打印出详尽的治疗计划报告。

2. 碘籽的消毒方法　采用高压蒸气消毒或戊二醛液体浸泡消毒。

（1）植入器：国产推送式植入器。

（2）放射检测：采用 Radiometer 及普通 X 线平片对碘籽进行定量及定位监测，必要时用 γ 照相追踪。

（3）放射防护：铅帽、铅面罩、铅围脖、铅衣、铅手套等。

（三）注意事项

1. 操作要点　永久性组织间植入放疗，一般采用人工放射源粒子（0.8 mm×4.5 mm）植入组织中或淋巴引流区。因其为低剂量、持续性放疗，放射源半衰期较短，一般在该放射源的 5～10 个半衰期后，其放射性已接近本底而无放射性损伤。植入方法是本疗法的重要操作步骤，其要点为：将放射源准确地植入到靶组织内，并防止其移动。根据靶组织的体积、密度（半价层），以及其邻近重要脏器的关系进行合理布源，达到"定向爆破"，最大限度杀灭癌细胞，最小限度损伤正常组织及其功能的目的。

欲达此目的，必须有丰富的放射物理学及放射生物学基础，结合临床癌症学经验，特别是癌症外科学经验，不但要在术中判断残留癌灶的范围以进行"定向爆破"，而且要根据癌症生物学知识，在残癌扩散的途径上"布雷"，才能提高局部扩散性癌症（Ⅱ～Ⅲ期）的治愈率。不同的解剖部位有不同的植入法。操作中必须轻柔、准确，避免损坏粒子外壳引起放射泄漏。植入完成后，应行 X 线摄片，为粒子定位及计数。手术敷料及手术室垃圾均应用放射探测仪，检测其有否放射源失散。

2. 标准　根据病灶周围脏器组织特点，制定安全进针路径的标准：①无非实质组织内的大血管；②无胆囊和肝实质外的胆管；③避开大的神经组织；④尽量避开空腔脏器和正常的胰腺组织；⑤尽量避开容易出血的实质组织，如肾脏、脾脏。根据此标准，判断大致的穿刺进针区域。

3. 定位　CT 下定位，要先根据之前的 CT 片判定穿刺点区域，将定位网架放置于穿刺点区域，再根据网架标记点和断层进行三维坐标定位，确定进针点、进针角度和深度；B 超为实时定位，但也要在穿刺前先进行穿刺点区域，穿刺目标的判断。穿刺点区域进行消毒铺巾，局部浸润麻醉，用 18G 穿刺针（或切割活检针）在 B 超或 CT 引导下边验证角度和深度，边进针，直至穿刺针尖到达肿瘤目标。将针尖直接穿刺到肿瘤的远端，然后边退针边植入粒子。穿刺结束后，再检查有无出血、漏气等迹象。穿刺后常规给予抗生素和止血药预防感染和出血。

4. 术后观察　观察并发症、粒子分布情况，随访进行疗效观察。1 个月后复查 CT，了解粒子分布，根据实体瘤疗效评价标准（RECIST）了解肿瘤变化。

（四）关于穿刺针规格

很多文献显示病灶穿刺基本都是使用 21G、22G 的细针，目的是为了减少脏器组织创伤，减少消化液漏的发生。诊断性穿刺多数为针吸，获取组织少，诊断准确率低。治疗性穿刺因为穿刺针管径细，只能注入一些液体药物，可供选择的药物也受限。所以无论是诊断活检还是治疗注药，过细的穿刺针难于达到目的。

18G 穿刺针是诊断治疗最常用的穿刺针，缓释的化疗颗粒、放疗的 ^{125}I 粒子都得用 18G 穿刺针植入。我们的资料显示，只要充分考虑了穿刺路径中相关的脏器组织结构和特点，采取必要的措施，不会造成穿刺路径上脏器组织的严重损伤。对于胰腺自身组织，尽量避开影像学上正常的胰腺组织，就不会造成难于处理的胰漏。如果确实不能避开正常组织，穿刺前后使用生长抑素，减少胰液分泌，也能很好地预防胰漏。治疗性穿刺针道相对诊断性穿刺多，是为了使药物或粒子分布得更均匀，达到最佳剂量范围或场。我们的结果显示，粒子治疗后的效果非常理想。

（五）关于 CT 或 B 超的引导

B 超和 CT 引导的穿刺是胰腺和壶腹区病变诊断和治疗的重要手段，目的都是为了准确、安全地对病灶进行穿刺，各自有其特点。CT 分辨率高，对比度好，可清楚显示病变位置、大小以及相邻结构的关系，又可精确地确定进针点、进针行径、角度和深度。尤其胰腺为腹膜后器官，位置深，相邻器官复杂而重要，所以 CT 的特点是精准，如果是治疗，药物的注入或植入分布更均匀。但 CT 引导相对繁琐，占时较多，实时监测对 CT 机的要求很高，价格昂贵。

B 超引导相对来说操作便利，实时引导，可以时刻监测针尖的位置，穿刺部位和方向相对较多。但由于超声成像的特点，对某些部位的病灶的引导成像不清楚或存在盲区：①多气脏器或多气脏器临近脏器（肺、纵隔、膈肌、肝脾上部靠近膈肌处等）。②骨骼组织或贴近骨骼的组织（髂骨、椎骨等）。③特别深在的、周围结构复杂的部位（门静脉下腔静脉间隙病灶——此处周围有胆道系统、胃十二指肠、胰腺等，肾上腺，肾门与下腔静脉或腹主动脉间三角区域等）。另外 B 超引导的粒子植入对于较大的肿瘤来说，粒子分布没有 CT 引导穿刺植入均匀。

穿刺前 B 超和 CT 的联合检查可以增加病灶信息的反映，穿刺后又可相互验证穿刺部位有无出血、空腔脏器漏和粒子的分布情况等。

尽管 B 超和 CT 各自的优缺点，但只要能清楚地显示病灶，穿刺的准确率都很高，并无多大差异。

（六）关于进针方向

我们主张尽管不经正常胰腺组织穿刺，如果病灶深埋于胰腺内，则尽量避开胰管的解剖位置，胰腺管的解剖位置一般位于胰腺的前侧。胰头颈部可以从前方穿刺，胰腺钩突、胰后方的淋巴结应从侧方经文氏孔穿刺，也可从后方进针。这两个方向的进针穿刺，在 B 超引导下难以完成，因为距离长，超声波衰减使组织分辨困难，所以一般需要在 CT 引导下完成。后进针因为有下腔静脉的阻挡，所以很多病例不易完成。关于经正常胰腺，亦有人用细针（22G）经下腔静脉穿刺胰头，但胰头肿瘤常常引起阻塞性黄疸，而黄疸患者又常常发生凝血机制异常，所以实质外大血管的直接穿刺，尤其用较粗的穿刺针穿刺是一个非常危险的操作，应慎重施行。

（七）关于经空腔脏器

空腔脏器如果能避开就尽量避开，如果像胃肠等脏器避开不了，穿刺也不可怕。Tseng 等曾为 8 例患者进行了 9 次 CT 引导的经皮经胃胰腺穿刺，均获成功，且无并发症。根据术前影像资料，若估计须胃肠道穿刺，就必须进行充分的穿刺前胃肠道准备。准备包括口服肠道菌抗生素，洗肠，禁食 10 小时和插置胃管等。

（八）关于生长抑素的使用

目前生长抑素的价格较高。如果仅从预防胰、胃、肠漏的角度来说，预防性生长抑素的使用不是常规必须的，但在危险病例则应使用。危险病例包括：①经胃肠道的穿刺；②经正常胰腺组织的穿刺，有可能穿刺到主胰管或大分支胰管。研究证明，生长抑素有抑制胰腺癌的作用。从这个角度来说，对那些已经确定为胰腺癌的病例，生长抑素的使用是有益的。

（九）关于针道转移

Kosugi 等观察发现胰腺癌穿刺后，针道转移一般发生在术后 6～24 个月，发生率小于 1%。Schotman 等在另一组肝癌穿刺病例中也发现了相似的结果。因此，有人主张对怀疑为恶性肿瘤的肝占位病变不要行穿刺活检。我们认为，对于怀疑为恶性胰腺占位，如果估计可以手术切除者，确实没必要行术前的穿刺活检，但对不能或不需做手术的占位病变，则需要做活检，而对于那些接受穿刺治疗者，穿刺本身即为治疗。

（十）展望

基于严格适应证筛选基础上，科学制定放射性粒子植入计划，在影像导引下施行放射性粒子植入术，疗效已经得到肯定，对肿瘤的局部控制率优于外放疗，放射性不良反应明显低于外放疗。对于无远隔转移的实体肿瘤，可望达到临床治愈的目的。对于已有远处转移的患者，可分期选择性植入，可明显减轻肿瘤痛，提高患者生活质量，延长患者生存期。如结合适当的全身治疗手段，可进一步提高疗效。

未来，随着临床应用的广泛，将不断阐明不同肿瘤细胞对近距离持续照射的生物学行为，探索出科学、有效的致死剂量和安全、有效的边缘剂量，将逐渐形成不同于传统外放疗的局部组之间放疗理论体系。另外，基于近距离放疗理论的指导，将研制出快速高效的治疗计划系统，并与影像工作站兼容对接，实现在手术过程中实时进行计划调整，指导完美地置完最后一颗粒子。再者，放射性粒子的研制也将不断进步，包括安全高效的针对不同肿瘤细胞的同位素选择、载体材料的人体相容性、可吸收材料载体的研发、粒子几何形态的丰富多样性等都将不断完善，相应的植入系统也将日趋完善，以满足临床的需要。可以肯定，放射性粒子植入技术已经成为目前战胜恶性肿瘤的一种不可或缺的重要武器。相信随着技术的进步，其优势将会得到更大的发展。

新的放射核素的研制成功和 B 超、CT 三维治疗计划系统的应用，保证了粒子植入治疗剂量分布更均匀、更合理。对于那些术后复发的肿瘤，尤其是外科和放疗后复发的肿瘤，提供了更合理、更有效的治疗途径。

但临床尚有许多问题需要解决，如不同增殖速率的肿瘤如何选择不同放射性核素，以获得最大的杀伤效应；粒子种植治疗与外放疗的合理结合；新的放射性核素的临床应用前景如何需进一步明确。

总之，粒子种植治疗肿瘤由于其创伤小、靶区剂量分布均匀和对周围正常组织损伤小等特点，使其临床应用显示了广阔的前景。

（十一）《放射性粒子植入治疗技术管理规范（试行）》

为规范放射性粒子植入治疗技术的临床应用，保证医疗质量和医疗安全，特制定本规范。本规范为技术审核机构对医疗机构申请临床应用放射性粒子植入治疗技术进行技术审核的依据，是医疗机构及其医师开展放射性粒子植入治疗技术的最低要求。

本规范所称放射性粒子植入治疗技术是指恶性肿瘤放射性粒子植入治疗技术，所涵盖的应用范围包括实体肿瘤经皮影像（B 超、CT、MRI 等）引导下放射性粒子植入，经内镜（包括腹腔镜、胸腔镜、自然管道内镜等）放射性粒子植入，手术直视下放射性粒子植入。本规范所称放射性粒子植入治疗技术不包括口腔颌面部恶性肿瘤放射性粒子植入治疗技术。

1. 医疗机构基本要求

（1）医疗机构开展放射性粒子植入治疗技术应当与其功能、任务相适应。

（2）二级甲等以上综合医院或肿瘤医院，具有卫生行政部门核准登记的与开展该技术相关的专业诊疗科目，具有影像引导技术设备（如 CT、MRI、超声、内镜等）和治疗计划系统。

（3）医疗机构必须有卫生行政部门核发的放射诊疗许可证和食品药品监督管理部门核发的放射药品使用许可证（第二类及以上）。

（4）开展肿瘤临床诊疗工作 5 年以上，其技术水平达到二级甲等及以上医院相关专业重点科室要求，在本省（自治区、直辖市）同等医院中处于领先地位。

（5）实施治疗场地要求

1）符合放射粒子技术操作场地及无菌操作条件。

2）全部影像导引技术设备（CT、平板 DSA、MRI、超声）具备医学影像图像管理系统。

3）具备进行抢救手术意外必要的急救设备和药品，全部技术操作均在心电、呼吸、血压、脉搏、血氧饱和度监测下进行。

4）具备符合国家规定的放射性粒子保管、运输设施，并由专人负责。

（6）按照国家有关放射防护标准制订防护措施并予实施。

（7）有至少 2 名具有放射性粒子植入治疗技术临床应用能力的本院在职医师，有经过放射性粒子植入治疗相关知识和技能培训并考核合格的、与开展本技术相适应的其他专业技术人员。

2. 人员基本要求

（1）放射性粒子植入治疗医师

1）取得医师执业证书、执业范围为开展本技术相关专业的本院在职医师。

2）有5年以上与开展本技术相关的专业临床诊疗工作经验，具有副主任医师及以上专业技术职务任职资格，从事放射性粒子植入工作不少于3年。

（2）治疗计划制订人员

1）取得医师执业证书，执业范围为开展本技术相关专业的本院在职医师。

2）从事与开展本技术相关的专业临床诊疗医师或放射治疗物理师、核医学物理师，熟练掌握本技术治疗计划系统。

（3）其他相关卫生专业技术人员：经过放射性粒子植入治疗相关专业系统培训并考核合格。

3. 技术管理基本要求

（1）严格遵守肿瘤诊疗技术操作规范和诊疗指南，根据患者病情，由患者主管医师、放射性粒子治疗医师、治疗计划制订人员制订治疗方案，因病施治，合理治疗，严格掌握放射性粒子治疗适应证和禁忌证。

（2）术前严格制订放射性粒子治疗计划，术后按操作规范要求实施治疗技术质量和疗效评估。

（3）实施肿瘤放射性粒子植入治疗前，应当向患者和其家属告知手术目的、手术风险、术后注意事项、可能发生的并发症及预防措施等，并签署知情同意书。

（4）建立健全肿瘤放射性粒子植入治疗后随访制度，并按规定进行随访、记录。

（5）根据《放射性同位素与射线装置安全和防护条例》《放射性药品管理办法》等放射性物资管理规定，建立放射性粒子的采购、储存、使用、回收相关制度，建立放射性粒子使用登记档案。

（6）建立放射性粒子遗落、丢失、泄漏等情况的应急预案。

（7）医疗机构按照规定定期接受环境评估，相关医务人员按照规定定期接受放射性防护培训及体格检查。

（8）在完成每例次放射性粒子植入治疗后，都要保留相关信息，建立数据库。

（9）医疗机构和医师按照规定定期接受放射性粒子植入治疗技术临床应用能力审核，包括病例选择、治疗有效率、严重并发症、药物并发症、医疗事故发生情况、术后患者管理、患者生存质量、随访情况和病历质量等。

（10）其他管理要求

1）使用经国家食品药品监督管理局审批的放射性粒子。

2）建立放射性粒子入库、库存、出库登记制度，保证放射性粒子来源去向可追溯。在实施本技术治疗的患者住院病历中留存放射性粒子相关合格证明文件。

3）不得违规重复使用与放射性粒子相关的一次性医用器材。

4）严格执行国家物价、财务政策，按照规定收费。

五、超声引导下经皮穿刺门静脉癌栓化疗药物置入术

超声引导下经皮穿刺门静脉癌栓化疗药物置入术是肝癌微创介入治疗的一部分，主要是在超声监视下经皮穿刺门静脉癌栓通过穿刺针建立的通道置入肿瘤化疗药物。随着对肝癌血供及其介入治疗的研究

和应用迅速发展，门静脉癌栓在肝癌发生早期或晚期出现目前还很不清楚，相关研究也很少。一直以来，大多数临床工作者认为门静脉癌栓是肝癌晚期的表现，是肝癌发展到终末期才出现的病理现象，因为肝癌并发门静脉癌栓的患者一经发现往往几个月内就死亡，治疗上也较消极。然而，经临床实际观察，也发现在部分早期肝癌或小肝癌（≤5 cm），甚至微小肝癌（≤2 cm）时就已经出现了肉眼门静脉癌栓。从大样本肝癌切除的病理标本来看，并发癌栓或有镜下癌栓者达60%～70%。从而，推测门静脉癌栓发生于肝癌早期，甚至可能与肝癌同步发生。中晚期肝癌发现的肉眼癌栓是在肝癌早期癌栓发生后癌栓逐步生长、浸润的结果。程树群、吴孟超等人曾提出癌栓形成机制及分型，原发性肝癌患者多伴有不同程度的肝硬化，再生结节和纤维结缔组织使肝血窦及其前后阻力增高，同时在一些血管活性物质作用下形成门静脉高压，使癌细胞逆流入终末支门静脉并向其分支及主干发展形成门静脉癌栓；同时一些相关大分子物质在门静脉癌栓形成过程中起着极其重要的作用，如尿激酶型纤溶酶原激活物（uPA）及其受体（uPAR）和基质金属蛋白酶（MMP）及其组织抑制剂（TIMPS）系统；MMP－2、MMP－9、细胞间黏附分子（ICAM－1）、上皮型钙层黏蛋白（EoCO）和钙粘连蛋白（cadherin）以及高表达量的血管内皮生长因子（VEGF）在肿瘤细胞的黏附、降解及转移的过程中均起重要作用。当肝癌＞5 cm时，肿瘤细胞常突破其包膜，呈浸润性生长，很容易累及并突破癌旁的门静脉分支，形成癌栓，并发现癌栓生长具有一定特征：95%以上的门静脉癌栓以主瘤为基底部在同侧门静脉内生长，而对侧门静脉内生长较少；其次几乎100%癌栓以门静脉血管壁作为支架离心式向门静脉主干方向生长蔓延，而且癌栓向门静脉主干方向生长有特殊的倾向性。该几位学者经过大量实验研究发现癌栓的平均生长速度为（0.5±0.1）cm³/月，即每月发展进度为（1.2±0.4）cm，生长相对缓慢，这为临床干预治疗创造了机会。并且程树群等人对人类门静脉癌栓细胞进行了传代体外培养，成功地分离出TSQ T12细胞株，并发现其生长具有无限细胞增殖曲线特征，倍增时间短，DNA合成旺盛，恶性程度高；该细胞株主要用于门静脉癌栓生长机制的研究。另外肿瘤生长形成的内压力与瘤旁门静脉压力差也是肿瘤细胞进入瘤旁门静脉小支分的重要原因。门静脉癌栓是肝细胞癌严重并发症和转移方式，与肝癌的复发、转移及预后密切相关，且肉眼癌栓的危险性远大于微癌栓。程树群等提出了对癌栓的分型：Ⅰ型，癌栓累及二级及二级以上门静脉分支；Ⅱ型，癌栓累及一级门静脉分支；Ⅲ型，癌栓累及门静脉主干；Ⅳ型，癌栓累及肠系膜上静脉或下腔静脉。由于门静脉的特殊解剖结构，两端为封闭的毛细血管系统，无法从周围静脉到达门静脉管道，故只能通过微创介入或开腹切开才能进入门静脉系统。而且门静脉的癌栓容易导致肝内转移，故现在多在对癌栓处理同时行选择性门静脉化疗栓塞。并且与肝动脉化疗栓塞术、联合肝动脉－门静脉栓塞术、经皮穿刺无水乙醇、射频消融、微波固化等联合应用于治疗门静脉癌栓中。

（一）适应证与禁忌证

1. 适应证　适应证较广泛，只要患者一般情况良好，且能够耐受，均可考虑采取该治疗方法。原发性肝癌或继发性肝癌并发门静脉癌栓的患者；肝功能较差，一般情况较差的患者；肝癌术后复发或与其他治疗措施联合应用于门静脉癌栓的治疗；手术或其他治疗措施治疗前的准备，以达到缩小瘤灶的目的。门静脉癌栓严重堵塞门静脉主干或某分支，重度门脉高压者应慎用，其并发症出现概率高。

2. 禁忌证　肝癌晚期的患者情况较差，有全身性感染，或有重度黄疸、腹腔积液和肝功能严重损害；有严重凝血功能障碍或先天性血管功能异常。

（二）设备要求

1. 超声设备　一般选用高频率多普勒超声仪，此类超声仪器目前在大中小型医院均普遍应用。高频率超声成像清晰，精确定位病灶，辅助医师精确放置穿刺针，能满足术者的操作要求，最好的超声仪器精确度可控制在 5 mm 之内；并且多普勒超声系统具有辨别血流方向的功能，辅助门静脉的确认及定位，避免造成不必要的损伤。目前已有多家大型综合性医院使用三维多普勒超声仪，其精确度及定位效果优于二维超声。

2. 穿刺材料及药物　一般选用 18～19G 穿刺细针，该针不仅对组织损伤较小，且超声下容易辨别。常用的置入性抗肿瘤药物有 5 - 氟尿嘧啶缓释针型剂、羟基喜树碱缓释微粒，放射类置入性药物^{125}I 粒子。植入性化疗药物缓释剂与传统化疗药物相比，具有诸多优点，如其可保持瘤内局部有效的化疗药物浓度、患者全身不良反应小、持续时间长且半衰期相对较长、首过效应的消除等。相关多种新型化疗缓释剂型如微粒类、微球类、凝胶类等均有报道，临床应用甚少。

（三）治疗方法

1. 术前准备　入院期间常规完善增强 CT，初步判断是否有门静脉癌栓形成，如有癌栓，应注意癌栓的大小、癌栓层面周围邻近脏器组织等结构情况。如条件允许，可使用 TPS 初步形成治疗方案。治疗方面应积极给予保肝、降酶、增强免疫等对症治疗，取得患者及家属知情同意。

2. 操作过程　①多选择侧卧位或俯卧位，很少选择卧位。②常规超声检查，结合 CT 确定穿刺点、穿刺路径，穿刺点多选择在右侧腋后线及稍靠后的位置。③消毒、铺巾、局部麻醉，若需使用置入导管性药盒系统，应做皮肤切开。④在超声引导下持穿刺针垂直于皮肤进针，当穿刺针突破腹壁时，应再次调整进针方向，以确保穿刺可尽量一针穿刺至癌栓。⑤当针尖穿刺进入癌栓时，由于患者呼吸运动，可使穿刺针摆动，操作时应嘱患者配合；于癌栓中置入化疗药物，常用的用 5 - 氟尿嘧啶缓释植入剂。根据 TPS 计算出化疗药物剂量。在化疗药物置入的同时可以行射频消融、无水乙醇注射等治疗，以增强对癌栓癌细胞的杀伤，也可于住院期间同期行肝动脉或肝门静脉血管介入化疗栓塞术。

3. 术后处理　平卧休息，严密监测生命体征，积极给予止血药物、保肝药物等对症治疗；定期复查，必要时综合采取多种微创介入治疗措施。

4. 并发症及其处理　①腹腔出血：由于门静脉的特殊解剖位置和解剖结构，以及穿刺过程中患者呼吸运动的影响可导致门静脉损伤而出现腹腔内出血，如血红蛋白持续下降，可行输血并应用止血类药物，必要时行急诊外科手术止血。在选择穿刺治疗前应严格地把握适应证，操作过程中做到精确定位、仔细操作，与患者、超声医师密切配合。②肝衰竭，在行超声穿刺门静脉癌栓单纯化疗药物置入极少见，如出现应积极给予内科对症处理。

（四）临床疗效

经部分临床治疗观察，在手术患者或非手术患者中单纯超声引导下经皮穿刺门静脉癌栓化疗药物置入治疗门静脉癌栓效果并不理想，不能提高患者生存率，多系癌栓肿瘤细胞并不能完全被肿瘤药物杀伤，部分肿瘤细胞很快就转移了，仍需要大量临床治疗研究观察以了解该种微创治疗措施的治疗效果。在同期行肝动脉灌注化疗栓塞术或联合肝动脉 - 门静脉栓塞术的患者中，同时联合采用无水乙醇注射、射频消融、微波固化、超声聚焦等治疗措施，可明显使肿瘤体积减小、AFP 值下降以及使患者生存期延长、生存率提高。各类微创治疗具有安全、简单、有效、适应范围广的特点，逐渐形成微创治疗肿瘤的趋势。任何医疗技术都应当规范，并严格掌握其适应证及应用范围，客观地反映治疗效果。陈喆等人在对 27 例肝癌（肿瘤直径 6～12 cm）患者行瘤内注射去甲斑蝥素 - 泊洛沙姆 407 缓释剂后随访，12 个月生存率 30.0%，而同期行无水乙醇注射的患者 12 个月生存率为 22.2%，统计学分析有两组治疗效果有显著差异性（$p < 0.05$），且两组均未出现毒副反应，有学者认为缓释抗肿瘤药物能长时间保持瘤内较高的抗肿瘤药物浓度。

（五）治疗及研究展望

肝癌并发门静脉癌栓发生率高，治疗难度大，治疗效果又不理想，是目前肝脏肿瘤临床治疗及研究的一个棘手问题。在临床研究方面，还有必要建立更完善的癌栓分型标准，进行更多前瞻性随机对照临床实验研究，以评价目前现有技术、方法对癌栓治疗的疗效，从中选择最佳的治疗措施及治疗方案。注重综合治疗的应用，使各种医疗措施实施后的疗效相加最好，并发症最少。与此同时，还要开发新技术、新方法、新材料的研究，研究超声下的微创介入、纳米微粒药物、生物导弹、基因治疗等对癌栓治疗的应用。在基础研究方面，由于门静脉癌栓形成是一个多因素、多环节的过程，涉及肿瘤增生浸润、新血管生成、细胞脱落移行、黏附结合内皮细胞、侵犯血管突破基底膜等，同时涉及门静脉独特的解剖结构、血流动力学改变及微环境影响等多种因素。因此，有必要多环节对癌栓形成相关的基因、蛋白进行全面深入的研究，以了解癌栓发生的可能机制，建立癌栓发生的可能预测指标和治疗靶点，为临床肝癌门静脉癌栓的防治及治疗提供依据。只有对门静脉癌栓深入了解后，综合并择优选择治疗措施，才能更好提高疗效。

六、超声聚焦刀治疗术

超声聚焦刀是利用高强度聚焦超声（high intensity focused ultrasound，HIFU）良好的组织穿透性、瞬间产生高温、方向性及其聚焦性质来治疗肿瘤一门新技术。HIFU 技术主要将高强度的超声汇聚于某一靶区，从而使靶区高强度超声的汇聚达到能量的汇聚、靶区温度急剧升高（10～20 秒钟可升高至 80℃以上）并产生机械效应、物理效应、空化效应，使靶区组织蛋白质结构破坏、变性，染色体损伤，细胞失去活性，组织凝固性坏死；而对靶区以外的组织不产生损害或轻微热损害。由于坏死组织逐渐被机体溶解、机化、吸收，从而达到类似于外科手术切除的治疗目的，故又称其为超声聚焦刀或 HIFU 刀。最近几年来，超声聚焦刀在治疗肿瘤中的作用越来越受临床工作者重视，常应用于实质性脏器肿瘤尤其深部肿瘤病灶的无创治疗，如早晚期肝癌、前列腺癌等的治疗。

（一）高强度聚焦超声发展史

20 世纪 40 年代，Lynn 和 Fry 先后进行了高强度聚焦超声的研究，将其聚焦作用应用于猫、狗等动物的脑部实验与神经选择性损伤实验研究，发现其有能使神经组织快速破坏而周围组织损伤较小的现象，从而为高强度聚焦超声的发展和应用提供了实践应用理论及技术。1961 年，Hickey 等临床工作者首次报道了用 HIFU 对 5 例晚期乳腺癌患者行脑垂体破坏术，作为对晚期乳腺癌的辅助治疗。此后有临床工作者将其应用于前列腺增生、肾癌、肝癌等的临床治疗，但只取得初步效果。20 世纪 80 年代，研究者发现高强度聚焦超声不但具有聚集热效应、对靶区以外组织无影响、同介质内穿透性强、对脂肪组织不加温等特点，而且对高强度聚焦超声靶区的温度监测也是很容易的事。此后，随着计算机飞速发展及成熟，20 世纪 90 年代，我国研制出首台高强度相控聚焦超声热疗仪，并进行了相关的动物实验研究，为 HIFU 技术应用于临床奠定了基础。1996 年，我国研制出了具有我国自主知识产权的世界上首台临床实验性高强度聚焦超声肿瘤治疗系统（又称"超声聚焦刀"），并成功地应用于肝癌的临床治疗，该技术使我国热疗技术领域达到了世界领先水平。之后，北京、重庆等地开始进一步研制开发了 HIFU 治疗肿瘤系统并进行了推广，从而使 HIFU 医疗技术得到了广泛应用，甚至多数中小型医院也配备相关操作医师。在治疗的肿瘤的类别上也在增长，并应用到其他一些非肿瘤疾病的治疗领域。

（二）超声聚焦刀治疗肿瘤的基本原理

我们常说的声波是指振动频率在 20～20 000 Hz 之间，可以被听到，而超声波振动频率在 20 000 Hz 以上，甚至更高，我们是无法听到的。超声具有在同种介质中直线传播、良好的穿透性能等特性，由于其振动频率高，所传播的机械能也较大，而机械能可向热能转化。超声聚焦刀治疗肿瘤的原理正是利用了超声波高能量、良好的组织穿透性、同介质中直线传播及聚焦性能等物理特性，再利用特殊装置将电能转换为多束超声波并聚焦于某一感兴趣区域即靶区，使靶区组织温度短时间内升高至 65～100℃并出现凝固性坏死。其主要作用机制有高热效应、空化效应、机械效应、破坏肿瘤血供、声化学效应、免疫效应等。

1. 高热效应　超声在传播过程中能量不断地被传播媒介吸收变为热能，导致媒介的温度有所升高，即超声热效应。当超声聚焦于靶点时，可短时间内使靶区温度上升至 65～100℃，而肿瘤细胞致死的临界点温度在 42.5～43.0℃，正常细胞在 45℃，当达到 58℃时肝脏细胞即可出现凝固性坏死。如将 HIFU 聚焦某一点或区域保持一段时间后，可使靶区组织的蛋白变性，产生不可逆的凝固性坏死，从而达到杀伤靶区组织目的。

2. 空化效应　高强度的聚焦超声可使局部肿瘤组织产生高频率地振动，使肿瘤组织内广泛处于瞬间稀松状态，细胞间产生瞬时压力，形成许多小空穴，产生空化效应。空化效应造成大量微小气泡的产生，这些微小气泡在高强度超声下极不稳定而瞬间破裂，这种作用直接导致肿瘤细胞破裂损伤而失去增值、浸润、转移的能力，甚至使肿瘤细胞裂解、死亡。

3. 机械效应　超声具有快的振动频率，可使肿瘤细胞甚至大分子物质高速的振动，其直接效应导致蛋白质、DNA、RNA 等分子结构破坏，失去生物活性及功能。

4. 破坏肿瘤血供　上述作用亦可导致肿瘤血供血管的损伤、破坏并失去作用，继发性地使肿瘤组织血供减少并坏死。

其他效应包括声化学效应、免疫效应等也见有文献报道。声化学效应是指高强度聚焦超声可使水分子解离为 H^+ 和 OH^- 而损伤肿瘤细胞。免疫性效应是在高强度聚焦超声治疗后，机体的 NK 细胞比例明显增高。在动物研究实验中发现，高强度聚焦刀治疗后外周血 CD4$^+$ 细胞数量增多，肿瘤免疫主要是细胞免疫起作用，导致机体免疫功能呈正向调节状态。而在 HIFU 治疗过的肿瘤患者中，发现 CD4$^+$ 和 CD8$^+$ 均较治疗前明显升高，说明高强度聚焦超声具有免疫正向调节效应，有利于防止肿瘤的复发和转移。

（三）超声聚焦刀治疗设备

目前超声聚焦刀治疗设备分为体外型和体内型。体内型主要用于前列腺增生及前列腺肿瘤的治疗。肝癌的治疗使用体外型超声聚焦治疗系统，主要由组合探头、定位监视仪、治疗床、超声转化设备、媒介系统、TPS 治疗系统等组成。

1. 超声探头与治疗探头　超声探头主要用于肿瘤定位及治疗过程中的实时监视，正确引导焦点至靶区。超声治疗探头为超声聚焦刀的关键部分，不同型号的治疗探头有着其不同的聚焦范围及深度，其主要作用为将高强度超声聚焦至靶区，使靶区温度迅速上升而对肿瘤细胞杀伤，以达到治疗效果。回声增强是治疗后肿瘤组织凝固性坏死的特征超声图像表现。

2. 超声转化设备　即超声功能源，在工作电源下的高频发生器，输出高频连续的正弦波，经超声探头转变后可发出治疗肿瘤需要的高强度高频率超声。

3. 媒介系统　为减少超声发生折射、反射，需要声耦合剂作为中间媒介连接于皮肤与探头间，保证超声聚焦的准确性，并对皮肤有一定保护作用。

4. TPS治疗系统　确定肿瘤深度、治疗范围，拟定超声强度、治疗时间、治疗次数、治疗体位等。该系统可根据瘤灶图像和治疗方案来选择扫描方式、控制扫描精度，并通过计算机程序自动处理采集的图像信息并进行文字处理。

（四）适应证与禁忌证

1. 适应证　位置特殊、手术风险较大、肝功能差而不宜手术切除以及术后复发的小肝癌（＜3 cm）；全身情况差、不能耐受手术及其他微创治疗措施的患者；晚期肝癌的姑息治疗；某些单发，不愿接受手术治疗的3～10 cm肝癌结节的患者。甚至某些巨大肝癌，但肝功能Child分级为A、B级的患者仍可选择此治疗方法。

2. 禁忌证　肝内多发性肝癌或全身多处转移；有严重器官功能损害者；全身情况差、恶病质或有严重感染伴中毒症状者；治疗区域有严重皮肤破溃者；肝脏多发囊肿，超声无法聚焦于靶区者；有严重凝血功能障碍或有明确出血倾向患者。

（五）临床治疗应用及疗效

1. 术前常规准备　了解患者一般情况，完善CT或MR等相关检查；给予保肝、平衡内环境、纠正凝血功能等治疗；预先使用TPS系统制定超声聚焦刀治疗计划；告知相关风险，取得患者及家属同意；术前禁食水，做好皮肤清洁准备，必要时给予镇静、镇痛处理。

2. 治疗方法　①根据病变位置选择治疗体位，体位要适宜且容易固定，方便操作和观察。②通过超声图像定位，确定癌肿大小、形态、边界，以确定瘤灶与邻近组织的密切程度，调整探头确定聚焦区域的范围。③有序地对每一层面聚焦治疗，破坏各个层面的肿瘤组织，并从实时监测的超声回声变化作出超声治疗量的调整。治疗有效的超声图像特征为治疗后聚焦区域的癌组织回声明显增强遂后逐渐降低，最后呈现不均匀增强的表现，可见到坏死液化暗区或钙化灶图像，且复查治疗区域的肿瘤组织体积逐渐减小，肿瘤中心及边缘无血供表现。④对于位置较深、较高的肿瘤灶，某些患者需要术前麻醉下行部分肋骨切除后，再行超声聚焦刀治疗。

3. 术后处理　①术后注意监测生命体征，少数患者会出现体温升高，多为吸收热，对症处理即可，积极护肝治疗、补液并防止其他并发症。②部分患者术后会出现纳差、腹胀、腹痛等不适，症状一般较轻，多可自行缓解。③少见的还有皮肤烧伤、骨膜刺激反应、胸腔积液等，均应给予相应处理。

4. 注意事项　术前保持禁食水，减少肠道气体干扰；由于超声聚焦刀使用的超声频率高，能量强度大，术中注意超声强度选择及作用时间，避免引起皮肤烧伤、骨膜反应等症状；术中应仔细，避免有层面遗漏，对肿瘤病灶要有充分聚焦时间、聚焦范围。只有治疗时尽可能地选择较大的超声窗，这样可以保证最大范围的治疗肿瘤。一般在对瘤灶治疗后，再向周围扩展1～2 cm，而且超声通过的区域最好不要有骨骼存在。一般治疗时输入的电功率为1～2 kW，治疗时间一般为30～60分钟，靶区超声强度控制在700～1 500 W/cm²，时间过长或强度过大容易造成相应的并发症。

5. 临床治疗应用　由于超声聚焦刀具有无创、不流血、无辐射的治疗措施，国外临床主要应用于体表肿瘤或前列腺肿瘤，对机体深部肿瘤的治疗应用不多。主要限于深部肿瘤治疗时，由于聚焦区域可能落于靶区外而造成更多的损伤和并发症，且易受其他器官组织的干扰，特别对于邻近膈顶的肝肿瘤，极易受含气的肺部组织影响。同时该技术于其他治疗技术结合治疗肿瘤也屡见报道，但缺乏严密的前瞻性随机对照大宗病例研究报道。

6. 临床疗效　自超声聚焦刀临床应用于肝癌的治疗以来，各家报道都认为其治疗肝癌是有效可行的。有小样本研究 13 例肝癌患者接受超声聚焦刀治疗后，肝肾功能、电解质、心电图等与治疗前比较并没有明显改变。在 2009 年的一篇前瞻性临床实验研究报道中，对 19 例肝癌患者行超声聚焦刀治疗，肿瘤直径（7.5±2.1）cm（5～10 cm），12 例为单发瘤灶，1 例 2 个瘤灶，3 例 3 个瘤灶；治疗后 1、2、3、4 和 5 年生存率分别为 100%、83.3%、69.4%、55.6% 和 55.6%，该篇报道认为对于无法手术或其他方法治疗的肝癌，采用超声聚焦刀是行之有效的方法。在 2011 年的一篇文献报道中，对 73 例无法切除的肝癌患者行超声聚焦刀和肝动脉介入化疗药物灌注栓塞疗法，45.2% 的患者获得完全切除效果，中位生存期为 12 个月，1、2、3 年生存率分别为 49.1%、18.8%、8.4%；该篇文章认为切除率、瘤灶大小是影响预后的重要因素。在多种治疗方法联合治疗肝癌中，谭新劲等人探讨高功率聚焦超声联合经皮穿刺注射无水乙醇治疗原发性肝癌 22 例疗效及其影响因素，经联合治疗后患者临床症状改善、治疗区域病灶回声增强、血供减少或消失；18 例瘤灶体积明显缩小，12 例 AFP 浓度下降；6 个月、12 个月和 24 个月生存率分别为 90.9%、85.8% 和 71.5%；有学者认为疗效与肿瘤分型、病灶大小、数量、肝功能等因素有一定关系。另外有多篇文献对超声聚焦刀联合肝动脉介入化疗栓塞、射频消融、放射性核素治疗等措施联合应用于肝癌治疗的研究及效果分析。

（六）进展前景

高强度超声聚焦刀作为治疗肝癌的一门新技术，具有定位准确、治疗超声量可控、无创、无辐射等多种优点。与其他治疗技术比较，其具有更广泛的适应性，多学科肿瘤的治疗应用，实用性强。但由于该技术仍有许多问题和困难需要克服，限制了其临床应用的普遍性。高强度超声聚焦刀多种肿瘤的治疗研究，还需进一步科研及临床治疗实践证实，以及进一步完善其治疗和操作系统。由于近年来微创及无创治疗趋势的发展，超声聚焦刀将具有很好的临床治疗发展前景。

七、肝癌血管介入治疗

肝癌的血管介入治疗是基于放射介入学而发展起来的，介入放射学（IVR）是新兴的一门综合性学科，集影像诊断学、临床诊断学及临床医学于一体，是以影像学和临床医学为基础，在医学影像学设备（X 线、B 超、CT 或 MRI 等）的引导下，结合临床治疗目的，利用穿刺针、导管及其他介入医学设备及材料，对病灶进行组织采集、穿刺活检、穿刺引流、栓塞术、药物灌注、成形、支架置入、消融等治疗的综合性学科。肝癌血管介入治疗是在影响设备的引导下，经皮肤血管插管至肿瘤血供的肝动脉或门静脉进行化疗药物灌注或化疗药物栓塞等治疗操作，从而达到治疗肝癌目的的微创医疗技术。

自 1953 年 Seldinger 首先采用穿刺针、导丝和导管的置换完成血管内置管的操作，从而创立了经皮血管穿刺技术，即 Seldinger 技术。到 1964 年，Dotter 和 Judkin 完成了经皮穿刺利用导管系统使粥样硬化狭窄的外周血管扩张和再通，为后来球囊成形术和内支架置入术奠定了理论及实践基础。1967 年，IVR 由 Margulis 提出。此后介入放射学在临床应用迅速发展。1979 年日本临床工作者开始将碘油作为栓塞剂用于治疗肝脏肿瘤，并取得较好的临床效果。20 世纪 80 年代，我国介入医学开始起步，发展迅速，现已成为与内、外科并列的三大诊疗学科之一。在目前，肝癌切除术仍是治疗肝癌的首选方法，由于肝癌发病隐匿，大多患者被发现肝癌时已进入中晚期，而且失去了手术的机会，往往这类患者并发肝硬化及肝功能衰竭，手术风险大，切除率低，复发率高，生存率较低。随着肝癌血管介入治疗的发展，至今已获得令人振奋的效果，并在大中型医院成熟地开展与应用。

（一）基础理论及方法简介

由于正常肝组织的血供即为肝动脉与门静脉双重血供，肝癌血管介入治疗是基于肝癌血供理论的。经过大量动物实验发现，肝癌的血供大部分来自肝动脉，90%～95%的肝癌血供源自于肝动脉；发现有少部分小肝癌、卫星瘤灶及肿瘤周边区域是由门静脉提供血液供应的。最近日本和韩国学者近来发现肿瘤对介入治疗的敏感程度与肿瘤分化程度呈负相关状态，肿瘤分化程度越高，门静脉参与肿瘤血供的比例越大。罗鹏飞等通过研究动物和人的肝癌模型中证实，肝癌除主要有肝动脉血供外，门静脉同样参与血供，并发现无包膜浸润型瘤灶、多发结节型瘤灶、转移性瘤灶，除了接受肝动脉血供外，还有相当一部分接受周围非肝癌组织肝窦内来源的门静脉系统血供；在部分动物实验中，发现栓塞瘤灶肝动脉后，门静脉成为瘤灶的主要供血血管，而且肝癌的血供血管网通常较为复杂、紊乱、迂曲且粗细不均，血管壁缺乏肌层，血流速度较缓，以及瘤内组织通常无枯否细胞，无法对血管内物质进行吞噬，多种原因导致化疗药物可高浓度的积聚于肿瘤组织。如经超选择性动脉插管并行化疗药物灌注，可使瘤内化疗药物浓积聚，增强多肿瘤的杀伤性，降低药物对机体的不良反应。如再对肿瘤动脉栓塞，肿瘤血供急剧减少，瘤体缺血、坏死、体积减小，但并不能导致所有癌细胞死亡，因为肿瘤边缘的癌细胞多可借助周边正常肝组织的血供营养支持。所以，多种治疗措施的辅助治疗是很有必要的。虽然血管介入治疗肝癌与非血管介入治疗肝癌的机制不同，但其最终目的是大量杀伤肿瘤细胞，导致大量肿瘤组织坏死，达到类似于切除肿瘤的效果，使机体免疫功能再度在抗肿瘤免疫中占优势来防止肿瘤复发和转移，并且可以保护正常肝组织免受进一步损害，同时保存其剩余的肝细胞功能。经血药监测证实，只有不到1/3的药量进入肿瘤以外的血管及组织，2/3以上的化疗药物均聚集于肿瘤内，因此肝癌血管介入治疗的全身反应明显要比全身化疗低，疗效也较全身化疗理想。

1. 肝癌血管介入治疗设备及材料

（1）C臂形X透视或数字减影血管造影（digtal subtraction angiography，DSA）设备。现常用DSA设备，由于其利用计算机消除了骨骼及软组织在造影中对感兴趣区域的影响，提高了血管显示的清晰度。

（2）介入器材包括：①穿刺针，穿刺血管建立通道用；②导管鞘，在使用导管及导丝的操作中保护组织及血管壁；③导丝，在X线下显影，插至靶血管为导管进去靶血管导向，常见的有超滑导丝、超硬导丝、超长交换导丝；④导管，放射介入诊疗的重要器械，用于造影剂及药物注入，辅助导丝完成相关操作。

2. 肝癌血管介入治疗方法

（1）肝动脉化疗栓塞术：较常用，通过导管对肝动脉实施化疗药物灌注后栓塞肝动脉。

（2）超选择性肝动脉化疗栓塞术：在造影设备下将导管送至肿瘤所在的肝段、肝亚段进行化疗药物灌注后栓塞该级的肝动脉。

（3）肝动脉栓塞术（TAE）：为单纯栓塞血管。

（4）联合肝动脉-门静脉栓塞术（TAPVE）：是在超选择血管置管下对肿瘤所在肝段同期行介入栓塞。

（5）肝动脉灌注术（TAI）：较少单独使用，主要用于提升局部化疗药物浓度。还有暂时阻断肝静脉后肝动脉栓塞化疗术、夹心面包栓塞化疗法、置入性药盒导管系统、动脉栓塞结合内放疗等治疗方法。

（二）适应证与禁忌证

1. 适应证

（1）无法手术或手术风险较大的原发性肝癌或继发性肝癌。

（2）肝功能较差，一般情况较差的患者。

（3）肝癌术后复发或与其他治疗措施联合应用于肝脏肿瘤的治疗。

（4）不愿手术治疗或化疗的患者。

（5）手术或其他治疗措施治疗前的准备，以达到缩小瘤灶的目的。

2. 禁忌证

（1）对造影剂过敏，多为对碘过敏患者。

（2）罕见的有对介入材料有接触性皮炎反应的患者。

（3）全身情况差、恶病质、肝功能严重受损的患者。

（4）已发生全身广泛转移的患者。

（5）白细胞计数 $< 3\,000/mm^2$ 者。

（6）同时存在急性胆管炎、肝脓肿的患者。

（7）门静脉阻塞者或门脉高压伴逆向血流者。

（8）胆管癌栓、梗阻性黄疸患者。

（三）治疗方法

1. 术前准备　取得患者及家属知情同意；调节患者状态，包括维持内环境稳定、护肝、控制感染、纠正凝血功能、调节免疫等对症治疗；多数患者需要行穿刺区域清洁备皮。

2. 操作步骤　①选择适当的穿刺部位：股动脉为最常用的穿刺部位，也可以选择其他动脉进行，如肱动脉、腋动脉、锁骨下动脉等。②麻醉：通常采用局部麻醉，对于不合作者或婴幼儿可在麻醉师陪护监管下实施全身麻醉。③采用 Seldinger 穿刺法：扪及动脉搏动后，标记穿刺点，常规消毒、铺单、铺孔巾，麻醉成功后，用尖刀片破开皮肤 2 mm；穿刺进针，始终保持穿刺针斜面朝上（有利于导丝推进），穿刺角度保持在 30°~60°，快速穿刺进针，突破血管鞘后有明显突破感，拔出针芯见血液从针尾射出，即可置入导丝，退出穿刺针；顺导丝置入导管鞘，经导管鞘置入相应口径导管，在 X 线监视下将导管送至靶血管即可造影。④化疗药物灌注：常用化疗药物有阿霉素、顺铂、5 - 氟尿嘧啶、羟基喜树碱等，灌注化疗药物的同时将栓塞剂混合进行化疗栓塞，可延长化疗药物在瘤灶内停留时间，增强疗效。⑤肝动脉栓塞：利用栓塞剂阻断肿瘤血供的材料，分为可吸收和不可吸收类，常用的碘化油明胶海绵、弹簧圈等。⑥结束操作后，穿刺点予以加压包扎或使用动脉压迫器，动脉压迫器应术后 6 小时左右拆除，避免组织缺血坏死。

3. 术后处理　常规监测生命体征，肝肾功能，给予护肝、降酶等对症治疗；定期复查并及时采取医疗对策及治疗措施是有助于提高生存率的。

4. 术后并发症及处理　①出血：在动脉介入治疗中未见有报道，但在门静脉介入栓塞中有报道术后腹腔内出血，其原因主要有术前患者凝血功能异常、门静脉特殊的解剖位置及结构、操作熟练度等。如出血量不大，可给予止血药物、补充液体等保守治疗，并严密监测患者体征、血红蛋白变化，必要时给予输血；如出血量大，必要时急诊外科手术开腹止血。②肝功能衰竭：由于术前部分患者已经存在肝功能损害，加上血管栓塞进一步加重肝功能恶化。如出现肝衰竭，应积极给予护肝、支持及对症治疗，必要时可行人工肝替代治疗。③栓塞术后综合征：部分患者于术后出现发热、恶心、呕吐、腹痛、非靶器官栓塞等，对症处理即可。④过敏反应：应立即给予抢救措施，维持血压、抗休克、扩容，必要时给予血液透析。⑤肿瘤复发：由于肿瘤边缘的瘤细胞可由周边血管供血，栓塞后多数有复发及转移可能，在行血管栓塞介入治疗的同时应同期给予其他治疗肿瘤的措施，如射频消融、瘤内无水乙醇注射、微波固化、超声聚焦等多种治疗措施结合治疗。

（四）疗效及其优缺点

1. 疗效 经多篇文献报道，肝癌血管介入治疗肝癌的疗效瞩目，陈春玲等在对 136 例原发性肝癌中的 65 例（A 组）行 TACE，71 例（B 组）行 TAI，长期随访结果为肿瘤缩小 50% 以上 17 例（A 组 7 例，B 组 10 例）；肿瘤缩小 25%~50% 的 72 例（A 组 42 例，B 组 30 例）；肿瘤缩小小于 25% 的 43 例（A 组 15 例，B 组 28 例）；肿瘤增大者 4 例（A 组 1 例，B 组 3 例），数据无统计学意义；在随访中发现 A 组中位生存时间是 19.3 个月，B 组 10 个月；6 个月、12 个月生存率 A 组分别为 71.8% 和 31.3%，B 组分别为 66.7% 和 14.3%，即证明 TACE 较单纯动脉灌注化疗治疗肝癌效果理想。在 2011 年的一篇文献中报道，经 Meta 分析后得出，TACE 联合射频消融（RFA）治疗无法切除的肝癌的疗效较单独采用 TACE 或 RFA 的疗效好。接受联合治疗的患者的 3 年生存率比单一治疗措施的 3 年生存率高，且差异有统计学意义。另一片文献报道在 37 例患者中行 TACE 治疗后肿瘤有术前（8.2±3.1）cm，治疗后为（2.0±1.2）cm，34 例 AFP 明显下降；在与单纯瘤内化疗药物注射相比，TACE 组 1、2、3 年生存率均高于单纯瘤内药物注射组。郭刚等人报道 TACE 联合无水乙醇注射法（PEI）治疗 60 例肝癌患者 2 年生存率 58.3%，而 60 例单纯行 TACE 治疗组的 2 年生存率为 40.0%；该篇报道称无水乙醇注射对杀死肿瘤周边瘤细胞，而单纯 TACE 无法作用于肿瘤周边瘤细胞。综合多家报道看，TACE 联合无水乙醇注射法、射频消融、微波固化、高强度超声聚焦治疗肝癌较单纯行 TACE 效果好，因为物理因素和化学因素对瘤周的肿瘤细胞具有较理想的杀伤效果。从国内临床治疗方案来看，多数临床工作者已经将 TACE 联合其他治疗方案应用于肝癌治疗广泛开展，而且都取得理想的预期效果。

2. 优点及缺点

（1）优点：所需设备相对简单，大中小型医院均具备，操作简单，安全可靠，费用较低；适应证广泛，可重复治疗并可联合多种治疗手段综合治疗；疗效确切，大部分患者治疗后 AFP 迅速下降，肿瘤体积缩小，疼痛缓解或减轻，甚至可二次行手术切除；全身不良反应少，不良反应小，以及并发症少见。

（2）缺点：对于部分肿瘤有门静脉血供的患者，效果不是很理想，需进一步治疗；对于动脉血供丰富的肿瘤进行超选择性动脉化疗栓塞需要多次进行，操作难度较大，如不能彻底栓塞可致疗效不佳；对正常肝组织亦有影响，少数患者出现术后肝衰竭；放射介入操作过程中高压注射等，可能导致栓塞过度或误栓，甚至造成转移灶的产生。

（3）当然肝癌血管介入治疗的手段有其优缺点，其他技术也一样，要做到严格地把握适应证，而且医院应有完善的设备及经验丰富的医师，术前术后应准备充分，定期复查，并采取联合治疗策略及措施做到更安全有效的治疗，减少患者痛苦，延长患者生存期，提高其生存率。

（五）进展前景

诸多实验研究证实，在对肝癌血供进行栓塞后，肿瘤转移及复发与血管内皮生长因子（VEGF）、碱性成纤维细胞生长因子（bFGF）的表达增强有着密切的关系。在国外动物实验研究中证实抑制 VEGF 表达可起到抑制肿瘤生长及转移。基因介入治疗成为一个新话题，目前处理理论形成及动物实验阶段；其目的在于将自杀基因、抑癌基因、增强免疫的基因以及 RNA 干扰因子导入肿瘤细胞从而抑制肿瘤生长，甚至诱导肿瘤细胞凋亡。近年来，有学者在诱导动物的肝癌中采取放射性药物灌注栓塞瘤体，并实施放射微粒封堵肿瘤血管，完成血管介入下内放射治疗，其治疗原理类似于穿刺瘤体内放射粒子植入术。由于放射介入学迅速发展，在肝癌的微创治疗中，综合性治疗措施是很有必要的，也是目前的趋势，国内外已有大量文献报道多种治疗措施联合 TACE 治疗肝癌的疗效优于单纯 TACE。微创治疗肝癌的方法有着适应证广泛、操作易行、费用相对较低、容易接受等诸多优点，也必将成为未来微创外科治疗肝癌发展的趋势。

（张小青）

第五节　腹腔镜肝切除术

一、概述

　　肝切除一直是腹腔镜手术中难度较大、风险较高的手术之一。腹腔镜肝切除目前包括完全腹腔镜肝切除、手辅助腹腔镜肝切除，以及腹腔镜辅助肝切除。1991 年妇科医师 Reich 等报道，在妇科腹腔镜手术中发现肝脏边缘占位病灶，遂行腹腔镜下肿瘤切除术，结果是肝脏结节性再生，从此揭开了腹腔镜肝切除的序幕。1993 年，Wayand 等报道腹腔镜切除位于肝Ⅶ段的转移癌，启动了腹腔镜切除肝脏恶性肿瘤的开端。1996 年，Azagra 等报道为一位肝腺瘤患者实施了左外叶切除术，为首例规则性腹腔镜肝切除术。1997 年，HusCher 等报道了腹腔镜下半肝切除术。目前腹腔镜尚可用于活体肝移植供肝的切取。

（一）类型

　　1. 全腹腔镜肝脏切除术　　完全在腹腔镜下完成肝切除术。

　　2. 手助腹腔镜肝脏切除术　　将手通过特殊的腹壁切口伸入腹腔，以辅助腹腔镜手术操作，完成肝切除术。

　　3. 腹腔镜辅助肝脏切除术　　在腹腔镜或手辅助腹腔镜下完成肝切除术的部分操作，而肝切除术的主要操作通过腹壁小于常规的切口完成。

（二）手术方式

　　1. 非解剖性肝切除术　　指肝楔形切除、局部切除或病灶剜除术，适用于病变位于 2、3、4b、5、6 段的病灶，以及部分病变比较表浅的 7、8、4a 段病灶，病变未侵犯主要肝静脉。

　　2. 解剖性肝切除术　　指预先处理第一、二肝门部血管，再行相应部分肝切除的术式，包括左外叶切除、左半肝切除、右后叶切除及右半肝切除。对于肝尾状叶切除、左三叶切除、右三叶切除、肝中叶切除（4、5、8 段）以及供肝切取，由于手术操作难度较大，目前尚难以推广应用。

（三）适应证和禁忌证

　　1. 适应证　　良性疾病包括有症状或最大径超过 10 cm 的海绵状血管瘤，自症状的局灶性结节增生、腺瘤，有症状或最大径超过 10 cm 的肝囊肿，肝内胆管结石等；肝脏恶性肿瘤包括原发性肝癌、继发性肝癌及其他少见的肝脏恶性肿瘤。

2. 禁忌证 除与开腹肝切除禁忌证相同外，还包括：①不能耐受气腹者；②腹腔内粘连难以分离暴露病灶者；③病变紧贴或直接侵犯大血管者；④病变紧贴第一、第二或第三肝门，影响暴露和分离者；⑤肝门被侵犯或病变本身需要大范围的肝门淋巴结清扫者。

（四）术前准备与麻醉方式

1. 患者一般状况的评估 无明显心、肺、肾等重要脏器功能障碍，无手术禁忌证。肝功能 Child - Pugh 分级在 B 级以上，吲哚青绿排泄试验（ICG）评估肝脏储备功能在相对正常范围。

2. 局部病灶的评估 分析影像学（主要是 B 超、CT 和 MRI）资料，了解局部病灶是否适于行腹腔镜肝脏切除。对于恶性肿瘤，还需明确有无门静脉癌栓及肝外转移。

3. 麻醉方式 常采用气管内插管全身麻醉，也可采用全身麻醉复合硬膜外麻醉。

（五）手术设备与器械

1. 设备 高清晰度摄像与显示系统、全自动高流量气腹机、冲洗吸引装置、录像和图像储存设备、超声设备及腹腔镜可调节超声探头。

2. 术中超声 应用术中超声，能发现术前影像学及术中腹腔镜未能发现的病灶，有助于确定肿瘤的可切除性。对于无法手术切除的患者，可减少不必要的剖腹探查术。对于可切除的患者，可明确病灶的大小、边界及子灶情况，提高手术根治性。另外，腹腔镜下超声应用还可确定肝内重要管道结构的位置，有效避免损伤，防止术中大出血及气体栓塞等严重并发症出现，因此，建议常规使用术中超声。

3. 一般器械 气腹针、5~12 mm 套管穿刺针、分离钳、无损伤抓钳、单极电凝、双极电凝、剪刀、持针器、腹腔镜拉钩、一次性施夹钳及钛夹、可吸收夹及一次性取物袋。常规准备开腹肝切除手术器械。

4. 特殊器械 主要指分离和断肝器械，包括内镜下切割闭合器（Endo - stapler）、超声刀、超声吸引装置、血管闭合器（Ligasure）、无血切肝刀（Tissuelink）、腹腔镜多功能手术解剖器、微波刀、水刀、氩气刀等。术者可根据医院自身条件及个人习惯选用其中一种或多种器械。

（六）术中患者体位、气腹压力、操作孔选取

一般采取仰卧位和头高足低位。CO_2 气腹压力建议维持在 12~14 mmHg，若为小儿患者，建议维持在 9~10 mmHg，应避免较大幅度的气腹压变化。关于患者双下肢是否需要分开，术者站位可根据自身经验、习惯决定。建议采用四孔法或五孔法切肝，对于肝边缘较小病灶者也可采取三孔法切肝。观察孔位于脐上或脐下，操作孔位置应待切除的肝脏病灶所处位置而定，一般情况下病灶与左右手操作孔位置间遵循等腰三角形原则，且主操作杆要与肝断面呈一定夹角。主操作孔应尽可能接近病变部位，病变在右肝者取剑突下，病变在左肝者取左锁骨中线肋缘下，总的原则是利于手术操作。

（七）术中入肝及出肝血流的处理

肝脏血供丰富，肝切除过程中极易出血。除切除小的肝脏病灶或左外叶切除可不阻断入肝及出肝血流外，大的病灶切除或行解剖性肝切除，为减少切肝过程中的出血，常需阻断入肝及出肝血流。

（八）中转开腹的指征

行腹腔镜或手助腹腔镜肝脏切除术时，如出血难以控制或出现患者难以耐受气腹情况，或因暴露不佳、病灶较大等情况切除困难时，应立即中转开腹进行手术。

现代肝胆外科常见疾病诊治要点

二、手术操作

（一）腹腔镜下切肝技术及肝断面处理

腹腔镜下切肝需利用各种断肝器械，每种器械都有其优缺点，可根据医院实际情况和操作者熟练程度灵活选用。目前使用最为普遍的断肝器械为超声刀。首先是确定肝脏的预切线，用电刀沿预切线切开肝包膜，然后用超声刀等逐步由前向后、由浅入深离断肝实质。由于距肝表面 1 cm 范围内肝实质无大的脉管，离断时可一次断离较多肝实质。而离断至深部后则需小心，一次离断肝实质不宜过多。对于直径 <3 mm 的脉管可以直接凝固切断；对于 >3 mm 的肝内管道，为安全起见，应用钛夹或生物夹夹闭后予以切断。而对于 >7 mm 的血管、胆管或肝蒂，则应用丝线结扎或切割闭合器处理。使用切割闭合器时，必须保证切割组织内的大血管完整离断。为安全起见，大的脉管和肝蒂的处理建议使用切割闭合器。

肝切除后断面处理的目的是止血、防止胆漏。渗血可用双极电凝或氩气刀喷凝止血；细小血管、胆管可用电凝封闭；经过反复电凝止血后出血仍未停止，应仔细观察创面，寻找出血点，进行缝扎止血；如管道直径 >3 mm，需用钛夹妥善夹闭。断面处理完后需用生理盐水冲洗，确认无出血和胆漏，或局部再使用止血材料。一般肝断面下需放置 1~2 根橡皮引流管。

（二）腹腔镜局部肝切除术操作步骤

1. 游离肝脏　先离断肝圆韧带、镰状韧带，然后根据病灶部位游离肝脏。病灶位于肝脏第 2 段，靠近左三角韧带和冠状韧带者，需离断上述韧带。病灶位于肝脏第 6 段者，需离断肝肾韧带、右三角韧带及部分右冠状韧带。

2. 离断肝实质　距病灶边缘 1~2 cm 标出肝切除线，由前向后，由浅入深采用超声刀等断肝器械离断肝实质，遇直径 >3 mm 的管状组织，钛夹夹闭远近端后再予超声刀离断，直至完整切除病灶。

3. 肝断面处理　肝断面彻底止血，渗血可用氩气刀或双极电凝止血，活动性出血宜采用 3-0 或 4-0 无损伤缝线缝合止血。肝断面覆盖止血材料，放置腹腔引流管。

4. 标本的取出　标本装入一次性取物袋中，小的标本直接扩大脐部切口取出，大的标本可从肋缘下的 2 个穿刺孔连线做切口或下腹部另作横切口取出。

（三）腹腔镜肝左外叶切除术操作步骤

1. 离断韧带　用超声刀依次离断肝圆韧带、镰状韧带、左三角韧带和左冠状韧带，左三角韧带内有时有较大的血管，需先于近膈肌侧上钛夹后再离断。

2. 离断肝实质　于肝圆韧带及镰状韧带左侧 1 cm 处肝缘开始，用超声刀离断肝实质，由浅入深，由前向后进行。遇直径 >3 mm 的管状组织，钛夹夹闭远近端后再予超声刀离断。

3. 分离肝实质

（1）分离肝实质接近 2、3 段 Glisson 鞘时，只需将其前方及上下肝组织稍加分离后，直接采用血管切割闭合器夹闭即可。

（2）继续向肝实质深部分离，至接近肝左静脉时，沿肝脏膈面切开肝实质 1~2 cm，采用血管切割闭合器离断肝左静脉及肝实质。至此肝左外叶完全切除。

4. 取出标本　将切下来的包括病变的肝组织用一次性取物袋装好从脐孔拉出，如标本太大可适当延长脐孔或经耻骨上小切口取出标本。只有当肝脏病变为良性时，才可捣碎取物袋中的肝组织后取出。

5. **断面处理**　冲洗断面，确认无明显出血和胆漏后，可喷洒生物胶和覆盖止血纱布，于肝断面下放置橡胶引流管一根自原右侧肋缘下腹直肌旁辅助操作孔引出。

（四）腹腔镜左半肝切除术操作步骤

1. **离断韧带**　首先离断肝圆韧带和镰状韧带，切断肝脏周围韧带，游离肝左叶。

2. **解剖第一肝门**　解剖出肝动脉、门静脉左侧分支，可吸收夹或钛夹夹闭肝左动脉和门静脉左支并剪断，控制入肝血流，可见左半肝呈缺血改变。分离左肝管后夹闭。

3. **解剖第二肝门**　分离出肝左静脉的主干后用可吸收夹夹闭或用 7 号丝线缝扎，控制出肝血流。如果左肝静脉游离困难，也可暂时不予处理，等待切肝至左肝静脉时再处理。

4. **离断肝实质**　沿左半肝缺血线左侧 1 cm 标记肝切除线，沿肝脏膈面切开肝实质约 1 cm，在预切线上用电刀、超声刀等多种断肝器械离断肝实质。当肝内管道直径 >3 mm 者，切断前需用钛夹夹闭，以防出血、胆漏。肝实质离断至第二肝门时，采用血管切割闭合器离断肝左静脉。

5. **肝断面处理**　肝断面细小血管、胆管可用电凝封闭；经过反复电凝止血后出血仍未停止，应仔细观察创面，寻找出血点，用缝合、微波凝固、钛夹钳夹等方式止血；如直径 >2 mm 的管道，需用钛夹妥善夹闭后处理。

6. **取出标本**　切下来的肝组织标本用一次性取物袋装好，从延长脐孔切口处取出，良性病灶可在取物袋中捣碎后取出。大的恶性肿瘤标本需自耻骨上开小切口取出。

7. **断面处理**　断面冲洗后，再次确认无明显出血和胆漏后，可喷洒生物胶和覆盖止血纱布，置放引流管。

（五）腹腔镜右半肝切除术操作步骤

1. **游离肝脏**　右半肝切除需要切断肝圆韧带、镰状韧带、右三角韧带、右冠状韧带、右肝肾韧带，使整个右肝完全游离，有时为方便旋转，还需要切断腔静脉左侧的部分左冠状韧带。离断肝肾韧带时注意勿损伤粘连的结肠和十二指肠，勿损伤右肾上腺。

2. **解剖第一肝门**　先解剖胆囊三角，夹闭、切断胆囊动脉及胆囊管，可将胆囊减压而不做剥离。从肝外切开 Glisson 鞘，解剖出右肝管夹闭后切断，显露右门静脉，如果较粗可用直线切割闭合器切断，最后处理后下方的肝右动脉，以可吸收夹双重夹闭后切断。另外，肝门阻断钳及可拆卸肝门阻断钳可用于肝门的阻断。

3. **解剖第二肝门**　多采用肝下途径分离下腔静脉和肝右静脉，完全游离右肝至下腔静脉右侧壁，打开下腔静脉韧带，显露出肝后下腔静脉、肝右静脉右侧壁，必要时离断部分肝短静脉后显露下腔静脉前壁，在肝后下腔静脉的前方向左上方分离出肝右静脉。肝右静脉的切断：①肝外分离与切断。自腔静脉陷窝向右下方轻柔地分离，于腔静脉前方向左上方分离，两者结合可分离出右肝静脉主干，穿入牵引带后可用直线切割闭合器切断。②肝外分离预阻断，肝内切断。在肝外稍加分离，而不要求分离出右肝静脉主干，然后用钛夹做临时阻断，最后在肝内用直线切割闭合器切断，这种方法比较安全。

4. **离断肝实质**　根据以下方法确定肝脏中线：①根据肝脏表面的标志，以胆囊窝中部和腔静脉连线为中线。②根据门静脉支配的范围，即观察阻断或切断右肝蒂后肝脏表面的颜色改变来确定中线。③腹腔镜超声探查确定肝中静脉的走行。沿肝脏中线右侧 1 cm 用多种断肝器械离断肝实质，遇直径 >3 mm 的管状组织，用钛夹夹闭远近端后再予超声刀离断。肝静脉主干以及不能完全游离的肝静脉主要分支的离断可采用血管切割闭合器完成。为了减少肝脏断面的出血，可采用低中心静脉压技术。

5. 取出标本　标本装入一次性取物袋中，可从肋缘下的2个穿刺孔连线做切口取出，切口长度一般不超过肝脏直径的1/2。亦有从下腹部另作横切口取出，因切口隐藏在横行的腹纹中，具有较好的美容效果。

6. 肝断面处理　创面的活动性出血和胆漏可以钳夹或缝合，渗血可用双极电凝或氩气刀喷凝止血，肝断面覆盖止血材料，放置腹腔引流管。

（六）腹腔镜肝切除治疗肝胆管结石操作步骤

1. 游离肝脏　左肝外叶或左半肝切除时，一般先离断肝圆韧带、镰状韧带、左冠状韧带、左三角韧带、肝胃韧带，左冠状韧带、左三角韧带也可断肝后再处理。右肝后叶或右半肝切除时，一般先切断右三角韧带，由下向上离断右冠状韧带至第二肝门右侧；前入路切除时则断肝后处理韧带。

2. 第一肝门解剖　半肝切除时，肝门组织结构层次清晰，可行肝门解剖，施行半肝入肝血流阻断；若局部炎症而致组织结构层次丧失，不主张强行解剖，以免损伤门静脉左或右支造成难以控制的大出血，如有必要可行间断 Pringle 阻断。右肝后叶或左肝外叶切除不主张施行半肝入肝血流阻断和选择性肝段血流阻断，以免不必要的操作造成不必要的意外损伤。如有必要控制入肝血流，可预置阻断带行间断性 Pringle 阻断。

3. 第二肝门解剖　第二肝门解剖有一定风险，需慎重操作。切肝前不必强求去解剖分离肝左、肝右静脉，以免造成肝左、肝右静脉、腔静脉的损伤导致凶险大出血，甚至气栓的发生。

4. 第三肝门处理　在右半肝切除时，第三肝门肝短静脉需逐支施夹后切断，避免撕裂而导致腔静脉损伤。前入路肝切除时，在腔静脉前离断肝实质后，再处理第三肝门肝短静脉仍须慎重。

5. 离断肝实质　术者应用熟练的断肝工具断肝。在半肝切除时，应在离缺血线 0.5 ~ 1.0 cm 处作肝切除线，不必强求显露肝中静脉主干，以免肝中静脉损伤。断肝操作时切忌大块组织钳夹切割，宜少量、精细解剖，尽可能有预见性地处理管状结构，以免出血再处理的被动。遇到静脉分支出血施夹难以奏效时，应沉着应对，压迫控制出血，果断缝合止血，切忌在"血海"中反复钳夹；仍无法控制出血时，应该及时中转行开腹手术。在处理肝蒂时，尽可能分离血管和胆管分别处理之，若应用 Endo - GIA（蓝钉或白钉）处理肝蒂，务必确定施夹处无结石存在，难以判断时应使用术中腹腔镜 B 超确定，以免盲目施夹切割造成闭合不牢和结石残留。一般肝断面扩张胆管宜敞开，以便断肝后经此胆管清除残石和与肝门胆管会师。由下向上、由浅至深解剖至肝静脉时，不必强求裸露肝静脉主干，可应用 Endo - GIA 切割闭合处理。马库韧带富含血管，宜分次施夹夹闭后切断或 Endo - GIA 切割闭合。特别强调在施行保留 I 段（尾状叶）的左半肝切除时，为避免损伤 I 段胆管，宜保留足够长的左肝管，切忌在起始部离断左肝管。

6. 清除结石　病灶肝切除后，残留肝胆管仍可能残余结石，以取石钳、胆管镜、导尿管冲洗等方法分别经肝门肝管和肝断面敞开之扩张胆管取石。右肝后叶切除后，残留胆管结石有时由于角度受限取石困难，必要时可手辅助取石。

7. 肝断面处理　肝断面彻底止血，渗血可氩气刀或双极电凝止血，活动性出血宜采用 3 - 0 或 4 - 0 无损伤缝线缝合止血。氩气刀不宜应用于活动性肝静脉出血，以免氩气气栓发生。确定胆管无结石残留，断面胆管间断或连续用 3 - 0 或 4 - 0 可吸收缝线关闭。

8. 胆管引流　肝胆管结石手术一般主张常规胆管引流，对预防肝断面胆管胆漏有一定作用，也为术后胆管残石预留处理通道。

9. 腹腔引流 反复确定无活动性出血、胆漏，腹腔冲洗后放置腹腔引流管。

三、手术并发症的预防及处理

腹腔镜开展以来所报道的肝切除术总体病死率约为 0.3%；手术并发症发生率约 10.5%；术中中转开腹率为 4.1%，改行手辅助率 4.8%。死亡病例中以并发多器官功能障碍最多，其次为肝功能衰竭、肺部感染等并发症，其中 20.5% 的死亡病例伴有肝硬化。腹腔镜肝切除术的并发症比较复杂，大致可以分为 3 类：第 1 类与一般腹部手术相似，如肺部感染、泌尿道感染、下肢静脉血栓、切口感染、切口疝等。第 2 类与开腹肝切除类似，如术中、术后腹腔内出血，胆管损伤、胆漏、肝功能不全、胸腔积液等。第 3 类与腹腔镜技术相关，如穿刺损伤、皮下气肿、膈肌破裂、气体栓塞、恶性肿瘤穿刺孔及腹腔的种植与转移等。

（一）大出血

大出血是腹腔镜肝切除术最常见、最严重的并发症，多因损伤血管引起。一旦发生，处理非常棘手，处理不当则后果非常严重。绝大多数术中大出血均须转开腹处理，严重者可导致患者术中死亡。术后出血轻则须输血、药物止血治疗，重者需要再次手术止血。首先，在手术技巧上，要求术者有丰富的开腹肝切除术经验和娴熟的腹腔镜手术技巧，手术医生之间要配合默契，手术视野暴露清楚，手术操作精细，尤其是对大血管的解剖要耐心。其次，寻找一种既有效又安全的切肝方法是避免这一严重并发症发生的最有效途径。以往使用的一些切肝方法本身存在较大的出血风险。如内镜钉合器切肝法，其使用内镜钉合器切割肝脏组织，同时切断封闭埋藏在肝实质中的管道来完成断肝，理论上血管的断端在切断肝实质时已被封闭，不会发生大出血，但实际上，将钉合器插入肝实质的操作本身就比较盲目，在此过程中有可能损伤肝内血管造成大出血，而且其每次切割闭合肝组织的长度有限，在一次切割过程中位于切割范围远端的血管可能被部分切断，造成大出血。因此许多外科医生在腹腔镜肝切除术中并不将它作为主要切肝方法，而是用于切断封闭已经解剖出来的无法用钛夹或可吸收夹夹闭的粗大管道结构。微波刀切肝法也是一种多见的腹腔镜切肝方法，它在切肝前先将切面上的肝组织凝固，再行肝切除，以减少出血。但在微波针刺入肝实质，尤其是刺入位置较深时，存在刺伤大血管导致大出血的风险。此外，在肝静脉的处理上，国内外有报道在切肝前解剖第二肝门并结扎处理相应的肝静脉，我们认为这是预防切肝过程中肝静脉破裂导致气体栓塞的最好方法，但是切肝前分离出肝静脉只适合于少数患者，绝大多数患者是无法分离出来的。因为第二肝门位于肝脏后方，显露困难，操作空间狭小，现有的绝大多数腹腔镜器械都不能弯曲，难以达到这个部位，更增加了手术难度；即使在开腹情况下，也很难在切肝前处理肝静脉。因此腹腔镜切肝前处理肝静脉非常困难，而且很容易损伤这里的重要血管造成大出血，而且这个区域的出血即使在开腹条件下也非常难处理。我们尝试过切肝前解剖肝静脉，除极少数左肝静脉在肝外分支的患者获得成功外，其余均无法实施。

我们开展腹腔镜肝切除术已有十余年的历史，手术术式从开始时的浅表小肿瘤的局部切除发展到现在的半肝切除，治疗的肝脏疾病包括良、恶性肿瘤，肝内胆管结石等，目前已完成了一百多例，至今尚未遇到不可控制的大出血和围术期死亡。我们术中控制出血的经验包括以下几点。

（1）肝切面上的小血管（直径 2 mm 以内）可以采用电凝的方法，而对于较粗的血管应该将其解剖出来，夹闭远近端后离断。我们采用腹腔镜刮吸法切肝，使用的切肝工具（腹腔镜多功能手术解剖器）具有钝性切割、解剖的功能，在刮扒肝实质的过程中，细小的血管都能完全保留，显露后将这些血管远近端夹闭后离断，整个过程中几乎没有出血，非常安全有效。

（2）在早期病例中，我们将全肝门血流阻断应用到腹腔镜肝切除术中，这种方法虽然能减少术中创面出血，但肝门阻断后机体全身血流动力学发生了明显改变，整个肝脏较长时间处于缺血状态，胃肠道血液回流受阻，导致肝脏缺血再灌注损伤及消化道淤血，使手术创伤明显增大，不符合腹腔镜手术微创的宗旨，因此没有继续采用。进而在腹腔镜半肝切除中创用了能阻断切除侧肝脏入肝血流但不影响非切除侧肝脏血流的区域性血流阻断技术，这种技术对需要手术处理的半肝的入肝血流的控制与行完全肝门阻断相似，能有效控制术中出血，而对全身血流动力学几乎无影响，胃肠道血流可以通过对侧肝脏回流入体循环，避免了胃肠道血流淤滞、肠道细菌和内毒素易位、肠黏膜损伤等，同时避免了保留侧半肝缺血再灌注损伤的发生，符合腹腔镜外科微创的宗旨。此外，区域性肝血流阻断无时间限制，有利于术中进行从容操作，避免因肝门血流阻断的时间限制，导致快速切肝造成血管等组织的意外损伤，而且即使术中损伤了血管，也不会出现不可控制的大出血。从理论上讲，区域性肝脏血流阻断包括入肝血流阻断和出肝血流（肝静脉）阻断，我们认为出肝血流（肝静脉）的阻断不是非常重要和必要的。不少文献对在切肝前处理肝静脉非常在意，其主要原因是他们在切肝过程中不能将肝静脉分离出来进行有的放矢地处理，往往是使用 Endo - GIA 进行处理，这样存在一定的盲目性，可能夹闭部分肝静脉，导致肝静脉出血和空气栓塞，甚至危及患者生命。因此，这些作者往往会在切肝前刻意去分离第二肝门，企图分离出肝静脉进行处理。这样成功的可能性很小，而且分离解剖过程中容易造成下腔静脉或肝静脉的出血，一旦发生需要中转开腹止血，但这些部位的出血即使在开腹条件下处理也很困难。因此，我们不建议在切肝前刻意解剖第二肝门、阻断肝静脉，不提倡在切肝前通过用大针盲目缝扎的方法去处理肝静脉。

（3）我们发现在腹腔镜肝切除术中的一些大出血是由盲目电凝止血引起的。在切肝过程中偶尔会遇到创面渗血经反复电凝仍未控制的情况，这时应明确创面内有无血管断端出血可能，可采用钝性解剖的方法，在肝实质内寻找血管断端，解剖出来的血管用钛夹夹闭止血。在血管瘤的切除过程中，由于肿瘤边界分辨不清而误切瘤体造成大出血的情况并不少见，在肉眼分辨血管瘤边界困难时，可使用腹腔镜超声探查来明确血管瘤的范围。术后出血主要以肝创面的渗血为主，一般在密切监测生命体征的条件下，予以输血、药物止血等保守治疗，大多可以控制。术后大出血多数由血管断端的钛夹或结扎线脱落引起，一旦发生后果严重，遇到这种情况时应及时行剖腹手术，探查止血。

（二）胆漏

来自肝创面的少量胆漏，引起症状较轻，能自行愈合。术后较严重的胆漏多源于胆管断端的结扎线或钛夹脱落，或胆管断端术中未结扎处理，或胆管断端未被钛夹完全夹闭。一般胆汁漏出量多，症状重，漏口自行闭合的可能性小，大多需要再次探查结扎漏口。有时术中无法明确有无胆漏时，可用一块干净的纱布覆盖于创面，观察纱布上有无黄色液体，如仍无法明确时可行术中经胆囊管造影帮助判断。对于粗大的胆管，一般的钛夹无法将它完全夹闭，应采用缝扎或内镜钉合器切断。

（三）气体栓塞

腹腔内气体经肝静脉破口进入血液循环系统造成气体栓塞，危及患者生命，但其发生率很低。二氧化碳少量、低速进入血液对机体影响不大。国外有人整理了近十年的腹腔镜肝切除的文献发现，在腹腔镜肝切除182例中，只有2例被怀疑发生了气体栓塞。

早期的腹腔镜肝切除以局部切除为主，很少需要处理大血管，这也是较少发生气体栓塞的原因。但随着腹腔镜技术的发展，腹腔镜半肝切除逐步开展起来，在半肝切除中需要解剖、离断肝静脉，在操作中可能导致肝静脉汇入口以下的下腔静脉受压、扭曲，血液回流减少，使其上段流速增加，根据流体动力学原理，血管内压力会降低，在气腹环境下，形成近似真空状态，将大量气体吸入静脉，导致气栓形成，而且在出血状况下，中心静脉压降低，更增加了形成气栓的机会。当气体进入血液循环较多且快速时，可引发心律失常，同时气体充满右侧心腔并进入肺，导致完全性肺动脉栓塞，进而产生急性心衰，以致患者死亡。因此在腹腔镜肝切除中下腔静脉及其属支（如肝静脉、肝短静脉）的损伤都有可能形成气体栓塞，所以解剖这些结构应更加仔细。以往一些医生在切肝前处理肝静脉很大程度上也是为了减少气体栓塞的发生，但这种操作带来的危险性不亚于气体栓塞。此外，二氧化碳大量溶解在血液中，可引起低氧血症、高碳酸血症以及酸中毒等，术中对于一些患者（如高龄患者）可适当降低气腹压力；如手术时间 >2 小时，术中应定时检查血气。

（四）肝功能不全或衰竭

肝功能不全或衰竭是肝切除术后常见的并发症。表现为腹腔积液、低蛋白血症、凝血功能障碍等，严重者可发生肝功能衰竭，后者也是肝切除术围术期死亡的主要原因。上海医科大学肝癌研究所报告，肝功能衰竭占手术死亡率的 58.5%。肝硬化、输血、感染等是术后肝功能不全的常见原因。特别是合并肝硬化的患者，硬化的肝脏不但肝功能储备受损，而且再生能力差，都限制了肝脏切除的范围。因此，依据术前肝脏储备功能来决定切除范围，可降低术后肝功能衰竭的发生率。目前，评价肝脏储备功能的方法很多，如 Child – Pugh 分级，有机阴离子摄取、排泄试验如吲哚菁绿 15 分钟潴留率（ICG 15）、口服糖耐量试验、动脉血酮体比率测定等，这些指标分别从不同方面反映肝脏功能。多项对比研究的结果显示，ICG 15 在评价肝脏储备功能、选择术式、预测手术结果方面均优于其他指标。

为降低腹腔镜肝切除术后肝功能衰竭的风险，我们的经验是：

（1）术前系统评估，应用 ICG 试验结合传统的 Child – Pugh 分级制订肝切除方案，并通过 CT、MRI 测定余肝体积，评估患者的耐受性。

（2）对于肝硬化患者，术中尽量不阻断肝门。

（3）在保证手术安全的前提下，减少输血率和输血量。

（4）围术期处理给予足够的支持、抗感染治疗。保持引流通畅，加强呼吸道、泌尿道护理，防止各种感染的发生。在我们已完成的完全腹腔镜肝切除术后，均未发生不可控制的肝功能衰竭。

（五）腹腔或穿刺孔肿瘤种植转移

对于腹腔镜技术治疗恶性肿瘤，一直存在一定的分歧和争议。一些学者认为 CO_2 气腹可增加腹腔压力，导致肿瘤血液、淋巴转移，尚可引起高碳酸血症，影响腹膜及全身免疫功能，易引发肿瘤扩散和转移；切割组织还可导致腹腔及穿刺孔种植。但也有大量研究表明，腹腔镜技术对患者机体免疫及应激反应影响较小，保护了机体的肿瘤免疫功能；缩短术后恢复时间。有助于尽早接受其他辅助治疗。来自日本的一项对比研究结果显示，腹腔镜肝癌切除的术后存活率和无瘤存活率，与开腹手术无差异，残肝未发现肿瘤复发。有学者认为腹腔镜肝切除治疗肝癌是安全可行的。

1. 治疗原则　对上述情况我们的经验和体会是必须遵循恶性肿瘤的治疗原则。

（1）强调肿瘤及周围组织的整块切除。

（2）肿瘤操作的非接触原则。

（3）足够的切缘（ >1 cm）。

（4）彻底的淋巴结清扫。

2. 具体方法　针对以上原则，我们的具体方法如下。

（1）通过术中超声探查肿瘤位置，确定切缘。术中尽量不挤、捏肿瘤；尽量先切断入肝、出肝血流，防止肿瘤沿血管扩散。

（2）标本要装入标本袋中取出，以防癌细胞扩散和局部种植。

（3）及时检查标本，确定切除范围是否足够，必要时送术中冷冻进一步证实。

（4）恶性肿瘤切除后应行腹腔灌洗以尽量清除腹腔内游离癌细胞，灌洗液可选用温热蒸馏水、氯己定（0.6 g/4 L 蒸馏水）及氟尿嘧啶等。

（5）肝细胞癌淋巴转移较少，不需行淋巴结清扫，而肝门部胆管癌则需行肝十二指肠韧带骨骼化。

（六）膈下脓肿

腹腔镜肝切除术后并发症中，膈下脓肿是最常见的一种，肝断面出血、胆汁外漏、坏死肝组织脱落等可致膈下和肝下脓肿。肝切除术后，如果患者出现高热不退，上腹部或右季肋部疼痛，引流管吸引的液体由血性变为淡黄色，然后呈脓性，同时出现全身中毒症状，如脉率加快、呼吸急促等症状，应考虑到膈下脓肿，并立即行 B 超或 CT 进行影像学检查，一旦确诊要进行积极的治疗，给予大剂量应用有效的抗生素、积极的支持和对症处理。在 B 超或 CT 引导下行膈下脓肿穿刺引流，如果引流不畅，必须再次进行手术处理。

四、腹腔镜肝中叶切除术

肝中叶切除是指肝脏中央区的切除，包括右前叶和左内叶，保留右后叶和左外叶，切除量与半肝相当。因其涉及左右肝叶中央部的管道，腹腔镜肝中叶切除术是技术难度最大、操作要求最高的术式之一。

（一）肝中叶的解剖切除

肝中叶在肝脏中央区位置，包括右前叶和左内叶。左侧为左叶间裂，右侧为右叶间裂，两叶间裂间有肝左静脉及肝右静脉及其分支，脏面是肝门三结构，即肝动脉、门静脉和胆管分叉处，背面为下腔静脉。肝中叶的血液回流为位于正中裂的肝中静脉。

由于肝中叶解剖位置的特殊性和复杂性，腹腔镜肝中叶实现解剖性肝切除要求根据肝内 Glisson 系统的路径及分布进行。解剖性肝切除的方法符合微创化外科原则，是一种精准的肝切除方法。与传统肝中叶切除方法的不同之处为，不需要实施全肝或者半肝血流阻断，因此术后发生肝功能衰竭的可能性小；同时可沿缺血界线断肝，既可以在腹腔镜下完整切除肿瘤、最大限度地保护残肝组织，又可以减少术中出血。

（二）腹腔镜下肝中叶切除的手术入路

患者行气管插管全身麻醉，取左侧卧位或平卧位，头高脚低。建立 CO_2 气腹，控制腹内压维持在 12 mmHg。根据手术需要分别将手术床向左倾斜 15°～30°，于患者头侧分别放置两个监视器，术者位于患者两腿之间，助手分别位于患者两侧，器械护士位于患者右足侧。采用五孔或六孔法建立操作孔（图 9－1 为六孔法）。一般观察孔位于脐周，当切除肝中叶左分界部位及解剖肝左叶 Glisson 系统时的主操作孔位于剑突下 2～4 cm，当切除肝中叶右分界部位及解剖右肝 Glisson 系统时的主操作孔位于剑突下 4～6 cm。辅助操作孔 2～3 个，位于右锁骨中线肋缘下及右腋前线肋缘下。（图 9－1）置入穿刺套管和器械，可常规预置第一肝门阻断带。根据术前影像学检查、术中探查及肝的解剖学标志划定肝中叶的切除范围。

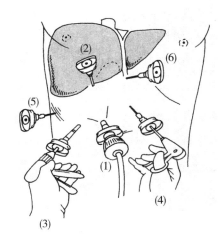

图9-1　腹腔镜肝中叶六孔法切除示意图

（三）手术步骤及要点

1. 解剖第一肝门　切开肝十二指肠韧带，分离出胆总管及左、右肝管，肝固有动脉及肝左、右动脉，门静脉主干及左、右门静脉主支。沿肝门横沟向左，在左纵沟处切开 Glisson 鞘，可分离出左内叶的肝动脉支，并在门静脉左主支的矢状部内侧缘显露出门静脉的左内叶支以及左内叶肝管支。将左内叶肝动脉、门静脉及胆管支分别结扎、切断，再沿右切迹切开 Glisson 鞘，在右切迹外侧可显露出右前叶门静脉、肝动脉和胆管支，将这些管状结构结扎、切断。

2. 切除肝中叶　将供应肝中叶的入肝血流阻断以后，肝中叶区域颜色即变暗紫，界限明显。用钝性结合锐性分离，对准下腔静脉方向切开肝实质。在肝断面上的小血管与胆管分支要逐一钳夹、切断并作结扎或缝扎。在靠近肝背侧面时要仔细分离下腔静脉前壁，遇到肝短静脉支要牢固结扎、切断。

3. 解剖第一肝门　按上述方法从肝中叶左侧分界线部位切开肝组织，对准下腔静脉方向分离，在中肝裂位置切开肝实质。分离出肝中静脉，于汇入下腔静脉入口下约1 cm处将肝中静脉结扎、切断。

4. 修复肝断面　肝中叶切除后形成一上窄下宽的楔形残腔。两侧肝断面仔细止血后，如张力不大可并拢缝合，如张力较大则不宜勉强缝合，可用大网膜填充覆盖。

（四）经 Glisson 途径肝中叶切除的要点

腹腔镜经 Glisson 途径的肝中叶切除方法的关键是先通过鞘外控制肝中叶的 Glisson 系统的蒂部，阻断入肝血流。重要步骤如下。

1. 鞘外控制 S_4 段肝内 Glisson 系统的蒂部　需要在腔镜下先作两个左肝小切口来完成。以肝圆韧带作为引导，在其边缘右侧及肝门前方、肝 S_4 段底部分别作肝的小切口，将一把大腹腔镜血管钳插入这两个切口后夹闭，即可阻断左肝内叶的 Glisson 鞘的蒂部。（图9-2）

2. 鞘外控制肝 S_5、S_8 段内 Glisson 系统的蒂部　同样需要在腔镜下作两个右肝小切口来完成。先在肝门前方及胆囊床右侧边缘分别作肝的小切口，钝性分离此切口周围的肝实质，以暴露右肝内 Glisson 系统的前表面及其走行方向。将一把大腹腔镜血管钳插入这两个切口后夹闭，即可阻断右肝前叶的 Glisson 鞘的蒂部。（图9-3）

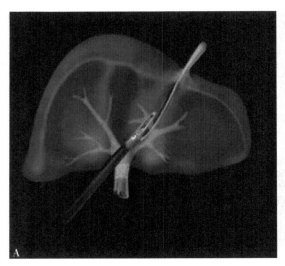
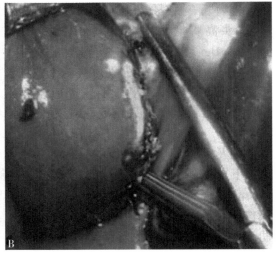

图 9 - 2　经 Glisson 途径控制肝中叶入左肝内叶血流

A. 左肝内叶 Glisson 系统蒂部钳夹部位的示意图；B. 术中用腔镜下血管钳钳夹左肝内叶 Glisson 系统蒂部

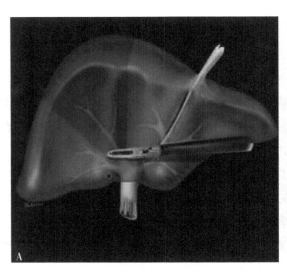
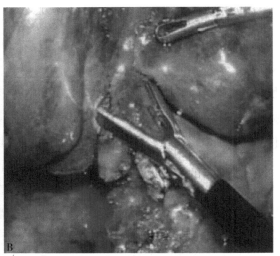

图 9 - 3　经 Glisson 途径控制肝中叶入右肝前叶肝血流

A. 右肝前叶 Glisson 系统蒂部钳夹部位的示意图；B. 术中用腔镜下血管钳钳夹右肝前叶 Glisson 系统蒂部

3. 切割闭合 Glisson 系统的蒂部　血管钳夹闭后，即可以通过观察左肝内叶是否有缺血性改变，来判断夹闭 Glisson 鞘的位置是否正确。将血管钳更换为内镜下血管切割闭合器，切割闭合肝右前叶和左内叶 Glisson 系统的蒂部，此时可以观察到整个肝中叶的缺血改变，与肝左外叶及右后叶有明显的分界线。

（五）术中出血的控制

腹腔镜下的解剖结构是放大的近距离解剖，对局部结构的显示比开腹手术清楚，通过器械精细分离解剖，进行肝动脉、门静脉、肝静脉的逐一解剖是可行的。由于肝中叶特殊的解剖位置及肝内血管的解剖变异，术中很容易造成难以控制的出血、胆管损伤等并发症，术者需要有娴熟的肝胆外科和腹腔镜下止血技术，切忌盲目多次施夹或电凝止血，否则有损伤周围管道、引起大出血或胆管损伤的危险。我们通常采用下述方法预防和控制出血。

1. 重视术前对肝内管道的解剖性评估　术前通过彩色多普勒超声、CT 及 MRI、血管造影等多种影像学检查手段的综合应用，能够精确了解肝内复杂管道系统的分布、走行、变异及其与病灶的毗邻关系，从而为腔镜下肝脏解剖性切除提供重要依据。

2. 预置第一肝门阻断带　在行肝门解剖前预置第一肝门阻断带，如出现难以控制的出血，可紧急行第一肝门全阻断。

3. 解剖肝十二指肠韧带　需锐、钝性相结合分离，使用弯头的分离钳，结合 Ligasure 或超声刀直视下分离、电凝、切割，保持手术视野清晰，打开 Glisson 鞘分离开血管后，分别过线悬吊牵引，有助于进一步向肝内分离。在 Glisson 鞘内用吸引器反复推拨，锐、钝性分离相结合。

4. 出血处理

（1）门静脉或肝动脉分支出血颜色较鲜艳，呈喷涌或喷射状。只要术者左手控制出血点，助手吸尽血液后，术者在直视下右手施夹即可控制，处理一般并不困难。

（2）对于肝静脉出血，应用钛夹于出血点深面连同少量肝实质与肝静脉一起夹闭，由于肝静脉壁很薄，容易撕裂，不宜像处理门静脉与肝动脉那样提起后施夹。更不可在止血效果不佳的情况下反复对开放的肝静脉分支施夹，这种做法有导致气体栓塞的危险。术中降低中心静脉压至 5 mmHg 以下，可明显减少术中创面的肝静脉出血。我们采用术中降低中心静脉压，同时调整体位至头低脚高 15°，不但可以显著减少出血，也可避免气体栓塞的发生。

（六）肝创面处理

腹腔镜肝中叶切除后，由于肝断面与手术器械方向接近平行，所以用常规方法对肝断面进行止血较困难，腔镜下的缝合操作对术者技术及缝合进针角度要求高，因此对于肝断面的止血，Ligasure 和可夹持双极电凝钳均是较好的选择。Ligasure 的原理是利用实时反馈和智能技术输出的高频电能，结合血管钳的钳夹力，使人体组织内的胶原蛋白和纤维蛋白溶解变性，血管壁融合形成透明带，产生永久性管腔闭合的效果，可用于直径约 7 mm 的静脉、动脉或组织，闭合后血管可承受 3 倍于正常人体动脉的收缩压，效果等同于血管夹和缝线结扎。我们的经验是创面采用 Ligasure 或可钳夹双极电凝钳夹持止血后，表面再覆盖止血纱布，然后喷生物止血胶，能取得较好的止血效果。

腹腔镜肝中叶切除的手术难度大，风险高，目前仍处在探索阶段，仅限于国内较大腔镜中心经验丰富的医师开展。随着腹腔镜器械的发展和术者操作技术的提高，腹腔镜肝中叶切除技术有望被越来越多的肝脏外科腔镜医师掌握。

（张小青）

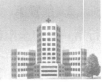

第十章 胆管外科微创

第一节　胆管疾患的微创治疗

一、逆行胰胆管造影

由于内镜技术的发展和普及，应用纤维十二指肠镜可以直接观察到十二指肠乳头及其开口，经此开口插入导管注入造影剂行胰管和胆管、胆囊造影，即经口内镜逆行胰胆管造影（ERCP）。主要用手胆管及胰腺的疾病诊断。

（一）十二指肠镜的构造特点

十二指肠镜分为纤维十二指肠镜和电子十二指肠镜两大系列，它与普通的纤维胃镜及电子胃镜有所不同。十二指肠镜一般长度为120 cm，可以达到十二指肠降部，多为侧视镜，即物镜与目镜不在同一轴线上而成90°，所观察的是处于与目镜成90°的物体。其优点是便于观察侧壁，尤其是其空间不允许前视镜弯曲成90°的部位，如胃的后侧壁、十二指肠乳头开口等，所以侧视镜更易观察。十二指肠镜除了用于十二指肠疾病的诊断和治疗外，且多用以作 ERCP、ENBD、EST、ERBD 及胆管取石等。侧视镜的缺点是如需观察前方则须将前方（镜头）下屈90°。

（二）适应证与禁忌证

1. 适应证

（1）胆管系统疾病　如胆管狭窄及扩张、胆管畸形、胆管肿瘤、反复胆管感染、黄疸、各种慢性胆管炎等。

（2）胰腺疾病　如胰腺癌、胰腺先天性畸形、胰腺占位、慢性胰腺炎等。

（3）对胰胆管进行细胞学及组织学检查，以及需对胆管、胰管、Oddi 括约肌测压者。

（4）胆囊切除或胆管手术后症状复发者。

（5）术后疑有胆胰管损伤或外伤后疑有胆胰管损伤者。

（6）原因不明的上腹痛疑有胆胰疾病者。

2. 禁忌证

（1）上消化道梗阻、狭窄或估计内镜不能到达十二指肠者。

（2）对造影剂（碘）过敏者。

（3）急性胰腺炎及慢性胰腺炎急性发作期间（结石嵌顿所致的胆源性胰腺炎除外）。

（4）心、肺功能明显不全者。

（5）有胆管狭窄或梗阻，又不具备在内镜下完成胆管引流技术者。

（6）急性梗阻化脓性胆管炎未得到控制者。

（三）并发症

ERCP目前被公认为是一项比较安全、有效的检查方法，但仍然有缺点，如果操作不当仍有一定并发症发生，甚至导致患者死亡。

1. 一过性淀粉酶升高　多与胰管造影有关。一般不需要特殊治疗，可自行恢复，可在检查术后使用解痉剂，如654-2等，或预防性地使用氟尿嘧啶。

2. 急性胰腺炎　多为胰管注药压力过高、乳头开口狭窄、胆石嵌顿壶腹部所致。一旦发生应立即按急性胰腺炎非手术治疗原则进行处理，并密切注意病情变化。

3. 急性化脓性胆管炎　多为胆管造影时注药压力过高、乳头开口狭窄水肿、胆管结石嵌顿梗阻所致。

4. 碘过敏性休克　术前应行碘过敏试验，方可避免休克发生。

5. 十二指肠球部穿孔　多系球部原有溃疡或术中操作粗暴所致。

6. 烦躁不安　通常是ERCP导致并发症的危险信号如低氧血症、严重疼痛等，应引起高度重视。

（四）术前准备

1. 器械准备　选择好理想的电子十二指肠镜或纤维十二指肠镜，并选配恰当、多种规格的造影导管备用。

2. 造影剂　常用无菌的60%泛影葡胺、泛影钠。上述造影剂对胰胆管上皮细胞无化学性刺激，不激活胰蛋白酶原，少量进入胰腺组织也无明显不良反应。凡对胰蛋白酶原有激活作用的造影剂均不能采用，如醋碘苯钠酸（Urokon Sodium）、碘比拉啥（Diodrast）。泛影葡胺的浓度一般以15%为宜，而且造影剂的温度在加热到37℃左右时对胰胆管组织的刺激最小。

3. 器械消毒　ERCP检查最严重的并发症是术后胆管感染和急性胰腺炎，因而术前器械消毒必须严格，特别是造影用的导管及十二指肠镜活检管道的消毒。尽可能使用已消毒的一次性导管，属于重复性使用的造影导管可在75%酒精（亦可在洗必泰、洁尔灭）内浸泡半小时，用无菌水冲洗后放入消毒包内备用。十二指肠镜活检管道的消毒可用0.5%洗必泰反复冲洗3分钟，或用35%~40%酒精、肥皂水及灭菌用水反复冲洗。乙型肝炎表面抗原阳性的患者，应放在最后检查。检查完毕后，将内镜浸泡于2%戊二醛溶液中消毒。

4. 患者的术前准备

（1）做好患者的思想解释工作，向患者说明ERCP的科学性和必要性，消除顾虑争取与医师密切配合。

（2）做好碘过敏试验，必要时进行抗菌药物过敏试验。

（3）检查前应空腹6小时。

（4）患者必须身着适合X线透视及摄片要求的服装，并将患者送至X线检查台上。

（5）检查前咽部使用2%利多卡因喷雾麻醉，肌内注射或静脉注射解痉灵40 mg，阿托品0.5 mg，并缓慢地静脉注射或静脉滴注地西泮5 mg。

（6）术前向患者或家属说明ERCP的危险性及可能发生的并发症。

（五）操作方法

1. 体位及进镜　患者取左侧卧位，左手臂置于背后，待内镜进入十二指肠后再取俯卧位，亦可一开始取俯卧位。按操作常规插入内镜至食管下端，观察贲门无病变后，可通过贲门进入胃内，重点观察胃内有无溃疡及隆起型病变。将十二指肠镜进入到幽门前，使幽门呈"半日"型，才能通过幽门抵达十二指肠球部，再略进镜，将镜身作顺钟向旋转60°~90°，再将方向钮向上，便可通过十二指肠上角到达十二指肠降部。此时可将方向钮向上和（或）向左并固定，术者向上提拉内镜即可将内镜直线化，并在十二指肠降部沿环形皱襞走向寻找十二指肠乳头，并判明乳头开口后即可插管。熟练掌握寻找十二指肠乳头及其口技巧和窍门，可有效地缩短操作时间。其中乳头系带和开口下方的裂沟是寻找乳头位置及其开口的关键（图10-1）。如遇到十二指肠强烈蠕动，可再静脉注射安胃灵（Antrenyl）2~4 mg或解痉灵20 mg，抑制肠蠕动，有利于插管。若肠腔内有大量黄色泡沫可使用"消泡剂"（如稀释5倍后的甲基硅油），在插管前应先排净导管内气体，以免将气体注入胆管、胰管而形成伪影，影响诊断。

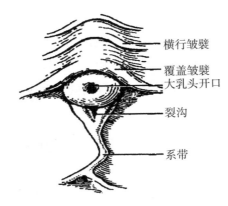

图10-1　十二指肠乳头解剖示意图

2. 插管方法　①盲目插管：将导管自乳头插入后即造影，此法可使胰胆管显影，但缺乏专一性，无法进行选择性胆管或胰管显影，对ERCP操作缺少经验时，多采用这种方法。②选择性插管：从乳头开口垂直插管，并向右偏15°，一般容易进入胰管；从乳头开口左上端沿十二指肠壁上行插管并向左偏，通常可进入胆管。一般胰管容量为3~5 mL，胆管为5~15 mL，但若胆管扩张容量可增至50~80 mL，尤其是在胆囊存在并功能健全时，但造影剂外漏往往无法精确计算，所以临床应用中通常是在透视下注射造影剂进行动态观察。造影剂推注速度以0.2~0.6 mL/s为宜，临床实际应用过程中最好是以检查部位显影满意而患者无痛苦为标准。

二、经十二指肠镜 Oddi 括约肌切开术

这项技术是在经内镜逆行胰胆管造影及经内镜消化道息肉电切除术的基础上发展起来的，目前国内外应用日益广泛，适应证也不断扩大。

（一）适应证与禁忌证

1. 适应证

（1）胆总管结石　包括原发性、继发性、复发性胆总管结石，胆管术后残余结石等，特别是结石<1.2 cm、结石数量少的病例。

（2）急性梗阻性化脓性胆管炎　此症的并发症及死亡率较高，EST和经鼻胆管引流能有效地引流

出感染性胆汁，迅速降低胆管内压力，控制病情进展。

（3）急性胆源性胰腺炎　对于此症，尤其是重症型，及时进行十二指肠镜检查目前已引起重视。如发现乳头明显膨出、胆管高压或疑有结石嵌顿时，应及时行 EST 和经鼻胆管引流，能有效降低死亡率。

（4）其他胆管末端梗阻性疾病　如 Oddi 括约肌良性狭窄、痉挛，壶腹周围肿瘤致梗阻性黄疸等。

2. 禁忌证

（1）心脑肺功能严重衰竭者。

（2）上消化道梗阻性狭窄者。

（3）严重出血性疾病或凝血机制障碍。

（二）术前准备

1. 患者检查　检查患者心、肺、脑功能。

2. 患者家属说明　向患者和家属说明 EST 的优越性、并发症，争取患者的合作及家属的理解。

3. 术前禁忌　术前 6 小时禁饮、禁食、禁烟。

4. 术前注射　术前 20 分钟肌内注射地西泮 5 mg，山莨菪碱 210 mg。

5. 口腔处理　2% 利多卡因或丁卡因喷咽喉局部黏膜表面麻醉。取出义齿。

6. 仪器检查　检查各仪器是否正常，高频电发生器要在体外试验正常。

（三）操作方法

以胆管结石为例，十二指肠镜寻及十二指肠乳头后先行 ERCP。经 ERCP 证实胆总管内有结石，向胆管内插入电刀可进入 2 ~ 3 cm，用弓形电刀退刀法拉紧电刀，使金属丝于乳头开口的 10 ~ 12 点处，电刀自然外拉。通电 1 ~ 3 秒，一般用 1 秒。大部分患者可切开 0.5 cm 左右。若开不够，可重复切开 1 ~ 2 次，切开 0.5 ~ 1.5 cm。最后插入取石网，在 X 线透视监视下送网，张开网篮套石，圈套住结石后从胆管内拉出至十二指肠，十二指肠镜下松开取石网篮，冲水后插入胆管，反复取石至造影图像无充盈缺损。（图 10 - 2）

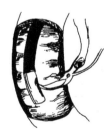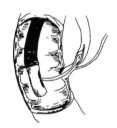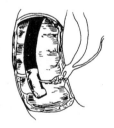

图 10 - 2　网篮取石

三、经皮经肝穿刺胆管造影术

经皮经肝穿刺胆管造影术（percutaneous fine needle transhepatic cholangiography，PTC），应用于临床胆管疾病的诊断，安全有效，能十分准确地判断胆管异常，甚至可以做出病因学诊断。无论是原发性还是继发性胆管异常，一旦诊断明确，还可以行经皮经肝穿刺引流，疗效很好。PTC 是一种诊断性操作，但亦是其他一些胆管介入操作的第一步。

PTC 操作步骤主要是在影像学引导，无菌操作下将 21 ~ 22G 穿刺针穿到肝胆管分支，然后注入造影剂，可清晰显示胆管解剖。经皮经肝穿刺胆管引流术是一种治疗性操作（图 10 – 3），PTC 后还需要在无菌操作下置入导丝，导丝引导下放置导管，最后将内支架或外支架植入胆管。

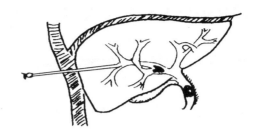

图 10 – 3　经皮穿刺

（一）适应证与禁忌证

1. 适应证　PTC 主要适用于胆管扩张的患者，它不仅可以明确梗阻的部位，还可以用来暂时缓解症状，为下一步治疗争取时间。PTC 还用于胆管炎症性疾病如硬化性胆管炎的病因学诊断，用于判断外科术后胆漏的位置和程度，明确胆漏位置的准确率高达 100%，诊断胆漏原因的准确率为 88.5%。

2. 禁忌证

（1）凝血机制障碍是 PTC 相对禁忌证，操作前尽量使一些凝血参数接近正常，可服用维生素 K 或一些血液制品。如果出血不能纠正，则最好选用 ERCP。

（2）有严重危及生命的碘过敏史患者也是相对禁忌证。可预防性使用激素，使用不含碘的造影剂可大大减少过敏反应的发生。

（3）有明确的肝血管瘤和血管畸形患者，PTC 操作可导致致命的大出血，因此被列为 PTC 的绝对禁忌证。

（二）患者准备

患者应进行凝血机制检查，如有异常，术前应予以纠正。术前建立静脉通道，进食流质，服用镇静剂，术前、术中使用广谱抗生素，预防脓毒血症。

（三）手术操作

患者取仰卧位，静脉使用镇静剂。术中监测心电图、脉搏、血氧饱和度、血压等。右侧肋缘下局部麻醉，若穿刺左侧肝内胆管，可取剑突下区局部麻醉。也可选用肋间神经阻滞，甚至少数情况下使用硬膜外麻醉。穿刺在 X 线透视下或在 B 超引导下进行，大多医疗中心都是在开始穿刺胆管时采用 B 超引导，接下来操作在 X 线透视下进行。B 超引导的优点是穿刺时能实时显示胆管和穿刺针，区分二级、三级胆管，显示胆管大小、位置和走行，从而引导导丝前进的方向。彩色多普勒还可以区分胆管和血管。有报道，B 超引导下穿刺的成功率接近 100%，并发症极少。即使穿刺左侧胆管，若胆管直径 > 3 mm，成功率也非常高。PTC 的优点是患者痛苦小，耐受性好，避开了胸膜，降低了气胸的发生率，导管和导丝容易通过胆总管的梗阻部位，是许多医疗中心首选的方法。PTC 穿刺部位通常选在肋膈角下方，近腋中线前方的第 7 ~ 10 肋间隙。在 X 线透视下浅呼吸时，平行于肋骨上缘进针，至第 12 胸椎体水平中线处，拔出针芯。一边注入少量稀释的造影剂，一边缓慢退针，直到胆管显影。伴有胆管扩张的患者成功率达 99% ~ 100%。穿刺时要把胆管及与其他管状结构如静脉、动脉、淋巴管区分开来。造影剂密度高于胆汁，因此常沉积在所属的最下方的胆管。如果造影提示胆管有梗阻，通常将插入的导管留在里面作为胆管引流管。

四、经皮肝穿刺胆管引流术

经皮肝穿刺胆管引流术（percutaneous transhepatic cholangio drainage，PTCD），是在PTC基础上发展起来的引流术，是可以减轻胆管压力、降低血清胆红素、改善肝肾功能和控制胆管感染的非剖腹手术治疗手段，已成为胆管外科的一种辅助治疗手段。操作步骤简单，但操作难度较大。第一步，也是最重要的一步，是胆管显影。常用的胆管引流方式有两种：一种是外引流，即胆汁引流到体外的引流袋中；另一种是内引流，胆汁在体内引流到十二指肠。如果梗阻或狭窄的部位能通过特殊的导丝，则无论外引流还是内引流，均可留置引流管。

（一）适应证与禁忌证

1. 适应证

（1）肿瘤引起的胆管完全梗阻。

（2）由胆结石等原因引起的急性梗阻性化脓性胆管炎，病情危重者可先作PTCD以帮助控制感染，为择期手术创造条件。

（3）胆管良性狭窄、梗阻严重者。

（4）晚期恶性肿瘤无法手术而需解除胆管梗阻者。

（5）胆管结石拟行胆管镜取石需建立通道者。

（6）有胆管外漏，长期保守治疗无效者。

2. 禁忌证 除与PTC有相同的禁忌证外，还有：

（1）胆管内的肿瘤或结石已经充满管腔，导管难以插入或引流的。

（2）胆管已被肿瘤或结石分隔成数个扩张段，导管无法起到充分引流的作用。

（3）肝内有较大肿瘤团块虽未阻碍穿刺进针，但其在肝内压力由于胆汁引流而发生变化时容易出血，故不宜做PTCD。

（二）患者准备

患者准备与PTC相同。

（三）手术操作

需做PTCD的患者都有肝内胆管明显扩张，所以可选择在X线透视下进行，也可在B超引导下进行。后者优点：①可以选择适于穿刺置管的扩张胆管。②在荧光屏上可以显示欲穿刺胆管的断面，等于在直视下进行，成功率可达95%。用X线监测时，从右侧置管到胆管壁能显出胆管壁凹陷，有了突破感时多表示针已入胆管内，回抽有胆汁可得到确证。再把导丝经穿刺针插入胆管，固定穿刺针前推套管，使其沿导丝进入胆管，尖端到梗阻部位后便可固定导管。也可先拔去穿刺针保留套管，将套管边外拔边抽吸胆汁，有胆汁时则停止拔管，然后用导丝引导将套管推入。这种方法比盲目插管容易成功。

B超引导下PTCD的优点已如前述。B超仪配有专门用于穿刺的探头。常用的穿刺部位是左肝胆管，因为左肝胆管距腹壁近，且扩张明显，淤胆时左肝大在剑突下穿刺多可成功。如果左肝大不明显或萎缩，也可从右第7~8肋间腋前线进针。

手术野常规消毒、铺巾，术者最好穿手术衣，以防止污染导丝等器械。先用超声探头选定拟穿刺胆管，一般是左肝外叶的上段或下段胆管，入右肝前叶或后叶胆管，只要胆管的内径>6 mm便可穿刺。

选好穿刺点后，局部浸润麻醉，在穿刺点皮肤切一 2～3 mm 小口，将穿刺针先插入皮肤切口，再套在穿刺探头的针道内。当在自然呼吸状态下显示出扩张胆管的最大直径时，让患者屏气，将穿刺针向扩张的胆管刺去，当针尖抵到胆管壁可见其上陷，有突破感则针入胆管，荧光屏上显示胆管内有穿刺针的亮点，拔除针芯则有黄色胆汁或白色黏液涌出，则可以肯定针已刺中扩张的胆管，将针体适当向腹壁倾斜，针尖指向肝门，针面向上，然后插入导丝，导丝在胆管内活动荧光屏上可以显示，但难以显露全貌，之后的扩张、穿刺、置管均与 X 线透视下相同。也有用导管和套管的两种插入法。导管在胆管内可显示出两条强回声带。（图 10 - 4）

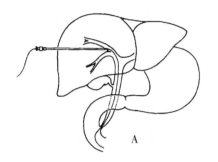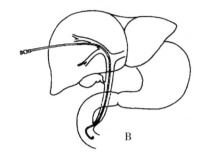

图 10 - 4 经皮肝胆管内、外引流

A. 胆管穿刺成功后置入导丝并通过狭窄部；B. 扩张器扩张后，将导管在导丝导引下送达狭窄部远侧，甚至通过十二指肠乳头到达肠腔内

（四）并发症与注意事项

PTCD 比 PTC 复杂，并发症也多。置管的成败主要与屏气扩张窦道和置入导丝的多少有关。

要在正常呼吸状态后屏气，可以使皮肤的刺入点与肝脏的刺入点错位小，容易置管成功。在深呼气或深吸气的状态下屏气，则皮肤的穿刺点与肝脏的穿刺点错位大，导丝易成"Z"形，此时置管容易失败。

置入导丝后在置管前先用粗于导管 1 号的扩张导管扩张至导丝能置入梗阻部位的合适长度，过长则易在胆管内盘曲，外拉导丝时可将导管带出。

PTCD 的并发症发生率为 7%～23%，常见以下几种。

1. 出血 可能发生腹腔内和胆管内出血。腹腔内出血可以是肋间动脉刺伤，也可以是肝实质破裂引起。注意自肋骨上缘穿刺可防止前者出血。肝实质出血的预防：一是要注意进、出针时停止呼吸；二是用套管针穿刺时最好用 B 超引导，一次穿刺成功，反复穿刺易发生出血。胆管内出血是 PTCD 的常见并发症，胆管和血管在肝内多相伴而行，PTCD 时常同时穿破，若导管的引流孔在胆管内多无出血。若导管的侧孔一部分在胆管内，一部分在血管内，容易出血。防止办法：一是导管的侧孔不宜过多；二是导管尽量放入胆管内长一些。

2. 感染 一种是 PTCD 后即刻发生的败血症；另一种是置管引流一段时间后发生。前者多发生于胆管已有感染的患者，多数是因为注入造影剂时造成胆管高压或导管的侧孔与胆管血管相通。预防的方法是注入造影剂不要太多，以及把导管的侧孔均置入胆管内。术后使用广谱抗生素。后者多数在导管梗阻、导管脱出或导管进入十二指肠的情况下发生。术后定期冲洗导管，牢固固定导管，尽量把导管尖端放在胆管内，可以防止感染的发生。

3. 胆漏 胆汁漏到腹腔形成胆汁性腹膜炎。可能发生于：①术中扩张时漏出，一般在置管后停止。

②多次穿刺，胆汁沿穿刺通道漏出，在置管成功和引流减压后也可停止。③刺中胆囊在更换位置后胆囊胆汁漏到腹腔，若在拔针前抽空胆囊内胆汁，多可防止发生胆漏。④导管引流不畅，胆汁沿导管流到腹腔，可用更换通畅的导管办法解决。

4. 右胸腔气胸　导管穿过胸腔是主要原因，其次是导管脱出，一部分侧孔在胸腔，一部分侧孔在体外而导致气胸，有胆汁也可漏入胸腔。在穿刺时，注意勿通过胸腔是根本防止办法。

5. 导管移位　导管从胆管内滑出是引发败血症、脓肿和胆漏的常见原因。把导管在胆管内放深一些，最好通过梗阻部位，以及随时注意防止其脱出是有效的防止办法。在置管后的近期必要时拍一张右上腹平片，观察导管的位置，若发现移位早做处理可以防止多种并发症的发生。

6. 胰腺炎　导管在壶腹部引发急性胰腺炎的机会很少。当明确是导管引起的急性胰腺炎时，应当即刻调整导管的位置。

经过多年实践，已证明 PTCD 对一些胆管梗阻患者具有肯定的治疗意义，可以取代一部分手术或作为手术的辅助治疗方法，但是不能作为治疗梗阻性黄疸的"万灵药"。只有选择好对象才能显示它的优越性。

五、经皮经肝胆管镜

经皮经肝胆管镜（percutaneous transhepatic choledochoscopy，PTCS），系指通过非手术方法先行经皮肝胆管引流术，然后再行 PTCD 窦道扩张，待窦道扩张到能容纳纤维胆管镜时，再沿此窦道进行胆管镜检查和治疗。

（一）适应证与禁忌证

1. 适应证

（1）肝内外胆管或胆囊结石伴胆管扩张者，不适宜手术或手术无法取净结石者，可做 PTCS 进行诊断和治疗。

（2）胆管肿瘤，术前行 PTCS 以明确诊断。无法手术切除的胆管肿瘤或胆管周围压迫所造成的胆管梗阻，在 PTCS 直视下通过梗阻放置内支架、引流管，解除或缓解梗阻。

（3）良性胆管狭窄及胆肠吻合口狭窄需通过 PTCS 扩张狭窄者。

（4）肝内胆管蛔虫者。

（5）胆管畸形者。

（6）梗阻性黄疸，经 PTC、B 超、ERCP、CT 等检查提示有肝内胆管扩张而不能确诊者。

2. 禁忌证

（1）肝内胆管无扩张，无法建立 PTCD 通道者。

（2）PTCD 后瘘管未完全形成或扩张程度不全时。

（3）有明显出血倾向或凝血功能障碍未得到纠正者。

（4）有严重的心脏疾病或心功能不全者。

（5）伴有肝硬化、门静脉高压症者。

（6）HBsAg 阳性者并处于活动期。

（二）取石操作

1. 建立 PTCD　PTCS 的操作必须在 PTC 和 PTCD 的基础上进行。术前给予维生素 K 和抗菌药物，肌内注射哌替啶 50 mg。利多卡因局部麻醉，B 超引导下穿刺结石所在的扩张胆管或结石部位近侧的胆管，或 ERCP 显示某叶段肝内胆管结石，即向此处穿刺，穿刺抽吸得胆汁或造影见穿刺针于胆管内，经穿刺针置入导丝，拔针后沿导丝置入 7F 导管引流。（图 10－5A）

2. 建立 PTCS 通道　当 PTCD 引流 1 周后，窦道便初步形成，此时可开始用金属扩张器或特氟龙（Teflon）做成的扩张导管逐渐扩张窦道，每周扩张 1~2 次，经 2~3 周即可使窦道内径达到 16F。具体扩张程度应以所采用的胆管镜外径或治疗需要来决定。过去需扩张到 5~6 mm（即 16~18F）。目前胆管镜已明显改进，但胆管镜外径越粗，就越有利于治疗。（图 10－5B）

3. PTCS 取石　经扩张后的窦道插入纤维胆管镜行网篮取石，对较大的结石行溶石和碎石后取石。（图 10－5C）

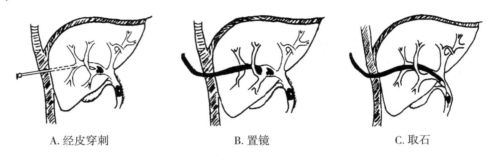

A. 经皮穿刺　　　　　　　B. 置镜　　　　　　　C. 取石

图 10－5　PTCS 取石操作

（三）并发症及预防

1. 局部疼痛　2% 利多卡因皮下腹膜、肝被膜浸润麻醉，一般可使患者能耐受本操作。如果患者对疼痛特别敏感，可加哌替啶 100 mg 肌内注射。

2. 恶心、呕吐　发生恶心、呕吐，常系扩张窦道时强烈的刺激或因胆管镜操作过程中注水过快过多，胆管压力增高引起。只要操作过程中注意，就可避免。

3. 发热　可能是胆管压力一过性升高或胆管内膜局部损伤引起的菌血症所致，多为一过性，只要保持胆管引流通畅，必要时给予抗菌药物，多在 24 小时内好转。术中操作坚持无菌原则很重要。

4. 肝脓肿、胆瘘　多因穿刺隧道局部粘连不完善或导管阻塞引流不畅引起，所以扩张隧道不能操之过急，引流管需加强护理，保持通畅。一旦发生可开大引流管出口处皮肤，另置一引流管至脓肿处或肝面，引流脓液或胆汁，若引起弥漫性腹膜炎需剖腹引流。

PTCS 治疗肝胆管结石是安全有效的方法，尽管有较高的复发率，但适用于结石，局限于肝脏某一侧、一叶一段等，尤其位于肝左叶者，特别适用于高龄、术后复发结石。手术高危患者或不愿意手术的患者，可作为首选方法。

六、术中胆管镜取石

肝内胆管结石术中未用胆管镜，术后残石率高达 30%~90%，术中应用纤维胆管镜后使术后残石率降低至 3%~10%，同时降低了再次手术率。术中胆管镜被列为胆管手术常规。

（一）进镜途径

1. 胆总管切口。

2. 胆囊管近侧断端。

3. 肝叶切除后的肝内胆管近侧断端。

4. 经膈面切开的肝内胆管切口。

5. 经胆囊床等肝脏面切开的肝内胆管切口。

（二）意义

1. 可直接观察肝内Ⅱ～Ⅲ级胆管及胆总管壶腹开口，发现并直视下取出其内结石。

2. 指导手术常规器械取石，减少盲目无效操作，缩短手术时间，同时减少了器械对无结石胆管的探查摩擦损伤。

3. 弥补术前检查和术中造影不足，减少误诊与漏诊，经术中胆管镜可以得到纠正和确诊，并得到及时处理。

4. 及时发现胆管其他疾病，如息肉、癌肿、狭窄，进而指导术者选择恰当的术式。

5. 部分胆囊管扩张者，胆管镜经此通道检查和取石，完成后可结扎胆囊管，减少胆总管切开，T管引流。

（三）注意事项

术中纤维胆管镜应用的并发症很少见，是安全、有效预防术后残余结石的最好方法，但也有不足之处。如胆管镜无法进入细小分支和末梢，而遗漏结石。术中纤维胆管镜应注意下列问题：①肝内胆管分支多，检查时可能遗漏某一分支，特别是进镜后的第一个分支，因为进镜距离短，镜身不易固定，开口不在正前方，很容易超过第一支开口而未发现其中的病变。②因胆管炎，管腔内较多的脓性絮状物漂浮，术中器械取石后管壁出血，使视野模糊，影响观察，此问题可用加压注水改善。③外科医生使用胆管镜经验不足。所以我们认为，术中胆管镜有其独特的优点，但不能完全代替其他检查手段，如术中造影、术中 B 超等。

七、术后胆管镜取石

术后胆管镜是应用最多的技术，近年来已有数万例报告，技术也日趋成熟。

（一）进镜途径

1. 胆管术后 T 管窦道。

2. 胆囊造瘘窦道。

3. 胆肠吻合术后空肠襻造瘘窦道。

4. 切开皮下空肠襻的盲端。

5. 肝肠 U 形管窦道等。

（二）应用时机和注意事项

胆管镜应用时机与胆管镜的粗细、瘘管的粗细、手术术式、胆管镜应用的目的、病变的具体情况等多种因素有关。

较粗的胆管镜强行进入较细的窦道，插镜时易导致窦道穿孔。相对引流管较细的胆管镜对胆管窦道和吻合口的损伤机会小。较大的结石若不行碎石取出时，通过较小的窦道易撕裂窦道，致胆汁性腹膜炎。如果残石小、窦道粗、胆管镜细，术后 3 周即可取石；相反，胆管镜粗、窦道细、结石大时，需在术后 6 周待 T 管周围的纤维窦道相当牢固后方能取石。

胆总管切开 T 管引流术后，因 T 管窦道紧连十二指肠，最好在术后 6 周行胆管镜取石，否则易造成十二指肠穿孔。如果胆肠吻合口大、空肠襻 T 管出口贴近腹壁，可在术后 4 周胆管镜取石。

若 T 管造影后，仅怀疑胆管或乳头癌病变欲取病检或怀疑气泡、凝血块等，可用细镜术后 3 周进行。

取出残余结石，单个， < 1 cm，可用细镜在术后 3 ~ 4 周进行。若 > 1.2 cm 或多支胆管多个残石应在术后 6 周进行取石。因为胆管镜需在胆管内作各个方向的转动，对胆管、窦道或吻合口的拉动较大，而且多次取石，粗糙的结石对窦道多次擦伤，易致窦道穿孔，致胆汁腹膜炎。

胆管术后有外通道引流管，但因残石或蛔虫梗阻，引流不通畅，此时发生梗阻性胆管炎、发热、黄疸加重，不是胆管镜取石的禁忌证。此时纤维胆管镜取石疏通胆管是最好的选择。

（三）操作方法

术者及助手需按无菌操作要求穿戴无菌手术衣帽、手套。手术野在拔除 T 管后常规消毒、铺巾。一般需要两人，助手站于术者对面，也可以一人进行。将纤维胆管镜连接约 80 cm 高处的生理盐水挂瓶，边注水边检查，视野方能清晰。

检查顺序应为先肝内胆管后肝外胆管，判断结石的具体位置后再行取石，以便每次进镜后有的放矢，准确找到结石。操作过程中滴注生理盐水，每次不宜超过 3 000 mL，过多可引起腹泻。当胆管镜检查或取石暂告一段落时，可再放置 T 管于胆管内，以保持胆管引流通畅，可供再次取石和造影。术后开放 T 管引流 6 ~ 24 小时，预防术后感染发热。若发热，引流时间延长至体温正常。若需再次取石，需 1 周后进行。

（四）临床意义

1. 明确诊断　胆管术后，医生和患者均希望知道手术是否完全取净结石，通常行 T 管造影、B 超、CT 和 MRI 等影像学检查。这些检查均为间接诊断手段，而胆管镜不仅能直视胆管内部的情况，并且能辨认胆管黏膜、结石、肿瘤、异物，还能区分出胆管内血块、气泡，此为其他检查方法所不能比拟的。

2. "彗星"征　T 管造影不见某支胆管显影，而胆管镜检查时发现该支胆管开口处有黄白色絮状物漂浮呈飘带状，形如彗星，在其头部常可见狭窄的胆管开口，扩张此开口可见其内有结石。（图 10 - 6）

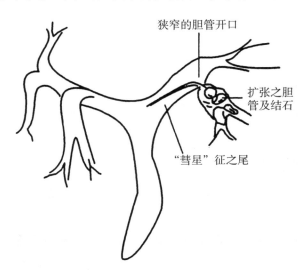

图 10 - 6　"彗星"征示意图

3. 彻底治疗　以往术后残余结石，常用溶石、震荡、中药排石，虽可收到一定效果，但终不满意而再次手术。自胆管镜应用以来，由于纤维胆管镜具有直视和可弯曲的特点，克服了手术的盲区，用常规取石网取石治愈率达90%～95%，加上特殊的碎石手段，治愈率达96%～99%，肝外胆管残石治愈率几乎达100%。胆管镜取石成功率高、收效快，安全、易行，是目前治疗残余结石的最好方法，收到了满意的效果，迎来了手术内镜联合治疗胆管结石的新时代。

（五）取石困难原因

原因有以下几个方面：①T管隧道过细、过弯，甚至在腹腔内打折，在腹壁和腹膜处打折。②结石过大，特别是直径＞2 cm。③结石嵌于胆管开口或Oddi孔或胆管末梢。④结石近端狭窄。

（六）对策

1. 碎石

（1）活检钳"开窗碎石""横切挖沟"碎石：此操作需两人进行。术者寻及结石，置入活检钳，助手张钳，术者送钳咬在结石上，助手固定胆管镜，听术者令开和关，反复张咬，在结石上开窗挖沟，至结石破裂，用取石网取出。

（2）等离子碎石：应用中国科学院研制的定向等离子冲击波碎石器，如PSW－G型。胆管镜寻及结石后，将等离子体冲击碎石的导束经活检孔插入，超出镜端1～1.5 cm，距结石约1 cm发放定向等离子体冲击波冲击结石。但探头不紧压结石，不断注生理盐水，使结石在生理盐水之中，碎石能量为2～3 J，不超过4 J。冲击波应对准结石，避免对胆管壁造成损伤。

（3）液电碎石：经胆管镜将碎石电极送入直抵结石表面。电极前端需突出镜端1 cm。接通和启动液电碎石系统并按结石的硬度来选择强度档次，实施碎石。碎石时，胆管内需充满生理盐水，并且无气泡。

（4）激光碎石：用胆管镜寻及大结石后，经活检孔插入YAG激光器的光导纤维，超出镜端1 cm接近结石，开大灌注水或加压给水，15 mL/min，然后照射激光功率50～60 W，每次1秒。若需反复照射，为待视野清晰和防止局部水温过高，应间隔1～3分钟为宜。照射3～5次应更换照射部位，以免结石被击穿，激光直接照射至对侧胆管壁。若遇胆管狭窄环，可在胆管内侧用4 W激光照射1～3秒，切开狭窄环，再碎石。另外，还有震荡碎石、高频电击碎石、超声碎石等。

2. 溶石　经胆管镜插细尼龙管至结石以上，拔出胆管镜后向胆总管置入T管或导尿管，经尼龙管持续滴入肝素1 500 U，加250 mL生理盐水，每分钟80滴，每日1次。或滴入复方橘油乳剂，复方二甲基亚砜溶石乳剂（DMSO）100 mL，每分钟30～60滴，每日1次，约1周后，结石松裂后网篮取石。

3. 冲洗　对胆管末梢小结石可用逆喷水管冲洗或溶石与冲洗结合，清除残石。

（七）并发症

1. 恶心、呕吐　发生恶心和呕吐多是胆管镜取石时灌注生理盐水过快，压力过高，引起胆管压力增高所致。故要注意灌注生理盐水时以80 cm高度、120滴/分为宜。

2. 腹泻　取石数量多、时间长时，胆管镜操作灌注生理盐水过多，尤其注水＞3 000 mL，可引起肠蠕动加快。术后直立后，即感腹痛、腹泻，此腹泻无须特殊处理，可自然好转。

3. 发热　因取石操作对胆管、窦道有轻微损伤反应性发热，一般在38℃左右，一般24小时后自然消退。术后可放开胆管引流。若胆汁呈墨绿色提示有感染，可应用抗菌药物。

4. 窦道穿孔

（1）表现：镜下见出血和黄色脂肪组织，无完整的纤维窦道。镜身可插入很深，但未能见胆管分支。同时，患者上腹部以外的地方疼痛。

（2）处理：立即停止取石，停灌注水。若镜下能见原窦道，或可进入胆管，就此从活检孔插一输尿管导管。拔出胆管镜，顺输尿管导管插一直径、内径大的引流管，开放引流胆汁，数周后窦道可自愈。若不能寻及胆管，盲插带侧孔的直引流管引流胆汁与腹腔液，有可能避免胆汁性腹膜炎。术后应严密观察下腹部情况，若有胆汁性腹膜炎发生，应立即再手术引流。

5. 十二指肠窦道瘘　因 T 管压迫或结石取出时摩擦十二指肠侧壁，发生十二指肠侧壁瘘。当胆管镜再次插入时即进入十二指肠腔，见沙丘状十二指肠黏膜，此时应放弃取石，置一引流管，待 1 周后夹闭引流，此后拔除引流管可自愈。

6. 急性胰腺炎　可能是结石嵌顿于壶腹部或乳头水肿，胰液引流不畅所致，极少见。

八、经内镜胆管内、外引流术

（一）内镜鼻胆管外引流术（endoscopic nasobiliary drainage，ENBD）

1. 适应证　重型胆管炎及重型胰腺炎的紧急减压引流；梗阻性黄疸的术前减黄引流；胆管结石患者的冲洗排石及溶石治疗。

2. 方法　可在或不在 EST 后进行，导管插入胆总管后，可先行 ERCP 以明确梗阻原因，也可在此基础上行 EST，以取出结石或蛔虫；插入带细套管的导丝越过梗阻部位；拔出细套管，将引流管（7～10F）沿导丝插入，抵达肝总管；边推进引流导管，边将导丝向后拔出；然后输送导管，边拔出十二指肠镜，将引流管自口腔引出；从鼻孔处插入 8 号导尿管，用环钳从口腔引出，然后将引流管插入导尿管内 20 cm 以上；拨动导尿管，将引流管从鼻腔引出，并圈起固定在鼻翼旁。引流管负压吸引，也可注入含有抗生素的生理盐水冲洗胆管。

3. 术后处理　①如导管每日引流量较大，应注意静脉补液与电解质平衡。②术前 3 天开始应用抗生素。③加强导管引流的护理，记录引流量及性质，每日冲洗导管，若导管引流不畅，要注意查找原因。④注意观察患者全身情况，若病情加重或发生并发症，应立即手术治疗。⑤鼻胆管引流一般维持1～2 周，待症状缓解后即可拔管，需要长期引流者，则应留置永久性内引流管。

（二）内镜逆行胆管内引流术（endoscopic retrograde biliary drainage，ERBD）

1. 适应证　良性病变，如十二指肠乳头部狭窄、胆总管远端纤维性狭窄；术后胆管狭窄；硬化性胆管炎；慢性胰腺炎、主胰管狭窄；其他胆胰管狭窄、阻塞性病变、恶性病变，如胰腺癌、主胰管狭窄、阻塞；肝外胆管癌；十二指肠乳头或壶腹部癌；胆囊癌致胆管狭窄、梗阻。

2. 方法　首先在 ERCP 的基础上行 EST，插管方法同 ENBD，退出套管后，沿导丝插入内支撑管（7～10F），用推送导管将内支撑管向前推送，越过狭窄处，撤出导丝，继续推送导管，使之脱离内镜，尾端留在十二指肠腔内 1.5～2 cm。直视下观察支撑管长度和位置是否合适，引流胆汁、胰液是否通畅，拔镜前用冲洗液冲洗导管。

3. 术后处理　术后禁食 3 天，常规应用抗生素（同 ENBD），并给予利胆剂。内引流管系永久性置管，留置时间不限，一般置管 3 天后患者可下床活动。若导管引流不佳或过细，可以再次置换大口径引流导管。

（张小青）

第二节 急性胆囊炎的腹腔镜胆囊切除术

急性胆囊炎时胆囊壁呈显著的充血水肿，重者有脓性纤维素样渗出，甚至发生囊壁坏死；囊内充满脓性或柏油样稠厚胆汁；胆囊周围组织则表现为充血水肿；胆囊可与网膜、胃、十二指肠等发生疏密不等的粘连，甚至被这些组织器官包裹，严重者可形成胆囊周围脓肿，往往需急诊手术。

Calot 三角区多见的表现是充血水肿，少数可有较致密的粘连。有此型病变的患者往往有急起的腹痛，超声可见充血水肿后增厚的胆囊壁形成的"双边影征"，囊内胆汁透声一般较差。仅有充血水肿的Calot 三角区分离并不十分困难，此种情况下的腹腔镜胆囊切除术（LC）也常常相对容易些。

一、操作步骤

1. 建立气腹，套管针置入。

2. 分离粘连 由胆囊底部开始，紧贴胆囊壁进行分离胆囊周围及三角区的胆囊与网膜、结肠、胃窦或十二指肠粘连。

3. 胆囊减压 胆囊显露后，于胆囊底部以超声刀切开胆囊壁，将冲洗吸引器插入切口内，吸出胆囊内容物，以减低胆囊壁张力。

4. 显露 Calot 三角区至取出胆囊。

5. 术区充分冲洗，止血，胆囊床处置胶管引流管一枚，自右下腹切口引出并固定，拔除各个套管针，术毕。

二、术后处理

术后 6 小时可离床活动，术后第 1 天可进半流食。术后 48～72 小时视引流情况拔除引流管，术后第 3 天切口处换药。

（张小青）

第三节 胆囊管或壶腹结石嵌顿的腹腔镜胆囊切除术

胆囊管或壶腹嵌顿结石继发的胆囊急、慢性炎症是胆囊病变中较为复杂中的一类，胆囊嵌顿结石的LC 也因而成为各类 LC 中最为困难的一种。其并发症发生率、中转开腹手术率要远高于其他类型的 LC。因此，在开展 LC 的初期，胆囊嵌顿结石被列为 LC 的禁忌证。

在胆囊壶腹或胆囊管，或同时在这两个部位都有嵌顿的结石，可造成胆囊在慢性炎症的基础上反复发作急性炎症。胆囊及周围组织的充血、水肿、化脓、局灶性坏死等急性炎症与机化、纤维修复等慢性病变交替进行，使胆囊壁、Calot 三角区及胆囊床可在显著纤维化增生的同时，并发以充血为主的急性炎症改变。胆囊与邻近的网膜、结肠、胃十二指肠等形成致密的粘连。如嵌顿的结石体积较大，则肿大而难以夹持的胆囊及巨大的嵌顿结石给 Calot 三角区的显露带来很大困难，纤维化致密粘连的三角区不仅难于分离，而且纤维收缩的结果使肝外胆管与胆囊壶腹之间的空间变狭小，大大增加了手术的风险，经验不多的术者往往被迫决定中转开腹。

1. 建立气腹，套管针置入。

2. 分离粘连。

3. 胆囊减压　胆囊显露后见胆囊颈部嵌顿结石，于胆囊体近颈部切开胆囊壁，用冲洗吸引器吸出胆囊内容物，减低胆囊壁张力。

4. 剥离胆囊　以超声刀或冲洗吸引器做锐性或钝性分离，将胆囊自肝床上剥离至胆囊 Calot 三角区平面。

5. 分离 Calot 三角区　找到肝总管后，在其外侧缘沿胆囊侧锐性或钝性分离，显露胆囊 Calot 三角区。以超声刀紧贴嵌顿结石近壶腹一侧线型切开胆囊浆膜，继以吸引器头逐步推开胆囊壶腹、胆囊管表面的浆膜和三角区浅层的腹膜组织，充分显露出壶腹－胆囊管交界部并敞开三角区深面，再分出胆囊管及胆囊动脉，以超声刀离断胆囊动脉。

6. 嵌顿结石的处理　以剪刀剪开胆囊管少许，以无损伤钳夹住胆囊管根部，将结石取出；或先在嵌顿结石远端离断胆囊管，用剪刀剪开近端胆囊管少许，无损伤钳夹住胆囊管根部，逐步向胆囊管切口挤压，直至将结石挤出，以圈套线双重结扎近端胆囊管。但此种方法应视嵌顿结石部位慎重应用，否则易致术后胆囊管残端漏。

7. 切除胆囊　充分显露胆囊管与胆总管间的关系，用超声刀切断胆囊管，将胆囊及取出结石装入标本袋，自剑突下穿刺孔取出。

8. 残余胆囊管的处理　生理盐水冲洗胆囊管黏膜腔，将已切开的保留部分胆囊管壁对拢缝合，在胆囊管距胆总管 0.5 cm 处夹闭或圈套线结扎胆囊管残端。

9. 术区充分冲洗，止血，胆囊床处置胶管引流管一枚，自右下腹切口引出并固定，拔除各个套管针，术毕。

（张小青）

第四节　萎缩性胆囊炎的腹腔镜胆囊切除术

萎缩性胆囊炎有两个基本的病理改变：①胆囊体积不同程度地缩小。②胆囊壁组织有明显的纤维化并增厚，正常的组织层次消失，胆囊内胆汁或积液很少。后一种病理改变更为重要。根据胆囊萎缩的程度，可将其分为两种类型。①小体积萎缩：胆囊体积在 3 cm 以下，胆囊内结石多为 2 cm 以下的单发结石或数枚小结石，胆囊萎缩变形为"杨梅"状。②大体积萎缩：某些类型的萎缩胆囊，其体积的缩小并不明显，甚至比某些非萎缩胆囊还大，囊内除了充满结石外，几乎没有胆汁或积液，胆囊壁呈显著的纤维增厚。

胆囊萎缩是胆囊反复炎症，结石反复嵌顿的结果，因而胆囊与周围组织脏器之间会有程度不等的粘连，轻者呈疏松的纤维粘连，重者可呈无间隙的致密瘢痕粘连。十二指肠、横结肠、胃窦等也常常与胆囊粘连。在重要的 Calot 三角区内，病变程度依粘连的轻重可分为以下 3 种：①Calot 三角区无明显粘连，解剖尚清晰。②三角区内有疏松的纤维粘连。③Calot 三角区内呈瘢痕样致密粘连。

一、操作步骤

1. 建立气腹，套管针置入。

2. 分离粘连。

3. **剥离胆囊**　因胆囊萎缩，难以满意地显露出胆囊三角区，故多数情况下需逆行切除胆囊。先以超声刀剪开胆囊底部浆膜。以超声刀或冲洗吸引器做锐性或钝性分离，将萎缩的胆囊自肝床上剥离至胆囊 Calot 三角区平面（图 10 – 7）。

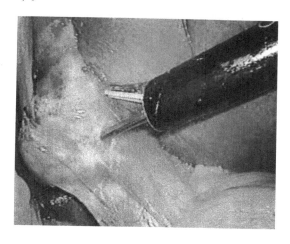

图 10 – 7　剥离胆囊

4. **分离 Calot 三角区**　找到肝总管后，在其外侧缘沿胆囊侧锐性或钝性分离，显露胆囊 Calot 三角区。以超声刀紧贴嵌顿结石近壶腹一侧线型切开胆囊浆膜，继以吸引器头逐步推开胆囊壶腹、胆囊管表面的浆膜和三角区浅层的腹膜组织，充分显露出壶腹 – 胆囊管交界部并敞开三角区深面，再分出胆囊管及胆囊动脉，以超声刀离断胆囊动脉（图 10 – 8）。

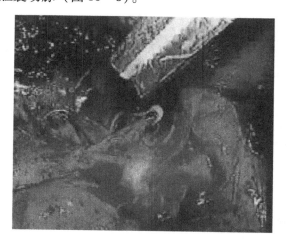

图 10 – 8　超声刀离断胆囊动脉

5. **胆囊切除**　钝性分离胆囊管，充分显露胆囊管与胆总管间的关系，以超声刀切断胆囊管，以圈套线双重结扎近端胆囊管。

6. 将胆囊装入标本袋，自剑突下穿刺孔取出，术区充分冲洗，止血，胆囊床处置胶管引流管一枚，自右下腹切口引出并固定，拔除各个套管针，术毕。

二、术后处理

术后 6 小时可离床活动，术后第 1 天可进食半流食。术后 48~72 小时慢引流情况拔除引流管，术后第 3 天切口处换药。

（张小青）

现代肝胆外科常见疾病诊治要点

· 234 ·